U0686901

军队卫生装备从业人员任职培训系列教材

军队卫生装备管理规范

主　编　罗二平　栗文彬　申广浩

副主编　吴小明　王显超　赵　英　胡兴斌

编　委　（按姓氏笔画排序）

马晓玉　王东光　王军学　云庆辉

田　越　刘　娟　闫一力　江　鹰

汤　池　孙　涛　李　彦　李向东

杨继庆　张　毅　范清刚　林　新

季　林　周永帅　柴春雨　郭　伟

徐巧玲　崔　骊　姬　军　谢康宁

漆家学

第四军医大学出版社·西安

图书在版编目（CIP）数据

军队卫生装备管理规范/罗二平，粟文彬，申广浩主编．—西安：第四军医大学出版社，2013.4

（军队卫生装备从业人员任职培训系列教材）

ISBN 978 - 7 - 5662 - 0324 - 3

Ⅰ．①军…　Ⅱ．①罗…　②粟…　③申…　Ⅲ．①军队卫生 - 医疗器械 - 管理 - 规范 - 中国　Ⅳ．①R821.1

中国版本图书馆 CIP 数据核字（2013）第 073693 号

jundui weishengzhuangbei guanliguifan

军队卫生装备管理规范

出版人：富　明　　责任编辑：朱德强　汪　英　　责任校对：杜亚男

出版发行：第四军医大学出版社

地址：西安市长乐西路 17 号　邮编：710032

电话：029 - 84776765　　传真：029 - 84776764

网址：http：//press. fmmu. sn. cn

制版：新纪元文化传播

印刷：蓝田立新印务有限公司

版次：2013 年 4 月第 1 版　2013 年 4 月第 1 次印刷

开本：787×1092　1/16　　印张：15.75　　字数：330 千字

书号：ISBN 978 - 7 - 5662 - 0324 - 3/ R·1190

定价：46.00 元

版权所有　侵权必究

购买本社图书，凡有缺、倒、脱页者，本社负责调换

出版说明

　　军队卫生装备是军队后勤装备的重要组成部分，是平时医疗和战时卫勤保障的重要物质基础，是武装力量实施卫勤保障所使用的医用器械、仪器、设备和卫生运输工具等的总称。随着科学技术的发展及新材料、新工艺的不断涌现，军队卫生装备的信息化、自动化、智能化水平不断提高，结构也变得越来越复杂，这对军队卫生装备的管理、使用和维护提出了更高的要求。依据总后卫生部培训计划，第四军医大学承担了全军卫生装备从业人员的培训任务，以提高军队卫生装备管理与技术骨干的业务素质。为了解决培训教材紧缺的问题，第四军医大学组织经验丰富的教师和技术骨干编写了《军队卫生装备从业人员任职培训系列教材》。

　　本套教材共四分册，分别是《军队卫生装备基础知识》《军队卫生装备学》《军队卫生装备管理规范》《军队卫生勤务学》。本套教材体现了基础与应用、知识与能力的结合，并注意处理好教材之间的联系与衔接，避免遗漏和重复。

　　本套教材在层次、水平上定位于任职培训教材，主要适用于军队卫生装备管理与技术培训，也可作为全军各级医疗机构医学工程人员和军队院校相关专业本科生、研究生的参考用书。

前　言

　　《军队卫生装备管理规范》是面向全军卫生装备管理及技术人员的任职培训教材之一。其目的是提高军队卫生装备从业人员的业务素质，最大限度地发挥装备性能。

　　本教材共分三篇。第一篇分七章，主要从卫生装备方案论证、技术方案设计、工程设计与试制、试验与定型等方面，详细介绍了卫生装备研制的各个阶段；第二篇分六章，主要从卫生装备的综合计划管理、科研管理、使用管理、生产管理、采购管理和维修管理等方面，介绍了卫生装备全寿命管理工作规范；第三篇分九章，介绍了各类卫生装备的基本原理、管理要求和注意事项。此外，在内容安排上，每章后设置了"思考题"，以便学生复习、回顾和总结本章的重点与难点。本教材主要适用于军队卫生装备管理与技术培训，也可作为全军各级医疗机构医学工程人员和军队院校相关专业本科生、研究生的参考用书。

　　在本教材编写的过程中，得到了第四军医大学出版社的大力支持，在此表示衷心的感谢。由于时间紧迫、水平有限，教材中难免有不尽如人意之处，希望广大读者不吝赐教。

编者

2013-03-20

目　录

第一篇　卫生装备的研制

第三篇　卫生装备分类管理

第一篇

卫生装备的研制

第一章　卫生装备研制基本程序

卫生装备研制程序一般划分为五个阶段：论证阶段、方案设计阶段、工程研制阶段、设计定型阶段和生产定型阶段。改进、仿制和小型卫生装备研制项目，经有关部门批准后，可对研制阶段进行裁剪。实行合同制的项目，除以合同书代替任务书外，其程序与此相同。每个阶段的工作按程序规定的要求完成后，方可转入下一阶段。其中，方案设计阶段指的是基本技术方案的设计。工程研制阶段指的是工程设计方案。

一、论证阶段

（一）论证报告

论证阶段的主要工作是项目论证单位根据主管部门的要求，论证初步总体技术方案、战术技术指标、研制经费、保障条件、研制周期等，形成论证报告。论证报告中应当包括以下主要内容：

1. 装备在未来作战后勤保障中的地位、作用、使用和任务。

2. 国内外同类装备的现状、发展趋势及相关技术对比分析。

3. 主要战术技术指标、原则、依据、方法和实现途径及可能性。

4. 初步总体技术方案。

5. 拟达到的继承技术和新技术的采用比例、标准化程度、关键技术的成熟程度。

6. 新技术、新工艺、新原理、新材料采用的必要性和可行性。

7. 全寿命周期费用预测。

8. 研制周期及经费预测。

9. 初步的保障条件要求。

10. 任务组织实施的措施和建议。

（二）科研任务书

项目论证单位应在论证报告中提出不少于两个的技术方案，并组织专家对方案进行全面分析和综合比较，提出优选方案供决策部门选择。由军队专业科研单位论证并试制的后勤装备研制项目，论证单位应代拟科研任务书。科研任务书应包括以下主要内容：

1. 研究目的。

2. 主要战术技术指标。

3. 成果形式。

4. 研制总体进度及分阶段进度。

5. 研制、试验任务分工。

6. 需要提供的特殊试验条件。

7. 研制经费。

对需要进行招标试制的卫生装备项目，项目论证单位应草拟卫生装备试制招标书、合同书，并报装备主管部门审核批准。

同时，对于论证阶段的相关标准化要求及审查应按照相应的标准和规定执行。

二、方案设计阶段

（一）技术方案的主要内容

方案设计阶段的主要工作是承担单位根据批准的科研任务书或合同书制订实施计划和技术方案。技术方案主要包括以下内容：

1. 总体技术方案及系统总组成。

2. 对主要战术技术指标的细化和对个别指标调整的说明。

3. 质量、可靠性标准控制措施。

4. 关键技术解决的情况及进一步解决措施。

5. 装备性能、成本、进度、风险分析说明。

6. 产品成本价格估算。

（二）技术方案的评审要点

承担单位应配合专业装备主管部门做好方案评审工作，以确保技术方案切实可行。技术方案的评审要点如下：

1. 技术路线的可行性。

2. 能否达到任务书规定的战术技术指标要求。

3. 是否方便操作使用、性能是否可靠、是否便于维护、是否满足部队实际使用要求。

4. 能否承受项目组提出的经费投入强度。

5. 是否有创新性，是否具有先进性，是否采用新技术、新工艺、新材料。

6. 是否符合通用化、系列化、组合化（模块化）等后勤技术装备的发展原则。

7. 是否符合国家和军队有关环境保护等方面的法律法规。

三、工程研制阶段

工程研制阶段的主要工作是承担单位根据科研任务书或合同书和审定的研制方案进行样机的设计、试制、试验。设计分为技术设计（结构设计）和详细设计阶段。其中技术设计阶段的主要工作是进行设计计算、模拟试验、各系统原理设计、原理试验，以及对设计的初步审查。详细设计阶段的主要工作是在技术设计的基础上进行图纸的设计、图纸的审查、可靠性和可维修性审查分析等。承担单位应在每个研制设计阶段结束时安排一个正式的、记录在案的、系统的和批评性的设计结果评审，以便对设计进行技术上、管理上的认可，为批准设计转入下一阶段提供信息。设计评审应按GJB××的规定进行。

设计评审的主要内容包括：设计和规格是否包括了用户的所有要求；设计是否满足了功能和作用的要求，是否满足了预期的所有环境条件，是否参照、比较过类似设计的资料，是否尽可能地利用标准通用件；生产中能否实现图纸和规格上的公差；设计是否使安装问题减少到最低限度，是否使维修问题减少到最低限度，是否充分利用了价值分析，是否包含了必要的安全保护措施，是否遵守国家的法规要求和社会习俗，是否考虑了并非有意的错用和滥用情况及有无自动保护装置，是否积极采用国际标准和国内外先进标准，是否体现了先进的质量水平等。

在设计过程中，承担单位应对子系统、整机交叉进行早期报警的分析试验活动。包括：故障分析、实验室实验、现场试验。对早期报警的分析试验活动所产生的测试和审查结果，应由测试小组出具书面正式文件，以便在设计定型时参考。

完成样机试制，承担单位认为样机具备设计定型试验条件后，有关部门应配合承担单位按照批准的设计定型试验大纲实施设计定型试验。样机经部队试验和试用，证明其达到科研任务书或合同书规定的战术技术指标要求及相关的技术条件后，由专业主管部门组织设计定型评审。

四、设计定型阶段

设计定型的主要工作是对装备的性能进行全面的考核，以确认其达到科研任务书或合同书的要求。设计定型的组织实施和审批权限，执行总后勤部装备定型工作的规定。设计定型必须符合下列要求：

1. 研究工作结束，经过部队试验和基本性能试验证明已达到科研任务书和合同书规定的战术技术指标要求和部队使用要求。

2. 定型资料齐全，格式规范，符合科技档案管理要求。

3. 生产装备所需的原材料、零部件、元器件的来源。

符合上述要求的卫生装备，由承担单位向装备主管部门提出设计定型申请，并按要求报送定型材料。装备主管部门收到定型材料后，组织设计定型评审会。填写"军事后勤装备设计定型评审意见书"。专业装备主管部门根据设计定型评审会的评审意见，将可以定型的装备研究成果报军事后勤装备定型委员会审批。

五、生产定型阶段

生产定型阶段的主要工作是对装备批量生产条件进行全面考核，以确认其符合批量生产的条件，质量稳定。生产定型工作的组织实施和审批权限，执行总后勤部有关后勤装备定型工作的规定。

（一）生产定型的要求

1. 经装备定型委员会批准设计定型（设计定型和生产定型同时进行者例外）。

2.生产厂家具备生产条件，工装、工艺、检测、计量设备齐全，产品质量稳定，产品性能及各项指标不低于设计定型时的要求，经过生产厂上级部门组织的生产条件鉴定。

3.经部队试验和试用及基本性能试验，证明产品符合部队使用要求。

4.技术文件齐全、格式规范，符合科技档案管理要求。

（二）生产定型的资料

1.生产厂家所具备的生产条件。

2.产品生产图纸。

3.生产定型试验大纲。

4.产品基本性能试验报告。

5.部队试验和试用报告。

6.批量生产总结。

7.产品验收技术条件或规范。

8.使用维护说明。

9.不超过 5 分钟的录像，要求能反映装备的全貌、用途、性能，厂家生产能力，产品基本性能试验，部队试验和试用等主要情况。

符合上述要求的卫生装备，由承担单位和生产厂提交装备主管部门和生产厂上级部门联合组织生产定型评审，并按要求分别向两部门报送生产定型资料。装备主管部门和生产厂上级部门收到生产定型资料后，联合组织生产定型评审。由生产厂上级部门负责组织生产条件鉴定，装备主管部门参加；装备主管部门负责组织产品的基本性能试验和部队试用。两部门联合起草生产定型评审意见，填写军事后勤装备生产定型联合评审意见书。装备主管部门和生产厂上级部门根据联合评审意见，将认为可以生产定型的装备报军事后勤装备定型委员会审批。

> **思 考**
>
> 卫生装备研制的基本程序具体有哪些？

第二章 卫生装备论证概述

卫生装备论证是对卫生装备的发展、研究、使用和管理中的重大事项（即论证对象）提出解决的方案，并证明其必要性、可行性和先进性，从而为论证对象寻求并证明一种最符合实际、效果最佳的方案的过程。其目的在于达到人力、物力、财力和时间的最大节约，以获得相应的最佳效果，从而为决策提供依据。卫生装备论证既是卫生装备发展和使用的全寿命期内各个阶段进行决策的基础，也是卫生装备发展与管理全过程的先导环节，有着极为重要的作用。卫生装备论证要根据不同的论证对象，遵循一定的原则和程序，按照一定的方法，得出科学的结论。

第一节 卫生装备论证的概念、作用与特点

一、论证的概念

论证是人们为解决某个问题和达到某种目标，按一定的推理规则进行的一系列证明的过程。论证一般由论题、论据、逻辑关系三要素组成。所谓论题，就是在证明中需要确定其真实性或判断其可行性的命题；在科学技术领域，论题就是发展目标、需求、方案、措施等问题。所谓论据，就是在证明中所用的各类资料，它包括来自客观事物的各种信息。所谓逻辑关系，就是按照科学的思维规律建立起来的事物间必然的内在联系。

以上是"论证"的最一般的概念和最普遍的解释。在不同的知识领域，"论证"可以作为一个专用术语，有其具体的特定内涵和解释。对于卫生装备，其论证就是针对给定的命题，以充分的论据和严密的科学方法，通过逻辑推理的形式，对卫生装备从规划、计划、立项、设计、研制、试验、生产到部署、保障、改进和最后退役处理的全过程（即全寿命期）中有关重要问题的决策提供依据所做出科学推断结论的证明过程。例如，为了适应未来形势的变化需要，预测未来作战需求，提出了某类卫生装备2001—2010年发展方向重点的命题。对此，论证工作的任务就是用各种手段收集大量的有用信息，从作战需求、发展趋势、国内资源、技术经济能力等各个方面，进行全面系统地分析研究，通过逻辑推理的形式，对该类卫生装备发展的指导思想和原则、

发展目标和重点、主要问题和对策等，做出科学结论并加以证明。

从上述定义可以看出，论证是一种分析研究问题的过程，是一种为决策提供依据的研究工作。论证的服务对象是决策，论证工作的成果主要用于领导者进行科学决策。一经决定，论证成果又将是执行（实施）决策的指导和依据。

论证既是决策的依据，又是对实施工作的先期预研，这三项活动是按论证—决策—实施的顺序有序进行的。由于在论证过程中只能对实施工作的主要环节进行预研，不可能对实施过程的各个阶段、各个环节都预研一遍，而且有些需在实践中进行研究，或通过试验，再认识、再提高。因此，实施中就需要不断进行信息反馈，相互补充、修改和完善。

进行论证、决策、实施三项活动的主体，可以是同一集体或同一个人，也可以是不同集体或不同个人；也就是说论证者既可以是决策者，也可以不是决策者；既可以参与实施，也可以不参与实施。需要特别指出的是，论证不等于决策。决策不仅仅取决于论证，它还与其他许多因素有关，譬如决策者的心理素质、兴趣爱好、政治需要、形势变化及一些特殊的偶然因素等。

综上所述，论证就是"对实现某一目标做的设想，并以充分的论据和严密的逻辑方法，通过推理的形式，说明实现这种设想的必要性、可能性和优选方案。"在卫生装备发展研究领域中，论证可具体解释为：为实现卫生装备的发展目标，以严密的科学方法获取充分的论据，通过逻辑推理的形式，对卫生装备的发展、研制、管理等问题做出科学结论的论述和证明过程。其工作包括调查、科学实验、计算分析、情报综合、专家咨询、会议讨论、文件编写等，其研究成果为论证报告，其最终目的是为决策提供依据。

就总体而言，卫生装备论证的发展经历了从个体论证到群体论证两个阶段。在科学技术不发达的时代，重大问题靠领导决断，要求领导多谋善断，各级领导凭借自己的聪明才智和长期积累的丰富经验，通过对各方面情况进行分析比较，做出决策。随着科学技术的发展，决策研究愈来愈社会化，使"谋"与"断"这两件事适当分离，一方面专门有人出谋划策，另一方面又由领导人拍板定案。"谋"与"断"的这种分离，反映了社会分工的进步。有一批专门研究人员长期在那里搜集信息，研究问题，提出建议，他们既不受决策机构领导人意志的左右，也不为日常事务的牵扯纠缠，就有可能冷静地客观考虑问题，可以独立地提出方案和决策建议，包括可以提出与现行政策不完全相同的意见，有时甚至是相反的意见，这对领导人决策是十分有益的。随着研究机构的扩大和专家的增多，形成了知识的集合体，信息的集合体，个人的"谋"成了群体的"谋"。这样，他们就有条件和有可能对各方面的情况做出科学的周密的判断，提出正确的决策咨询意见，从而可以避免领导人由于个人的局限而造成各种失察与失误。

2002 年，总后卫生部批准成立了全军野战卫生装备论证中心，这个论证机构的成立，就是从制度上、组织措施上实现群体论证。可以预料，在今后的论证中，群体性特征将会明显增加，而且对多种学科和技术的综合运用以及相互协调也将不断地提出更高的要求。

二、论证的作用

卫生装备论证的任务是对卫生装备的发展、研制、管理等问题（即需要达到的目标）提出解决的方案，并证明其必要性、可行性和优越性，也是为论证对象寻求并证明一种最符合实际、效果最佳的方案。其目的在于预见未来，使未来的工作少走或不走弯路，达到人力、物力、财力和时间的最大节约，并获得相应的最佳效果。因此，做好论证有其特殊的意义。

1. 论证是科学决策的基础　凡是需要进行重大决策的事项，都需要预先进行论证；只有经过充分的论证，才能做出正确的决策，这已是所有领导者的共识。所以，大至国家方针政策，小至科研立项，在做出决策之前，都要进行论证。

现代决策体制，是由决策集团、论证机构（智囊机构）和计算机系统三部分构成的，决策的每一步骤都是由这三者构成的决策系统来完成的。计算机系统的作用是对大量信息进行存储、鉴别、对比和分析，做出准确及时的趋势分析和有效的定量计算，为及时而准确地决策提供定量的数据。论证机构的作用是：从计算机系统获得信息，又将加工后的信息存入机内，既从决策获得指令，又给决策集团以观点、途径与方法；既与决策集团保持着密切联系，又相对独立于决策集团而不受干扰。它以这样的工作方式保证其工作的客观性、完整性和有效性。决策集团是决策体制的核心，在整个决策活动中始终处于支配地位。它根据论证机构的科学分析研究和反复论证，做出正确的选择。从这里可以看出，论证是全部决策过程中涉及环节最多、工作量最大的一项基础性研究工作。

享誉世界的兰德公司就是美国最重要的综合性战略研究机构和规模最大的咨询研究机构之一。它是从事政治、军事、经济、科技、文化、教育、社会等各方面研究的综合性思想库。它的许多研究成果，对美国政府的许多重大决策，都起过重要作用，如空间政策、美中关系等。兰德公司在研究工作中，创造性地运用了许多咨询研究方法，如线性规划、动态规划、德尔菲法、系统分析法等。他们的工作方法被美国和世界各国广泛应用于现代预测咨询和决策活动中。"智囊团"也由此而得名。像兰德公司这样的咨询研究机构，就相当于我国的论证机构。在美国，兰德公司的地位和作用是众所周知的。从上述兰德公司在美国政府部门决策中所做的贡献中，可以明显看出论证的重要作用。

2. 论证是合理投资的依据　装备的发展和研制是一项庞大的系统工程，其前期工作阶段就是论证阶段。一般来说，装备的研制五个阶段中，论证阶段和方案设计阶段都属于论证阶段，是其他阶段的基础。

论证自身消耗费用并不多，但却对寿命周期费用有着决定性的影响。它本身实际消耗的费用大约只占整个寿命周期费用的3%，可是却能把装备全部寿命周期费用的85%确定下来。所以，论证是一项花钱少、效益高的工作。由此足以说明论证工作在卫生装备发展和研制中的主导地位和关键作用。加大对论证的投入，将会使卫生装备寿命周期费用的组成结构更加合理和优化。

三、卫生装备论证的特点

论证是卫生装备发展的一个重要组成部分，也是卫生装备研制的前期工作。在我军，装备研制过程的五个阶段中，论证阶段和方案阶段都属于论证工作的范畴，是极为关键的先行工作。它所研究的是卫生装备发展的方向重点及方案、方法、途径和措施等带根本性的问题，是对拟定的科研项目需不需要搞、搞成什么样的，以及怎样搞法，提出倾向性的意见。所以，它带有导向性和决策研究性。

论证主要服务对象是上级决策部门，它运用可靠的数据和严密的逻辑推理来预测未来，为决策者提供科学的依据；同时，它的成果（即科学而先进的优化方案）又是其后继研制工作的指导和依据。通过论证确定的卫生装备战术技术要求与指标，是设计、制造、试验等工作共同遵循的基本依据。

卫生装备论证的特点，概括起来主要体现在以下四个方面。

1. 政策性、技术性强　卫生装备现代化是国防现代化和军队后勤现代化的物质基础，论证工作必须以国家国防现代化建设的方针政策为指导，准确利用最新的技术经济信息，从全局出发，为长远目标考虑，对要解决的问题做出科学的分析和判断。既要贯彻国家的战略方针，又要论及有关的技术问题，具有很强的政策性和技术性。

2. 预见性、长远性强　卫生装备论证是科研的前期工作，在总结现有经验的基础上预测未来，探讨卫生装备发展的方向重点和策略，论证结果的实施，不但涉及设计、生产、使用各个阶段和各部门的工作安排，还涉及相关科研机构的科研方向和科研项目的确立，而且延续的时间也长。一项带有全局性的论证成果，往往在几年、十几年甚至几十年后还会产生影响。

3. 科学实践性强　论证工作讲究实事求是，论证成果是先进的科学理论与实践相结合的产物，而不是靠协议、合同或行政命令来解决问题。论证对于所论命题只能用逻辑方法进行证明，而不能用强制的手段去确定是非。因此，用客观真实的论据和科学严密的方法来证明提出的命题，既是论证工作的一大特点，又是论证必须遵循的基本原则。

4. 软科学性强　虽然论证正确与否最终将体现在论证所提供的科研规划、计划、方案的科学使用价值和按论证要求所研制的卫生装备的优劣程度上，但它的直接成果形式，主要还是文字性的报告。例如"××装备发展方向重点论证报告""××装备发展规划论证报告""××装备战术技术指标论证报告"等。

第二节　卫生装备论证的原则、程序和要求

一、论证的原则

原则是观察问题和处理问题的出发点和准绳，简单地说就是行为准则。论证原则

是论证中应当遵循的基本依据。从研究实践看，卫生装备论证原则可概括为以下几个方面。

（一）必要性原则

必要性原则又称需求原则，是指论证的目标和内容必须根据实际需要，从需求出发，证明提出问题和解决问题的必要性。因此，需求分析是每一个论证课题所不可缺少的研究内容。必要性原则一般包括以下几方面的内容。

1. **国家军事作战和勤务保障需求** 卫生装备是为卫勤保障服务，而卫勤保障是为军事行动提供战斗力保障支持的，为维护国家安全和人民的权益而建立的武装力量，要求其卫生装备发展与所应达到的国防力量相适应。因此，从维护国家安全和利益出发，实现卫勤保障有力是发展卫生装备的一个主要目的。

为承担多种作战任务，现代化的国防力量是由多军兵种组成的，各军兵种都有明确的战略指导思想及与其相适应的作战方针、作战原则和应当完成的具体作战任务，要实现这一目标，离不开对卫生装备发展的需求。作战需求通常包括卫生装备总体和具体的卫生装备发展两个方面，前者一般要从宏观上分析，后者一般是针对具体情况进行分析，研究的对象相对明确具体。

2. **完善装备体制的需要** 卫生装备体制的结构合理、配套协调，是形成保障力、圆满完成保障任务的重要保障。随着科学技术的发展和战术运用原则的改变，对装备体制会不断地提出新的要求，促使装备结构发生变化。高技术条件下的战争，体系对抗特征明显，因而新形势下认真研究制订科学合理的装备体制，并根据总体需要有针对性地发展卫生装备显得更加重要。

（二）可行性原则

可行性原则是对需求的一种约束。论证结果若不可行，则成为一纸空文。所以论证必须以可行性为前提，在提出解决问题的各种方案时，要充分考虑其可行性。可行性原则一般包括以下几方面内容。

1. **技术可行性** 首先，论证时要对国家的科学技术基础、已有的技术储备情况或近期可能获得的预研成果等进行认真的分析研究，使所提出的方案和要求，在技术上经过努力有实现的可能性。其次，要考虑卫生装备研制与生产的能力，这涉及国家的工业水平和管理水平，论证时应做详细的分析比较。对现状及近期的发展目标等，要做出科学预测。由于预研中取得的许多新的成果，在工程上实现还有一个过程，因此应积极创造条件，使新技术的运用具有良好的环境和基础。

2. **经济承受力** 经济合理性分析的主要内容，首先是从总体上分析国家的经济承受能力。卫生装备发展的经验证明，经济支付能力从很大程度上讲，往往成为制约卫生装备发展的至关重要的因素。

3. **环境制约性** 环境制约性分析的主要内容是从环境和背景上研究对卫生装备发展的制约因素，它是从更为广泛、复杂的制约关系等方面进行的可行性分析。所以，这是一个更需仔细分析的因素。有时候会出现这种情况，在一定的环境和背景下，投资强度再大也办不成事。比如，厂房建设、生产线的扩展和人员素质的提高等，既与时间有关，也与国家战略布局有关，包含有复杂的制约关系。又如虽然技术可行，经济合理，人力、物力、时间等各方面要求都能办到，但不符合国家的环境保护和资源利用等方面的政策，也是不可行的。

4. 时间约束性　任何一项工程项目的完成，都有一定的周期，特别是复杂系统的研制，为了保证质量，必须严格遵循科学的工作程序，给予必要的时间保证。论证时应充分考虑这一因素。

（三）先进性原则

先进性是一个相对概念，既包含时间因素，更包含复杂的综合性的技术和使用因素，比较难以掌握。在论证时主要应把握以下要点。

1. 战术技术性能先进　这是决定整个装备系统先进性的基础。论证时，在保持装备系统整体战术技术性能匹配协调的前提下，各子系统也应有自身的特性。因而，对每一项战术技术指标的论证，都要着眼于技术的发展。

2. 合理利用高新技术　当前，用高新技术改进现有卫生装备和用高新技术发展新型卫生装备已成为世界各国军队所追求的目标，这是从总体上讲的。但就每一种装备来说，对高新技术的需求并不完全相同，因而某一项高新技术是否需要用在某一件装备上，需要具体情况具体分析，做到合理利用。

3. 整体先进　整体先进有两层含义：①装备总体、各系统、分系统或设备有科学的编配方案；②所用的技术构成合理。有时会出现这种情况，同样都是现有技术，综合利用得好，就能获得整体上的先进；反之，就得不到好的结果。所以，合理综合也是一种科学创新。

4. 强调全面质量要求　现代卫生装备的发展，必须强调全面质量，既要战术技术性能先进，又要可靠性、维修性、保障性好，还要安全性、经济性、标准化等方面好，从而保证卫生装备的战备完好性和任务成功性。这就是所谓的全面质量要求。

（四）经济性原则

经济性原则的核心问题是如何在保证满足效能要求的前提下，获得最大的节约。

1. 效能/费用比值高　即在投资强度（寿命周期费用）相同的条件下可能获得的保障效能最佳，或用尽可能少的投资获得尽可能高的保障效能。

2. 综合效益高　综合效益有两层含义，其一是除本身价值外，在促进军事后勤技术和卫生装备发展方面带来的其他效益尽可能得多。其二是除经济效益高外，军事效益和社会效益也高。提高经济性的措施一般可考虑以下两方面：①充分利用和继承同类或其他卫生装备的成熟技术。②合理利用国家资源，尽可能兼顾军民通用与平战结合。

（五）标准化原则

论证中要运用标准化的理论和方法，指导各项实践活动。具体要把握好三个方面。

1. 强烈的标准化意识　从总体上讲，要全面了解标准化的方针政策及有关的法律、法规和条例，把握好方向。在具体工作中，要认真贯彻有关的标准。对已颁布实施的标准，要及时搜集，做到在范围、数量及先进程度等方面满足卫生装备发展的要求。

2. 较高的标准化水平　要注重提高整体标准化水平，论证中要总结经验，注意继承已有装备标准化方面的成果，同时还要注意借鉴国外同类装备标准化方面的经验，使新发展的卫生装备在整体上具有较高的标准化水平。为提高论证工作中的标准化水平，论证人员要注意学习标准化知识，提高自身标准化水平，同时注意听取标准化人员的意见和要求。

3. 突出"三化"要求　所谓"三化"指的是装备系列化、通用化和组合化（模块化）。长期的实践证明，提高卫生装备的"三化"水平，是提高装备使用性能的重要措施。因此，应了解装备使用和管理的具体情况，结合实际，提出具体要求。

（六）对比选优原则

论证是一种决策咨询工作，要为决策者提出多个可供选择的比较方案。对复杂的装备发展方案，要从经费、效能、进度（周期）及其他有关方面进行全面分析和综合比较，提出优选方案，供决策部门选择。

上述各项原则互相关联，相辅相成，在具体运用时，要从总体上综合考虑，避免过分强调一方，而忽视另一方，将片面性减到最低限度。

二、论证工作的程序

根据对卫生装备各种论证项目的共性特点进行综合分析，每一项论证任务的完成，一般可分为四个阶段：即任务下达阶段、论证研究阶段、审查与报批阶段及归档阶段。

每一阶段都有其特定任务和目标，一般情况下，只有完成前一阶段的任务后方可转入下一阶段工作；特殊情况下，可根据具体论证项目的特点和要求，将各阶段工作互相交叉进行，但最后都应达到总体方面的规定和要求。

（一）任务下达阶段

该阶段自选择项目的承担单位开始，至正式下达任务书为止。

1. 确定项目承担单位　确定项目承担单位时，一般应考虑下列条件：①专业对口；②有较强的研究力量；③有必要的科研手段、设备和物质保障条件。

2. 成立课题组　课题组由项目承担单位负责组建。

3. 下达任务书　任务书内容一般包括：项目名称、内容、经费、进度及成果形式等。任务书由项目提出单位与项目承担单位协商后按程序下达，并按规定报送有关部门（单位）。实行合同制的部门，以合同形式确定任务，按合同的规定执行。

（二）论证研究阶段

该阶段自接到任务书（或签订合同）开始，至完成各类论证文件编写为止。

1. 制订课题实施计划　课题组应根据任务书的要求，制订课题实施计划。实施计划的制订与呈报按本部门的规定执行。

2. 调查研究　调查研究的任务是了解有关方面的详细要求，收集和分析国内外有关的资料，并根据实际情况进行必要的研讨和试验。调查结束后应及时写出调研报告。

3. 综合分析研究　综合分析研究主要应完成如下三项工作：

（1）在调查研究基础上进行详细分析，提出各种备选方案，并对各种可行方案的总体效能、薄弱环节、存在的主要问题、实现的制约条件，以及可能遇到的风险等进行预测分析，在此基础上提出较为理想的方案，必要时也可提出各方案的优先顺序。

（2）按任务书的要求和有关的规定编写论证报告初稿和其他论证文件。

（3）征求有关专家意见，并进行综合分析和合理权衡，进一步修改和完善各种方案及相应的论证文件，形成论证报告送审稿（图2-1）。

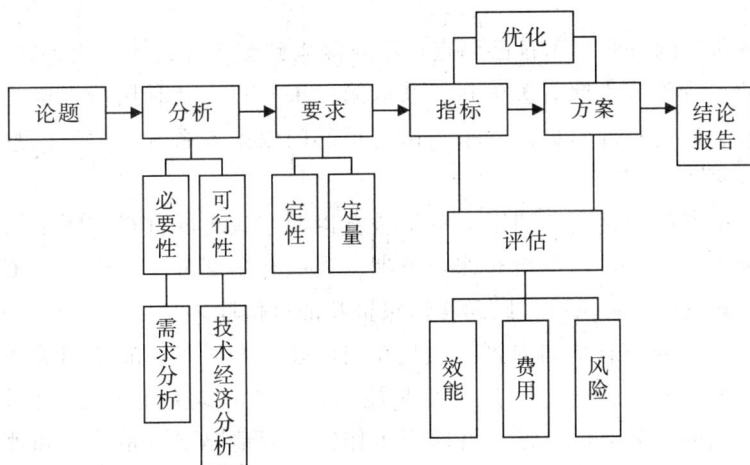

图2-1　综合论证分析步骤

（三）审查与报批阶段

该阶段自审查、上报论证文件开始，至上级正式批复为止。

论证文件上报前应逐级进行审查，根据需要，也可组织有关专家进行评审。审查后对论证报告送审稿和其他有关文件做出必要的整理和修改，并按上级有关部门的规定履行报批手续。

（四）归档阶段

该阶段自论证文件报批后开始，至归档工作全部结束为止。

归档文件主要包括：任务书（或合同）、课题实施计划、各类论证报告、来往公文、会议纪要、试验报告、调研报告、其他有关资料等。

由于各部门的科研工作基本实现了规范化，对技术档案归档工作要求明确具体，因而课题组可按本部门的具体规定执行。

三、论证要求

（一）一般要求

1.搞好调查研究　调查研究是论证中的一项十分重要的基础性工作。论证中对每一项目标的确定、方案选择、分析和评价等，都应以相当充分的国内外最新资料为依据。

（1）调查研究的目的　调查研究是论证中一项重要的基础性工作，调查研究的目的有两个，一是广泛获取各种资料，继承已有成果；二是借鉴同类或相关课题的经验，吸取其教训。

（2）调查研究的内容　①同类课题成果：全军各类卫生装备都存在着共性的研究

课题，例如效能评估、可靠性评估等，这些课题相互间都存在着密切的联系。而课题研究又存在共同的规律，对这些研究成果经分析比较，有些可直接利用，有些可在已有基础上创新。②相关基础研究课题成果：主要是指与某项论证有关的基础研究课题，例如优化理论、费用效能分析理论、模拟仿真理论及系统工程、数学理论及应用研究等，均属这种类型。

（3）调查研究的方法　①自己调查：亲自深入到有关课题组、资料室或档案机构，直接听取介绍、查阅或索取有关资料，获取第一手材料。②利用情报机构调查：根据课题实际情况，向情报部门提出需求，由情报部门根据本系统的情报信息储备或有关渠道，获得有用资料。

（4）对情报资料的鉴别和利用　不论是直接调查收集的资料，还是情报机构提供的资料，在使用时均需认真分析和综合整理，吸取有用部分。对于一些重要的情报资料，还需请权威机构鉴定认可，以确保情报资料的可信度。

2. 认真总结经验　总结的内容，一是在卫生装备发展和作战使用等实践活动中成功的经验和失败（误）的教训。这些都是能明显体会到或看得见的，比较容易一些。二是不易觉察到的，需要深入地开展研究工作。一般情况下，是分析和评估已有卫生装备的使用性能和作战效能。通过评估，在认真分析评估的基础上，针对已有卫生装备发展中的薄弱环节提出科学合理的对策方案，保证论证中提出的各项结论和要求有牢靠的实践基础。

3. 定性与定量分析相结合　定性与定量分析相结合要注意做好两点：①以定性分析为基础，在充分定性分析的基础上进行综合比较、定量计算或计算机模拟等，对拟订的方案进行综合评价和分析比较，为决策提供量化依据。②对量化分析的数据进一步分析，找出存在的问题或不足，有针对性地修改和完善论证方案。这样循序渐进，不断提高论证结论的准确性。实践证明，论证中做到这两者有机结合，可有效提高论证工作的先进性和科学性，进而提高论证的整体水平。

4. 充分利用先进手段和科学方法　先进手段是指以计算机为主体的各种计算工具和模拟仿真设备，研究机构要为论证人员创造一切有利条件，要建立完善的实验室，使其配套齐全，满足大型复杂论证项目的要求。科学方法是指经实践证明可靠的理论和方法，以及基础研究中获得的新理论和新方法。

（二）对论证人员素质的要求

论证工作是卫生装备科研的前期工作，是为决策者提供科学决策依据的。论证的正确与错误，直接关系到决策的成功与失败。因此，对论证人员的素质提出了较高的要求。

1. 思想和心理素质

（1）思想素质　①论证人员应有坚定正确的政治方向和原则立场，有很强的事业心和献身精神，能以国家利益为重，从长远目标考虑问题，而不计较个人得失和眼前利益。②论证人员应有高尚的道德品质和无私无畏的优良作风。要敢于坚持原则，坚持真理，敢于坚持自己的正确观点，也敢于放弃自己的错误观点。不迎合，不讨好，不自卑，不推卸责任。③论证人员应谦虚谨慎，好学上进，团结同志，并应具有甘当无名英雄的思想品质。

（2）心理素质　①具有顽强的意志，坚韧的毅力：论证人员应有很强的自我控制能力，不怕反复，不怕失败，能坚持长时间的艰苦工作。②办事细心，有恒心，有耐心：论证人员应善于观察、联想，见微知著，能锲而不舍，坚持不懈，不因噎废食，不虎头蛇尾。③有强烈的创新意识：论证人员应思维敏捷，兴趣广泛，乐于创新，勇于开拓，不满足于已有的成绩。

2. 智能和知识结构

（1）智能结构　①观察分析能力：对事物的观察，能有目的、有选择地主动感知，这是进行科研活动的起始点。②记忆理解能力：对已感知的事物能记忆、能再现、能把握其重点，这是进行综合分析、辩证思维的前提条件。③思维想象能力：对客观事物能进行概括，提出其本质和规律，并能经过加工，构思新的概念、设想和方案。这是论证中进行创新的关键。④实际操作能力：能把理解和想象、设想和方案，通过经验或实际操作，加以验证或付诸实施。论证人员应该既动脑又动手，既懂理论又会操作。

（2）知识结构　论证人员的知识结构应有如下特点：①T型：对知识的掌握，既精深又广博，对某一两门专业学科，能纯熟精通，有足够的纵向深度；面对众多相关的学科知识，能普遍涉猎博达，有足够广阔的横向知识面。②复合型：论证知识所包含的范围，应是理、工、文、史、哲、军事、经济、政治、地理等，无所不及，无所不有，能充分满足论证所需知识的复杂性和多样性要求。③更新型：论证是前沿科学，必须有新理论、新知识和新技术、新方法的支托，才能保证论证成果的先进性。因此，论证人员的知识需要不断更新，使论证活动充满活力和不断创新发展。

3. 其他要求　有一定的工作能力和实践经验，并具有较强的书写和表达能力。

第三节　卫生装备论证的基本方法

卫生装备论证的基本方法主要有：现状调查法、逻辑分析法、未来预测法、系统分析法和优选决策法。这五种方法互有内在联系，相关性很强，需要综合运用，必要时甚至可构造成严密的推理程序。

一、现状调查法

调查现状，掌握有关资料和数据是论证的基础，也是论证工作必不可少的重要环节。只有充分了解自己和对手以及世界主要军事大国和强国装备的现状及其发展情况，才能进行研究并提出装备发展的正确决策。现状调查也就是论证中的调查研究与收集资料工作。调查研究中除了调查现实情况和收集已有的数据资料之外，还可通过实际试验、论证性试验、作战演习进行专项试验研究，获取或验证一些必要的数据和资料。

二、逻辑分析法

逻辑分析法就是对已搜集到的资料，运用逻辑推理的方法进行分类、类比、归纳与演绎、分析与综合等以总结历史的经验教训，揭示研究对象的本质和规律，得到需要的结论和对策。

分类是根据对象的相同点和差异点，将对象划分为不同种类的逻辑方法。类比是根据两对象之间在某些方面的相似或相同而推论出它们在其他方面也可能相似或相同的逻辑方法。分类、类比就是把搜集到的资料根据其共同点和差异点按需要进行种类的划分、统计、计算等，把相同和不同问题在历史上呈现的不同结果做全面的分析比较，包括定性的和定量的分析比较，从中找出规律性的东西。

归纳和演绎是相辅相成的两种逻辑方法。归纳是从特殊到一般的逻辑方法，它把各种有关的特定问题归并起来，进行分析，以便得到需要的对策或证明所提出对策的正确性。演绎是从一般到特殊的逻辑方法，它根据公认的科学原理或归纳出的一般结论进行推理来证明或推论出有关特定的结论。

分析与综合同样是两个密切相关的逻辑方法。在从总体到部分分析的基础上，再从部分到整体进行综合，就可以揭示出事物不同的内在联系及规律。

逻辑分析法是在论证研究中自始至终不可缺少的方法。要根据不同的任务，运用不同的逻辑方法，得出或证明需要的结论。

三、未来预测法

所有的论证都是为未来事件的决策服务的。对未来事件采取的决策和方案及可能获得的效益（方案优劣评定）、技术经济可行性以及可能达到的水平等，都需要进行科学的预测。预测的可靠性在很大程度上取决于正确地选择科学的预测方法。现在运用较广的几种较重要的预测方法有以下几种。

（一）专家预测法

该预测方法是以专家为索取信息的对象。组织各领域专家，通过直观对过去和现在发生的问题进行综合分析，从中找出规律，对发展远景做出判断。该预测法的最大优点是：在缺乏足够统计数据和原始资料的情况下，可以做出定量估价。

专家预测法包括个人判断法、专家会议法、头脑风暴法和德尔菲法几种。其中较为完善的是德尔菲法。它的基本方法是以不记名方式通过几轮函询征求专家们的意见，预测领导小组对每轮意见都进行统计处理，作为参考资料发给每一位专家，供他们分析判断，提出新的论证。经多次反复（一般分四轮进行），专家们意见渐趋一致，结论的可靠性也愈来愈大。德尔菲法突破了传统的数量分析限制，为更合理的决策开阔了思路。由于它对未来发展中各种可能的前景做出预估，因而就可为决策者提供多方案选择的可能性。德尔菲法是现今在各种预测方法中应用最为广泛的一种。

（二）探索性预测法

这是一种主要立足于研究技术进步或方法的可能性，而较少考虑促使其实现的保证条件和措施的预测方法。这种预测法主要有以下几种。

1. 类推法　其原理是，当发现两种事件有某些基本相似时，就可以揭示其他相似性；或者当发现一种事件的发生经常伴随另一事件时，就认为两种事件之间存在某些联系，由此进行类推。

2. 趋势外推法　通过对大量技术过程的总结，发现很多事物的发展相对于时间有一定规律。根据这种规律（可以将其变为数学模型）进行推导，从而预测未来。通常有线性外推法、指数外推法和定性外推法等。

3. 回归分析法　回归分析法是处理变量间相关关系的一种方法，常分为一元线性回归法、多元线性回归法和逐步回归分析法等方法，可用来处理由一个或一组变量来估计和预测与其有相关关系的随机变量的问题。

（三）目标预测法

目标预测法是根据需要、可能和限制条件，由各领域专家组成的专家组采用系统分析方法确定预测对象的方法和目标，研究围绕达到总目标应采取的措施和手段，并估计达到目标的可能时间和顺序。目标预测法常见以下几种方法。

1. 决策树法　当预测对象可以按因果关系、复杂程度和从属关系分成等级时，可采用决策树法决策。它的原理是，如果决策对象作为一个整体，系统必须满足一定条件，则各子单元也必须满足相应条件；如果每一级每一单元都能达到规定目标，则最高级也可以达到既定目标。

2. 形态模型法　其原理是将决策对象和问题分解成相互独立的部分，对于解决每一部分的问题，都在找出最大数量的方案和方法，对象和问题的总方案数是各部分方案数的总和。形态模型是一个由两坐标组成的形态矩阵，纵坐标代表问题，横坐标代表方案。它主要用于解决平行结构的问题。

3. 决策矩阵法　包括水平矩阵和垂直矩阵两种。前者用于定量分析决策方案和各种横向作用的关系，后者则用于定量分析预测事件在垂直变迁中各级之间的相互作用。

以上几种方法都采用定性分析和定量评估相结合的方法，都可列入系统分析法的范围。其基本做法是：首先由专家组对预测对象进行定性分析，围绕总目标提出具体要求，称为准则，同时把总目标分为若干级，每级包括一系列组成单元。其次，专家组根据每项准则对达到总目标的作用价值，以及每一单元对每一准则的重要性分别赋予一定权数，各准则的权数和各级单元权数应符合归一化原则。权数的选择采用成对比较法，为此应建立成对比较优选矩阵。最后计算每一单元的相关系数，每一单元相对于各准则分别乘以相对应的准则权数，而后相加求和。相关系数越大，方案越优或越重要。

4. 多目标决策的层次分析法　它是近年来广为运用的一种方法，其原理与方法与以上方法相类似。其具体方法与步骤是：建立问题的递阶层次结构，构造两两比较判断矩阵，计算单一准则下元素的相对权重，判断矩阵的一致性检验，计算各层元素的组合权重。利用该方法可以方便地对总体优化方案及采取的措施进行筛选，也可对已有方案和装备进行优劣评价。

（四）反馈预测性

由于预测方法还不够健全，因而预测精度和可靠性只是相对的。在决策时对为其提供的预测还要进行估价，以便决定取舍。预测者也可对自己的预测进行估价。目前有几种估价方法，其中最常用的是质问模型法。它包括四个方面的内容。

1. 对需要的质问　主要是决定预测的目标和任务。

2. 对主要原因的质问　主要研究引起未来事物发生变化的因素。

3. 对适应性质问　主要是对接受估价的预测进行研究。

4. 对置信度的质问　主要包括：方法能否再现、推理形式有否矛盾、假设是否经过论证、现有数据与假设性质是否相符、数据是否精确等。

经过以上质问后，就可以决定预测是否有益，是否可以采纳。

四、系统分析法

装备论证是一个处理复杂系统的问题，应充分利用现代系统工程的理论与各种方法，诸如规划论、对策论、网络法、模糊集理论、博弈论、系统仿真模拟等处理各种信息与资料，在分析研究的基础上，进行系统综合与演绎推理。要特别注意定性分析与定量分析相结合。定量分析的质量是论证质量的重要表征之一，要充分利用电子计算机，进行各种仿真模拟，如方案评估试验模拟、作战模拟等。计算机模拟的基本方法和步骤如下：

1. 提出要研究的问题，确定效能指标。

2. 拟订试验方案或战术想定。

3. 建立数学模型。

4. 收集、整理、研究分析和筛选确定各种所需数据。

5. 进行计算机编程、输入和调试。

6. 进行计算机模拟计算。

7. 进行多方案计算和分析比较、选优。

计算机模拟实际上是用计算机代替实物试验和作战演习，它具有效率高、节省经费，且不受地理、天气条件的限制，不受可能出现的多因素干扰，具有更大的可比性。

五、优选决策法

优选决策是论证的决策阶段所使用的方法，即在以上论证研究的基础上，按照不同的需要和准则，如完善装备体制、费效分析等多方案中进行综合比较，提出优选决策建议。

思考

1. 卫生装备论证的特点有哪些？

2. 卫生装备论证的原则是什么？

3. 卫生装备论证的基本方法有哪些？

第三章 卫生装备论证的主要内容

卫生装备论证包括发展论证、型号（项目）论证和专项论证。

发展论证的任务是从战略、战役层次开展装备需求论证，通过各方面分析，提出我军装备今后一个时期的发展目标和重点，明确各类卫生装备的体制、编配方案。一般包括发展方向与重点论证、体制系列与方案编配论证。

型号（项目）论证的任务是通过需求分析、调查研究、理论计算、模拟实验及综合权衡等，对拟发展的卫生装备提出可供选择的方案。按照研究阶段型号（项目）论证可分为预研论证、立项论证和演示（模型）论证。

专项论证主要是针对装备管理开展的专项论证，如军选民品论证，装备技术引进论证，装备退役、报废论证等论证研究。

第一节 发展方向与重点论证

一、发展方向与重点论证的概念、性质和依据

（一）发展方向与重点论证的概念

所谓卫生装备发展方向与重点，一般指的是在一定时期内卫生装备的建设战略，包括装备的发展目标、规模、水平、结构、比例、先后顺序等。

根据中央军委确定的战略、军队建设规划和作战原则，结合装备现状，考虑到国家经济能力以及科学技术发展的可能性，由上级主管部门提出卫生装备发展的原则要求。各军兵种、总部有关部门根据总的原则要求，经充分论证，负责对分管的卫生装备发展方向与重点提出意见和建议，尔后再进行全面综合，制订出全军卫生装备发展方向与重点，报经上级审批后，即成为部队卫生装备建设的指导方针和制订体制系列的依据。

（二）发展方向与重点论证的性质

发展方向与重点论证是一种高层次的超前预先研究，是对卫生装备发展目标、重点和措施等进行的整体谋划。所考虑的时间，一般应在10年或10年以上。由于分析问题考虑的时间较长，所以发展方向与重点论证自始至终都贯穿着预测分析，在科学

预测的基础上形成正确的决策。从课题涉及的范围看，它可分为两种类型：即全军卫生装备发展方向与重点论证和各军兵种卫生装备发展方向与重点论证。另外，在论证某一类卫生装备时，也要进行必要的发展方向研究。但这都是在总的前提下进行的某一方面或某一范围内的研究，问题比较集中，内容也相对较少，其结论主要是对该类或该型卫生装备发展战略性决策提供依据。这种决策最后要反馈到总的战略决策中，再同其他方面的决策协调，形成一个有机的整体，使每一种类型的卫生装备的发展都同总的发展方向、目标协调一致。

（三）发展方向与重点论证的依据

如前所述，论证是一种决策咨询研究，具有很强的政策性和目的性，因而必须有明确的目标和可靠的依据。发展方向与重点论证是体制系列论证、规划计划论证、型号论证及其他项目论证的前提和基础，也是一种最高层次的发展战略研究。其主要依据一般有以下三个方面。

1. 我军的军事战略、作战原则及军队建设方针原则。

2. 我军后勤建设特别是后勤现代化建设和全军卫生工作建设的方针、原则和目标。

3. 国家经济建设和科学技术发展的方针、政策和规划。

二、发展方向与重点论证的主要内容

发展方向与重点论证的内容一般包括六个方面。

（一）保障需求分析

1. 军事威胁分析　根据世界形势发展趋势和我军军事战略方针，预测和分析包括以下主要内容：

（1）现实的与潜在的、主要的与次要的作战对象。

（2）未来战争的类型、形式、规模、作战方向与地区，以及战争特点。

（3）敌军的作战理论、原则，以及攻防战役、战斗的基本特点。

（4）敌军的兵力结构、部署和作战能力。

（5）敌军相关卫生装备的战术技术性能、数量、编配和部署，以及战时运用特点等。

2. 我军作战任务和能力需求分析　主要内容包括：

（1）军、兵种的作战任务。

（2）未来作战环境，包括自然环境、诱发环境和特殊环境等。

（3）为完成作战任务，有效打击各种目标，适应未来战争和作战环境，军、兵种需要着重增强的卫勤保障能力。

3. 卫生装备现状分析分析　卫生装备现状是一项很具体的研究工作，一般包括以下主要内容：

（1）现有卫生装备的体系结构，包括品种、系列、配套等类别的完善程度和存在的主要问题。

（2）新、旧卫生装备的数量，编配状况。

（3）现有卫生装备的战术技术性能和整体效能及其与未来作战要求、作战环境特点的适应程度。

（4）现有卫生装备与未来作战对象的卫生装备相比较存在的主要差距。

（5）现有卫生装备与具有世界先进水平的国外同类卫生装备相比较，存在的主要差距。

4. 研究并提出卫生装备发展需求构想　在上述各项分析的基础上，进行综合研究，从作战需求出发，提出卫生装备发展需求的构想，主要内容包括：

（1）对卫生装备体系结构及其保障效能应改善或提高的程度和要求。

（2）需要重点发展的卫生装备类别、品种。

（3）需要发展的重大新型卫生装备。

（4）现有卫生装备的重大改进、改型。

（二）制约因素分析

制约因素又称限制条件，论证中弄清这方面的问题极为重要。

1. 科技能力分析　主要内容包括：

（1）相关关键技术的科研情况和成果，预测取得突破性进展和达到实用水平的可能性和时间。

（2）相关高新技术的研究和应用情况，分析和预测可供使用的研究成果及其提供时间。

（3）相关科技队伍的构成、技术水平和自行研制新型卫生装备的能力。

（4）卫生装备的设计、试制、试验、生产技术及其重要设备、设施的现状与发展前景。

（5）卫生装备及其技术引进的可能性，卫生装备引进与合作研制的方式。

2. 经济能力分析　主要内容包括：

（1）预测在一定时期内可能获得的卫生装备的研制费和购置费。

（2）估算发展新型卫生装备需要的研制费和购置费。

（3）对需要发展的卫生装备与可能获得的费用进行综合平衡。

（三）借鉴因素分析

1. 总结我军卫生装备发展的经验与教训　主要内容包括：

（1）卫生装备发展的指导思想、方针、政策和原则。

（2）卫生装备发展的主要成就与问题。

（3）卫生装备发展管理体制、方法的完善性和有效性。

（4）重大型号装备研制的成败与得失。

（5）卫生装备及其技术引进的成败与得失。

2. 研究外军卫生装备发展的一般规律和科学管理方法　主要内容包括：

（1）卫生装备的体系结构、编配、重要型号的战术技术性能特点。

（2）卫生装备技术现状和发展趋势。

（3）卫生装备发展的方针、政策和科学管理方法。

（4）重大型号装备研制和改进的成败与得失。

（四）提出发展方向与重点

1. 研究并提出卫生装备发展的指导思想和原则内容　通常包括以下内容：

（1）装备发展所针对的主要作战对象、战争类型和规模、主要作战方向和地区。

（2）装备发展的途径和模式。

（3）装备结构优化的原则。

（4）处理装备发展中质量与数量、当前与长远、研制与改进、重点与一般、通用装备与专用装备、新装备与旧装备等各种关系的基本原则。

（5）处理自主研制与技术引进或国际合作研制关系的基本原则。

2. 研究并提出卫生装备发展目标　拟定发展目标既要充分考虑未来作战的需求，又要切实考虑我国经济和科技能力的实际可能，其主要内容通常包括：

（1）新装备研制与现装备改进。

（2）卫生装备的体系结构。

（3）卫生装备的战术技术性能。

（4）卫生装备的保障效能。

（5）卫生装备技术的总体水平和研制能力。

3. 研究并提出卫生装备发展重点　一般是指：

（1）在一定时期内卫生装备发展的总体水平。

（2）在未来战争中占有突出地位和在我军装备中最薄弱、需要优先发展的卫生装备类别和品种。

（3）对补缺、配套和增强整体作战能力所急需的重要研制型号。

（4）对卫生装备发展有重大技术带动作用的新型号或新概念卫生装备品种。

（五）提出对策和措施

通常在提出发展方向与重点方案的同时，对还需要解决的问题提出相应对策和措施。主要内容包括：

1. 卫生装备发展管理的规范化、法制化、科学化。

2. 卫生装备发展论证、研制、试验手段和技术基础建设。

3. 科技队伍的建设。

4. 高新技术的跟踪、应用研究。

5. 技术发展的具体政策。

6. 资源分配和投资政策。

（六）论证文件

主文件一般以"××××年卫生装备发展目标、重点"命名，主要内容包括：未来战争对卫生装备发展需求，我军卫生装备发展面临的新形势，卫生装备发展的指导思想和原则，卫生装备发展的目标，卫生装备发展的重点以及对策和措施。

第二节 体制系列论证

一、体制系列论证的概念与性质

(一) 体制系列论证的概念

卫生装备体制系列，简称装备体制。体制系列论证是指对军队在一定时期内所配备的或将要配备的各种卫生装备系统的总体组织结构形式所进行的综合分析与研究。对各军兵种来说，有本系统的、局部的装备体制，而所有局部装备体制的有机组合，就构成了全军的装备体制。装备体制主要包括现装备和即将装备的各种装备的名称、保障任务、编配原则及新老卫生装备的相互关系等内容，它标志着卫生装备在一定时期内的装备水平和发展规模。

卫生装备系列是卫生装备体制分系统的总称。它反映了不同类型卫生装备自身最佳的排列形式，是各军兵种提出各自卫生装备分系统的发展规划、计划、预算和型号论证的重要依据。

装备体制通常以政策性或法规文件予以确定或体现。其主要内容包括：军队已列编或拟列编的各种装备的名称、用途、主要性能指标、编配原则、数量，以及相互间的配套、衔接和比例关系等。如：对已列编的装备，列出装备名称（型号）、编配单位及数量等；对拟列编的装备，分列出现生产项目、计划时限内可能定型生产的项目等；对列编在役但已停止生产的项目，按时间次序一一列出；明确各装备项目的重点编配单位。装备体制的适用期一般与军队建设计划时限相同，由最高军事统率机关确定并颁发全军执行。

(二) 体制系列论证的性质

卫生装备体制系列论证，就是研究和确定我军卫生装备总体的结构形式，是卫生装备发展方向与重点论证的深化，它的最终结果是提出卫生装备在一定时期内的装备规模和发展水平。

卫生装备发展体制系列是在发展方向与重点研究的基础上，根据客观现实条件进行综合论证后提出的，经批准后即作为编制中长期计划、军工生产、部队订货和部队装备编制的重要依据。从这个意义上讲，它也是一种重要的宏观决策研究。

体制系列论证同发展方向与重点论证一样，主要也是两种类型，一是军兵种一级卫生装备体制系列；二是全军卫生装备体制系列，两者密切相关。前者是后者的基础，后者是对前者的科学综合。对于每一类卫生装备的论证，也涉及一些体制系列方面的问题，在具体论证时，应和总的卫生装备体制系列发展相协调，使其结论保持一致。

(三) 体制系列论证的依据

在体制系列论证中，一般都要先进行发展方向与重点研究，所以被批准的发展方向与重点研究报告就是体制系列论证的依据。

二、体制系列论证的主要内容

（一）作战需求与制约因素分析

它与发展方向和重点论证的内容、要求相同，这里不再重复。

（二）国外卫生装备情况分析

分析的内容一般应包括以下方面：卫生装备类别、品种及系列，主要装备（型号）的战术技术性能，装备（型号）编配情况与构成特点，总体水平与保障能力及卫生装备的发展趋势。

通过上述分析，进一步找出可供借鉴的经验与教训。

（三）拟制装备发展体制系列方案

在进行综合分析的基础上，根据不同的前提条件，提出不同的体制系列方案。一般应包括的内容有：总体构成设想，卫生装备的类别、品种及型号系列，编配层次及新老装备替代关系，通用化、系列化、组合化（模块化）要求，对所提出的方案进行综合评价。

体制系列方案提出后，根据目标、任务和使用特点，结合部队的实际情况，进行战斗编成，使其转化为便于分析评价的卫生装备编制方案。而后选择合适的评价方法，建立相应的评价模型，对各种方案进行综合评价和分析比较，并根据实际情况进行必要的调整和重新评价，直到满意为止。

（四）论证文件

一般以"'×五'卫生装备体制论证报告"命名，并附"×五"卫生装备体制表。主要内容一般包括：需求分析，制约因素分析，国外卫生装备现状分析和发展趋势预测，现行卫生装备体制执行情况分析，新的卫生装备体制、系列方案综合分析评价，对实现卫生装备体制、系列方案的对策和措施的建议，其他需要说明的问题。

第三节　规划计划论证

规划计划论证是发展方向与重点论证和体制系列论证的延伸和进一步具体化。它以卫生装备发展方向与重点和体制系列为依据，通过分析研究，确定出具体的发展步骤和重点项目；是为了科学地运用现有条件，用最短的时间实现卫生装备发展目标而进行的论证研究工作，通常作为一个课题下达。这里，我们对这类课题论证内容及一般要求做一些说明。

一、需求分析与制约因素分析

规划计划论证中需求分析与制约因素分析的内容、要求与发展方向与重点论证相同。

二、拟制规划纲要

在发展方向与重点论证的基础上，将有关内容进一步具体化，通过系统分析和综合，即形成卫生装备发展规划纲要。

三、拟制卫生装备研制计划

在发展方向与重点论证和规划纲要研究的基础上，提出并论证卫生装备研制的项目，对项目进行综合平衡，提出实现项目计划的对策与措施。卫生装备研制计划项目一般包括新研制项目、现行装备重大改进项目和接转项目。为保证顺利实施，在拟定研制计划的同时，还应提出相应的预研课题。具体包括以下内容。

(一) 提出新型卫生装备研制项目和现行装备重大改进项目

研制项目和改进项目主要通过作战需求分析予以提出，同时要广泛听取有关部门和专家提出的意见。

(二) 提出接转项目

通过对规划计划中在研制项目进展情况和存在的主要问题的全面分析，提出需要在下一个规划计划期间继续研制的项目及其经费需求、完成时间等。

(三) 计划项目综合平衡

1. 对提出的所有项目进行分类和初步筛选，去掉明显不必要或在预定计划期间内暂不宜安排研制的项目，对有些项目要按标准化、系列化、通用化原则进行适当归并。

2. 制订判断研制项目相对重要性准则，采取定性与定量相结合的分析方法，选择重点项目，必要时要对选出的研制项目进行排序。

3. 按保证重点、兼顾一般的原则，初步分配研制项目经费。

4. 按可能获得的研制费（高、中、低）总额及其年度分布，拟制两三个研制计划方案。在每个方案中，都要合理安排各个项目开始研制的时间和研制周期。

5. 对各方案的整体保障效能和经济、技术可行性及可能出现的风险等进行定性与定量评价，必要时可对方案进行调整和重新评价。

(四) 研究并提出预研课题

以型号发展为背景，分析并提出预研课题，一般包括：

1. 新型号研制中需要解决的关键技术。

2. 对卫生装备发展有重大应用价值和潜力的高新技术。

3. 其他重要关键技术。

(五) 提出卫生装备发展规划计划方案

在综合平衡的基础上提出卫生装备规划计划方案及其论证报告。

第四节 型号（项目）论证

型号（项目）论证是实现卫生装备发展目标的基础，特别是对实现卫生装备体制系列具有关键作用的基本型号或重大项目的论证尤为重要。卫生装备型号（项目）论证包括预研论证、立项论证和技术方案论证。一般情况下，前两项论证可合并为立项论证，主要偏重勤务需求论证和战术技术指标论证；后者偏重系统组成和布局论证，将在装备研制篇章中涉及，下面主要讨论立项论证。

一、立项论证的任务和依据

（一）立项论证的任务

立项论证主要是通过需求分析、调查研究、理论计算、必要的模拟试验等，对需要发展的卫生装备提出可供选择的方案。

（二）立项论证的依据

1. 卫生装备体制系列。
2. 卫生装备发展规划计划。
3. 部队作战急需。
4. 上级主管部门的要求。

二、立项论证的主要内容

主要包括以下十个方面：

（一）需求分析

在卫生装备发展方向与重点论证和体制系列论证的基础上，进一步论证发展该型卫生装备的必要性，主要内容包括：

1. 分析我军面临现实与潜在的作战对象对我国构成的或可能构成的军事威胁，论述未来作战对发展该型卫生装备的需求程度。

2. 论述该型卫生装备在装备体制和配套卫生装备中的地位、作用及其与现有卫生装备的关系。

3. 分析现有卫生装备的保障、训练能力，指出其在形成总体保障能力、完成保障任务等方面的差距和存在的问题。

4. 对比分析外军同类卫生装备及新装备、新技术的现状、发展趋势和特点，论述发展新型卫生装备的必要性。

（二）保障任务

1. 据作战对象的军事实力、发展趋势、作战环境特点、典型目标特性、战术原则等，阐述在未来作战中新型卫生装备所承担的主要任务。

2. 依据总体作战能力需求和所担负的任务，阐述新型卫生装备应具备的主要功能和辅助功能。

（三）使用环境

论证提出卫生装备未来作战与使用中的活动空域、海域、地域和时域范围，包括主要的和可能的活动范围及所需通过区域内的河（航）道、路段、桥梁等对卫生装备的限制要求，给出卫生装备的环境条件要求范围。

（四）系统组成

根据卫生装备担负的任务和使用特点，提出新型卫生装备组成方案，明确所包括的系统、分系统，必要时还可提出主要配套技术设备及其相互关系。

（五）主要性能指标

1. 确定主要性能指标项目　论证一个新型号卫生装备的勤务使用性能，首先要确定指标项目。由于卫生装备类别不同各自的指标项目也不一样，具体确定时，可考虑两个方面，一是应当具备的通用性指标，二是该型号必须具备的特殊指标。通用性指标一般包括：可靠性与维修性，机动性，生存能力，电子防御能力，环境适应性，兼容性，安全性，伪装性，尺寸、体积和质量要求，人–机–环工程，标准化要求，经济性，其他。

特殊的性能指标是指那些反映新型装备自身特点的一些性能指标（如救护车的运载能力、救治能力，运血装备的运血量、储存质量等），可结合实际情况确定。

2. 对单项指标进行论证　确定好具体的指标项目后，建立或选择计算与评价方法，进行深入的论证。

（1）指标论证的依据　①用户对该项装备所承担的保障任务需求的总体期望。一般可由主管业务部门下达的"规划计划"文件中获得，或通过调查研究从相关部门和使用单位获得；②型号论证前期所确定的装备"功能""使用环境""系统组成"及"主要性能指标项目"；③相关的国家标准、国家军用标准及法律、法规、准则等。

（2）指标论证的原则　战术技术指标的论证除了应遵循"卫生装备论证原则"的一般要求外，还应遵循按照其工作内容所提出的特殊要求。具体表现为以下两个方面：①系统性原则：任何一种装备，其战术技术指标都不是单一的、单层面的，而是多层面、成体系的。因此，在论证时，必须考虑到其系统性，即要考虑到上位指标与下位指标之间、不同性能指标之间的相互影响与制约，尽量使它们之间达到协调一致，最终从总体上使该指标体系先进、合理。②实用性原则：所谓实用性原则，是指可操作性要强，便于在后续的研制工作中实施。这就要求一方面指标体系要尽可能地具体、详细，另一方面各项指标要尽可能地量化，尽可能多用定量指标，少用定性指标。在不得不用定性指标时，也应使之便于贯彻和考核。

（六）进度或周期要求

对卫生装备研制进度或周期要求的论证，通常应包括下列内容：作战（训练）任务的急需程度、技术风险程度、科研生产能力、科研管理水平、投资强度、其他。

在上述分析的基础上，提出从研制合同生效到定型的时间或周期要求。

（七）费用估算

在勤务使用性能论证中，应对寿命周期费用进行分析和预测。寿命周期费用一般包括：论证费、研制费、购置费、使用与维修费、退役处置费等。

进行费用估算时应充分考虑以下主要内容：作战要求、研制进度要求、购置批（数）量要求、保障性要求、其他。

（八）可行性分析

在新型卫生装备发展各项使用要求论证的基础上，进一步从技术、经济、周期等方面进行可行性分析，尽可能避免失误，减小风险。

（九）任务组织实施的措施和建议

根据卫生装备的类型和国内的实际情况，提出研制任务组织实施的措施和建议，例如，行政指挥线的建立、技术指挥线的建立、总体研制单位、分系统研制单位、实施计划、保障条件（含引进技术的可能性）、试验方案和配套设施等。

（十）其他

对新发展的各类卫生装备，除论证上述内容外，还应根据该装备的具体特点和上级的有关规定论证其他内容。

卫生装备论证主要研究内容除上述各节所述之外，还有专项论证，通常专项论证主要是针对装备管理开展的；一般包括军选民论证、技术引进论证、革新论证、退役论证等各个方面的论证研究。专项论证主要依据具体论证项目而定，一般各个专项的论证主要有以下内容：

1. 军选民品论证主要内容　所选民品的使用条件、技术性能、资源保障和费用价格分析，周期、进度分析，综合评估（从适用性、费用、进度等方面进行权衡）。

2. 技术引进论证主要内容　必要性与紧迫性、引进装备的战术技术性能特点、引进装备的保障条件分析、费用分析、效果评价。

3. 革新论证主要内容　必要性分析、方案设想、可行性分析（包括战术技术性能、费用、使用年限、结构、维修性、保障性等）、综合评价与优化。

4. 退役论证主要内容　报废必要性分析（包括军事、经济、技术、服役时间、维护修复难易程度等）、退役的条件分析（包括使用寿命、服役期、质量、事故、战损等）。

思 考

1. 卫生装备发展方向和重点论证的主要内容是什么？
2. 卫生装备立项论证的主要内容是什么？

第四章 卫生装备的研究重点

　　卫生装备研制是卫生装备研究与试制的统称。它是根据军队卫勤保障需要，运用现代医学和工程技术理论、方法研究军队伤病防治技术装备的一种社会实践活动，是科研成果向卫勤保障工具转化的一个过程，在卫生装备建设中有着极为重要的地位与作用。

　　按照科技理论界比较普遍的观点，科学技术研究分为基础理论研究、应用理论研究和技术开发研究 3 个层次。在卫生装备研制中，要将基础理论的研究成果应用到专业技术中去，是通过应用理论研究的再创造过程；要使其成为卫勤保障工具，还需要经过技术开发，使之物化为卫生装备。所以，卫生装备研制属于应用理论研究和技术开发研究的范畴，它包括研究与制造两个环节。

第一节 卫生装备的研究地位与特点

一、卫生装备的研究地位

　　1. 卫生装备是后勤装备的重要组成部分　现代战争在某种意义上讲是后勤战争，战争推动了后勤的发展，同时后勤又制约着战争，后勤是战争直接现实的物质基础。这一物质基础主要由后勤装备提供。军事后勤装备主要指供、修、救、运后勤保障装备，后勤指挥装备以及其他为后勤保障活动、为后勤指挥活动提供保障的辅助性后勤活动所使用的装备。按照职能，可区分为后勤指挥装备、后勤保障装备和后勤辅助装备，其中，后勤保障装备是军事后勤装备的主体成分，是直接用于后勤保障的基本工具。卫生装备作为"救"的一大内容与军需装备、油料装备、仓储装备、军交运输装备和维修装备并列，构成后勤保障装备主体。同时，卫生装备相对其他后勤装备来说，它具有品种多、军民通用性强、人机交互性要求高的特点。因此，大力发展提高卫生装备研究水平，对增强后勤装备整体质量建设，实现有力保障起到关键作用。

　　2. 卫生装备是卫勤保障的物质基础　卫勤保障是以医学科学技术为手段，以维护军队战斗力为目的的功能系统。其构成要素主要包括人员、技术与装备，其中卫生装备作为构成卫勤保障的物质基础，是卫勤保障现代化的主要客观标志。由于现代战争新概念武器全新杀伤机制和高新技术武器巨大杀伤破坏力，使传统的卫勤保障在内容上发生了巨大变化，在保障任务上急剧增大。因此，现代战争中的卫勤保障必须具有高速度、高效率、高质量和高适应能力，不仅要大力加强卫勤组织指挥和提高医疗技术。而且必须不断地改进，提高和完善军队卫生装备，形成各类装备系列，才能及时有效地对伤病员实施快抢、快救、快送，顺利完成常规武器和核、化、生等大规模杀伤武器所致各种伤病员的救治任务，达到提高治愈率、归队率，减少伤死率和伤残率的目的。显而易见，卫生装备对鼓舞士气，维护部队健康水平，恢复和巩固部队战斗力，保障战斗任务胜利完成，具有极为重要的意义。

3. 卫生装备研究是卫生装备建设的重要环节　卫生装备建设涉及装备的研究、购置、培训、管理、维修等方面，在诸多环节中，装备研究占有重要地位，起主导作用，只有一流的装备研究水平，才能有一流的卫生装备，进而才能形成一流的卫勤保障能力。要研究好卫生装备，就必须掌握和了解部队需求，以需求牵引，带动研究。随着新战争理论的发展，战争形态不断发生新的变化，新的卫勤保障需求不断出现，只有跟踪了解、及时掌握，才能使装备研究有的放矢。

4. 卫生装备研究是军事医学研究的重要组成部分　军事医学研究是运用和发展一般医学及相关学科的理论和技能，研究并实施防治武装部队以及有关范围内与军事有关的创伤和疾病的特种医学研究。目的在于确保人员的身心健康，维护和提高战斗力。其研究成果一是以技术提高实施卫勤保障人员的水平，二是以实物提高部队装备水平。卫生装备研究就担负着通过医学与工程结合，将技术、成果物化成装备的重任。可以说，军队卫生装备是工程技术与军事医学互相渗透、互相作用的产物，是军事医学研究的重要内容之一。

随着信息技术、材料技术、遥测技术的发展和应用，高效、实用、可靠的新型军队卫生装备不断出现，大大地提高了战伤救治能力和效率，促进了军事医学的发展。随着军事医学研究的不断深入，现代战伤救治水平的不断提高，反过来又向工程技术提出更多、更广泛的要求，迫使军队卫生装备的研究不断深化。从这个意义上来说，没有军队卫生装备的发展，战伤救治技术就难以提高，必然影响和限制军事医学向纵深发展。

二、卫生装备的研究特点

1. 医学与工程相结合，以工程研究为主　卫生装备涉及工程、勤务、医学、管理等多学科理论与知识，属于交叉学科，但其中一个较显著的特点是医学与工程技术相结合，以工程研究为主。各种工程新成果不断应用到医学各个领域，大大地提高了医疗诊断救治水平；反之，新的医学理论救治技术又向新的工程研究提出新的课题。按研究性质说，卫生装备研究是将医学基础理论、成果，通过工程技术手段运用到卫勤保障实践中解决伤病防治问题上，以应用研究为主，这类研究的不确定性小，时间、进度控制较严格，研究费用一般较大，研究方式以集体协作方式为主，成果的形式以设计图纸、样品（机）、专利或专门知识等为主，保密性较强。

2. 勤务与装备相结合，以勤务需求为目标　军队卫生装备是实施军队卫勤保障的物质基础，而卫生勤务学的理论及其卫勤保障的原则、方针、方法等要求，则是研制和解决适合部队保健和伤病防治技术装备的基本依据。尤其在未来战争中，卫勤保障必须具有高度适应能力，因此，从各种不同角度，都必然对卫生装备的研制、改进、更新等方面提出新的研究课题，使军队卫生装备的研究有了比以往任何时期更为丰富的内容，直接对卫生装备的发展产生深刻的影响。显然，为了赢得战争的胜利，在卫勤保障方面，应尽可能地创造优良的医疗条件，这就要求军队卫生装备的研究以现代战争卫勤保障需要为导向，着眼于系统发展、更新换代和发展系列产品，不断提高战伤救治器材设备的使用性能，使卫勤保障链节的各个环节都有相应的卫生装备，适应未来战争特点的需要。

3. 通用技术与高新技术相结合，以高新技术为着眼点　卫生装备研究是在一般工程学科基础上发展起来的，以机械学、电学、光学、化工学等一般工程学科为基础，大量应用通用技术、成熟技术、组合技术，通过技术移植，提高卫生装备水平。随着科学技术的发展，一些高新技术不断运用于这一领域，促进了这一领域的发展，如微电子技术、远程通信技术、计算机辅助设计与制造技术等。高新技术的运用大大提高了卫生装备技术水平，诞生了一批新装备，如美军 20 世纪 90 年代以来就先后利用微电子技术、远程通信技术等研制出了伤员寻找仪、野战 CT 车、便携式远程医疗系统等。

高新技术的推动是卫生装备发展的前提，是推动卫生装备发展的重要力量。现代化卫生装备是现代科学技术的物化结果，是科学技术在军事领域的应用。科学技术的每一次重大突破，都推动装备跃升到一个新水平，卫生装备研究必须充分发挥主观能动性，积极进行高新技术的开发应用。加强预先研究，加强技术储备，善于将新技术、新材料、新工艺应用于卫生装备研制，充分发挥新技术的推动作用，不断提高卫生装备的技术水平。

由于技术复杂，涉及部门多，研究系统庞大，因此，在卫生装备研究实施过程中，它是以系统工程作为主要手段，对工程设计、施工、试验、进度、质量控制等阶段实施全程系统化管理，使研究系统始终处于最佳功能状态，提高效率。

4. 军用与民用相结合，以军用为导向　卫生装备是供军事武装力量使用的一种后勤保障装备，主要用于伤病员的救、治、运，在装备作业功能上与地方医疗器械设备基本相同，因此，卫生装备研究一是要强调军民两用，通用性卫生装备应立足于对民品的选型、改造及军民两用技术的应用与开发，广泛借助民间资源和力量，逐步实现装备的系列化、通用化、模块化，在此基础上，为部队提供质量高、性能佳、可靠性好的卫生装备，从而极大地提高军事效益和经济效益。二是要以军用为主，无论是民品选型、民用技术应用与开发，还是纯军品研究，都要以战时卫勤保障为基础，符合相关的国家军用标准，适应部队的作战环境和条件。

第二节 卫生装备的研究原则

卫生装备研究必须根据军事战略要求，贯彻军队后勤装备建设的指导方针，以提高军队卫勤保障能力为目标。

一、卫勤保障需求原则

需求是一切装备发展的着眼点，军事需求决定着装备研制的发展方向，具有导向作用。需求牵引要贯穿于装备发展战略、规划、计划和研制的全过程。既要在宏观谋划中根据需求确定装备发展的类型、规模、水平和发展项目，又需在型号研制中进行需求论证，提出对装备战术使用、战术技术性能及环境适应性等具体要求。

现代战争由于武器杀伤力的增加，短时间内伤员会成批增加，火线抢救时间紧、任务重，要求尽快发展轻便、耐用、配套的急救器材、伤员寻找器材；三军联勤保障要求野战卫生装备模块化组合、配套程度高，既要三军通用装备配套，又要战术、战役、战略配套，既要功能配套，又要组装配套；新概念武器及致伤因素的产生，要求把维护生命与健康的重点放在防护上，必须优先发展单兵防护器材；快速机动保障要求尽快研制出新一代卫勤机动保障平台，包括空中、海上、地面运输工具和与之配套的机动野战卫生装备；高效的卫勤指挥，要求研制出战场自动化卫勤指挥硬件和相适应的软件系统。

卫生装备研究必须依据现代战争对卫勤保障的新要求，遵循高技术条件下局部战争的一般规律，结合我国特定的国情、军情和战场环境条件，把握方向，不断地满足部队需求。

二、与后勤装备同步发展原则

后勤保障装备是军事后勤装备的主体，是直接用于后勤保障的基本工具。卫生装备是后勤保障装备的一个重要组成部分。它与其他后勤装备具有同等发展的关系，相互之间是一个密切相关的有机整体。在现代高技术战争中，要充分发挥后勤装备的保障能力，就必须发挥好卫生装备的保障能力，将卫生装备建设纳入后勤装备的发展轨道，使其与后勤装备有机结合，协调发展。当前特别要注意职能交叉的装备协调发展，如制水制液装备要与军需装备中的水质检查装备、取水装备、净化装备和运贮水装备同步发展；卫生帐篷及野战照明装备，应与野营装备中的野营住房装备同步发展；伤病员后送工具与机动医疗单元应与军交运输装备中的地面运输装备、水上运输装备、空中运输装备同步发展。

三、平战结合、军民结合原则

卫生装备具有平战通用性和军民通用性，战时良好的装备状况，有赖于平时充分的战备建设，而无论平时还是战时卫勤保障又都离不开地方的支援与协同。因此，坚持平战结合、军民结合是我军发展卫生装备应坚持的又一个重要原则。

平战结合主要包括三个方面内容：①要求卫生装备的功能既能适应战场和救灾的需要，又能满足平时伤病员救治和保健工作的需要；②要按战时标准配发快速机动部队的卫生装备，使这些部队在平时就能熟练地使用战时装备，以适应紧急情况下的机动、展开和救治伤病员的需要；③要以战时需要为主，重点研制部队急需的阵地急救装备、伤员寻找装备、早期救治装备、特殊环境装备和信息化卫生装备等。

军民结合主要是充分利用民品，发挥地方部门的作用，做好寓军于民，满足平时，保障战时需要。一是制订在紧急情况下将民用卫生设备转为军用的方案，如民用公共汽车、火车、直升机转为卫生汽车、卫生列车、卫生直升机的设计方案和技术、材料储备等。二是加强军地结合、协作研究，使发展的高新技术装备，既满足地方需要，又符合军用标准，便于民转军用；同时拓宽部队某些卫生装备的使用功能，使之适合民用，充分发挥军地两方面的积极性，避免重复研究，提高卫生装备的发展速度。

四、标准化原则

卫生装备在后勤装备中是较为特殊的装备之一，因大部分卫生装备要直接与伤病员身体接触，其结构、性能、寿命的好坏直接影响伤病员的救治。因此在研制卫生装备时，必须遵循标准化研制原则。

在立项论证时，应详细分析国内外和军内外同类装备的标准化特征及发展趋势，提出拟参照对比的国内外同类装备的装备标准；提出新研制装备在通用化、配套性等方面拟达到的标准化目标，从先进性、适用性等方面，提出相应的标准化要求。

在新卫生装备研制时，应严格遵循《新产品设计标准化大纲》，实现新装备系列化、通用化、组合化、配套性及接口互换性等方面的标准化。对卫生装备零部件、元器件、原材料的规格及其推荐和限制使用等都要有严格要求，对人体不能有损害，对未来不能残留影响，不能对康复留有隐患。

卫生装备建设应在标准化原则指导下，统一全军通用卫生装备的研制和配备，指导专用卫生装备的发展，使通用卫生装备能三军通用，特殊装备也能借鉴通用装备改进、提高，达到通、专结合，共同发展。

第三节　卫生装备的研究重点

卫生装备的研究重点主要包括类别品种研究重点、战术技术性能研究重点。

一、装备类别品种研究重点

（一）战伤急救装备

指的是在野战条件下抢救负伤人员所需的医疗器具和材料，重点研究能在高新技术战争条件下，尤其是在新概念武器投放战场的条件下，确保一线伤员抢救的装备，如寻找伤员的装备、包扎材料、止血、骨折固定器材、复苏器材等。

（二）伤员后送工具

指的是用于运送伤病员的各种器具，重点研究能形成陆、海、空立体后送体系的后送装备，如伤员搬运及换乘工具、地面后送工具、水上后送工具、空运后送工具等。

（三）机动医疗单元

指的是具有一定卫勤保障功能和野战快速机动能力的卫生装备模块或模块组合体。重点研究能形成快速诊治且具有一定专科水平的机动救治平台，如急救诊疗单元、卫生侦检单元、药材供应单元、卫生技术车辆、综合救治单元（医院船、卫生飞机）等。

（四）血液氧保障装备

指的是平战时，尤其是战时，医疗救护单位采贮运血装备、输注液体制备装备、医疗用氧制取装备。上述装备是战场伤员急救工作中必不可少的医疗技术保障装备，直接影响伤病员的救治率。重点研究适于高原、热区、寒区、海岛使用的医疗技术保障装备，如机动和便携式采血运血装备、液氧及气态氧气制备装备和压充氧机动装备、小型及大型机动医药用水、注射用水、输注液体制备装备。

（五）"三防"（NBC）卫生装备

指的是运用医学防护学的理论和技术，能预防与救治核、生物、化学武器损伤的卫生装备。重点研究快速侦、检、消、防、治装备，如战场 NBC 侦检网络系统、NBC 毒剂计算机预测评估系统，单兵侦检报警装备，双室或多室自动注射针，单兵防护盒、"三防"急救包、核生化急救箱等。

（六）信息化卫生装备

指的是信息技术融入卫生装备后形成的卫生装备。重点研究医疗信息获取系统、医疗通信系统、医疗信息处理系统、战情处理决策评估系统。从单兵到后方医院相应的数字化卫生装备。

二、战术技术性能研究重点

（一）卫勤作业能力

指的是卫生装备对伤病员医疗救治的基本保障功能，是在规定的时间、地点、环境等使用条件下，最大限度地发挥装备效能的指标之一。分为通用卫生装备作业能力和专用卫生装备作业能力。

通用卫生装备作业能力主要指平战时伤病员的救治能力、运送能力、诊断能力等。如救护车主要是研究伤病员的一次性运送量和车内救护装置的救护范围及效果；手术车、手术方舱、手术帐篷主要是研究其手术量、手术范围，如紧急救命手术、早期外科处理、专科治疗；成套机动医疗系统的伤员通过量、手术率、急救护理率、术后观察率、重伤留治率、X 线诊断率、输血输液率等。

专用卫生装备主要是海、空军和二炮专用装备，除上述通用作业能力外，海军专用卫生装备，如救护艇、医院船等主要研究海上作业时的手术操作难易程度，开展手术的范围，舰和船之间伤病员的换乘、落水伤员的救捞、寒冷条件下伤病员的复温等情况；空军专用卫生装备，如卫生飞机、救护直升机等装备运输伤病员时的最高飞行高度、机内气压、伤病员适应证及机内电子卫生装备（人工呼吸器、电动吸引器、心电监护装置、除颤器等）与飞机本身电子设备有无相互电磁干扰性，卫生装备的易观察性、易操作性、耐颠簸性、噪声的分辨性能及飞机起飞、上升、飞行、盘旋、下降、着陆时机内装置的救护能力。

（二）机动能力

卫生装备的机动能力是指卫生装备转移阵地和行军运输的方便灵活程度，主要有自行能力、适运能力。自行能力主要指本身装备有动力系统的机动自行装备，如车辆、船舶、飞机、热气球等。适运能力主要指适合人力、铁路、公路、水上、空中运输的装备，如各种医用方舱、医用箱组和帐篷等。

机动能力是衡量机动卫生装备卫勤保障能力的主要依据之一，除了战术机动能力外，还有战略机动能力。战术机动能力就是自行装备的通过性和越野性，战略机动能力指适运性和可空投性。

1. 机动速度　自行性卫生装备的机动速度快慢是衡量机动能力高低的一个重要指标。卫生技术车辆的机动速度主要包括：最高车速、加速性能和爬坡性能。

2. 越野性能（通过性）　是衡量机动卫生装备越野性能尤其是轮式卫生装备的主要指标：第一为动力指标，凡是有自行能力的卫生装备，特别是在野战条件下实施保障的卫生装备，发动机功率大小必须考虑野外机动的需要，要具有一定的爬坡能力。卫生技术车辆的越野性是指汽车在一定的装载质量下，能以足够的平均速度通过各种坏路和无路地带的能力。

卫生技术车辆的通过性的几何参数主要有：最小离地间隙、接近角、离去角、纵向通过半径和横向通过半径等。

（三）可靠性

指的是卫生装备品在规定的条件下和规定的时间内完成规定功能的能力。卫生装备的可靠性从装备工程角度出发，可靠性为装备品无故障完成任务的能力；从应用角度出发，可靠性分为固有可靠性和使用可靠性；从设计角度出发，可靠性分为基本可靠性和任务可靠性，前者度量装备品无需保障的能力，即装备在规定条件下无故障的持续时间和能力，通常用平均故障间隔时间（MTBF）来度量，后者是考虑造成任务失败的故障影响，是装备品完成任务的能力，通常用任务可靠度（MR）和致命性故障间隔时间（MTBCF）来度量。

可靠性是装备品的先天属性，是设计出来的、生产来的、管理出来的。其中设计最重要，只有在设计阶段把可靠性设计到装备品中，才能真正提高可靠性。一个装备可以设计得较为完美，如果在研制、试验、生产过程中不采取相应措施，再好的设计也难以实施。质量得不到保证，装备的固有特性也不能在使用中发挥。所以，装备的可靠性必须统一纳入到装备研制、生产、试验、使用等计划，与其他各项工作密切协调进行，同步设计。

（四）维修性

维修性是卫生装备产品的一种质量特性，是产品设计赋予的使其维修简便、迅速和经济的固有特性。我们在研制卫生装备时，必须使装备具有良好的维修可达性、零配件的标准化和可互换性、完善的防差错措施及识别标记，能保证维修安全、检测诊断准确、快速、简便；重视贵重零部件的可修复性，装备要符合维修中的人-机工程要求。所以，研制卫生装备需要从论证开始，进行装备品的维修性分析、设计、试验、评定等各种工程活动。重点是装备品的研制（或改进、改型）过程和设计、分析与验证，确保良好的维修性，提高卫生装备破坏后易维修能力，尤其是一线装备一旦损坏往往需要在短时间内、恶劣环境下修复，装备本身应具备就地、就便、就人修理的能力，使其恢复作业能力。

与可靠性相似，维修性也可分为固有维修性和使用维修性。固有维修性也称设计维修性，是在理想的保障条件下表现出来的维修性，它完全取决于设计与制造。然而，使用部门和部队最关心的是使用中的维修性，同时使用阶段也要开展维修性工作。

使用维修性是在实际使用维修中表现出来的维修性。它不但包括产品设计、生产质量的影响，而且包括安装和使用环境、维修策略、保障延误等因素的综合影响。使用维修性不能直接用设计参数表示，而要用使用参数表示，例如可用平均停机时间（MDT）、使用可用度（AO）等表示。这些参数通常不能作为合同要求，但却更直接地反映了作战需求。在使用阶段考核维修时，最终还是要看使用维修性。

（五）环境适应能力

卫生装备尤其是大型骨干装备必须满足气候适应性，即环境温度、相对湿度、风压、沙尘、淋雨、日晒、盐雾、温热等气候条件；地区地域适应性，即沙漠、草原、高原、海岛、山岳丛林等各种地理环境的适应能力和机动轮式装备的通过能力、越野能力等。

（六）生存能力

卫生装备的自我保护、自生存能力主要包括：结构的强度、抗冲击波的能力；抗高温、高湿能力及抗穿透辐射的能力；建立可靠的对生物战剂的防护能力；简化装备修复，使用一定次数后不降低性能的能力，主要有防弹毁伤能力、环境适应能力。也就是说卫生装备能够预防、承受或减轻敌方及特殊环境的影响和破坏，保持和恢复其完成卫勤保障规定任务的能力。广义上讲，生存能力影响卫生装备的设计，即在设计时，要考虑装备在未来战争中影响生存能力的因素并提出解决方法。狭义上讲，就是现有卫生装备在战时卫勤保障中采取什么措施提高生存能力。如在提高防弹毁伤能力方面，一线装甲救护车和战术轮式救护车等，要提高其防弹毁伤能力，使其能在战斗中连续完成后送救护任务。在提高核生化战剂污染环境下的防护能力方面，大型骨干卫生装备，尤其是卫生技术车辆、方舱式机动医疗单元、医院船等装备，应加强"三防"与通气换气通用技术与装备的研究，提高密封性，增装空气过滤器和提高耐洗消的能力，使其能在核生化战剂环境下继续开展救治工作。

（七）人-机工程

以人的生理、心理特性为依据，运用系统工程的观点，分析研究人与卫生装备、人与环境以及卫生装备与环境之间的相互作用，使卫生装备操作简便省力，安全舒适，人-机-环境的配合达到最佳状态。重点解决卫生装备、作业场所以及各种用具和用品的设计如何与人的生理、心理特点相适应，从而为使用者创造安全、舒适、健康、高效的工作条件。处理好人机系统总体设计，在整体上使"机"与人体相适应。重点解决人与装备之间的分工以及人与装备之间如何有效地交流信息等问题。开展工作场所和信息传递装备的设计，工作场所设计的合理与否，将对人的工作效率产生直接的影响。工作场所设计一般包括：工作空间设计、座位设计、工作或操纵台设计以及作业场所的总体布置等。

思考

1. 卫生装备研究的原则是什么？
2. 卫生装备研究的重点有哪些？

第五章　卫生装备研制的技术方案

按照卫生装备的研制程序，在项目论证工作完成后，即进入了方案研究阶段。该阶段的主要任务是根据经批准的科研任务书进行装备（系统）的方案设计、关键技术的攻关、系统结构原理试验以及基本性能的模拟试验等，最后形成项目的研制技术方案。

第一节　技术方案设计的依据、原则与方法

一、设计依据

1. 科研任务书　卫生装备研制的技术方案设计，应以科研任务书中规定的各项勤务指标（功能要求）及性能指标（使用性能、适应性及经济性指标）为依据，进行战术技术指标的分解与细化，确定设计原则与技术攻关的重点，估算研制费用，并据此进行预选方案的对比。

2. 有关的国家、国家军用和行业标准以及相关的法规和文件　为了使方案具有较好的可行性，从而能使研制成果转化为正式装备，产生良好的军事效益与社会效益，以及与相关环境条件、相关装备之间有较好的协调性，在设计方案中必须充分考虑与上述标准、法规的相容性与一致性。

二、设计原则

（一）基本原则

同其他后勤装备一样，卫生装备研制的技术方案设计应遵循以下原则：

1. 系统性原则　即应贯彻通用化、系列化、组合化的原则和系统性、一致性的要求，以最大限度地提高装备的互换性，使之具有较好的维修性、运输性以及其他的勤务适应性等。

2. 继承性与前瞻性相结合的原则　为了确保装备的产品质量及可靠性，并最大限度地降低未来装备的成本，减少军费开支，在满足科研任务书要求的前提下，尽可能

地在设计中采用已有的军队科技成果，及经设计定型后的成熟技术或配套装备（组件、部件），以达到在不失先进性的条件下，使装备有较好的实用性，并为提高经济性创造条件。

3. 经济性原则　为了能使研制成果尽快大批量装备部队，产生较好的军事效益，在方案设计中要充分考虑到经济性问题。进行方案对比的技术经济分析，以及初步的费效分析是十分必要的。

4. "平战结合"的原则　装备研制的技术方案设计应以保证战时需要为前提，在此基础上力求做到平战结合。其中包括对"平"转"战"的转级时间提出恰当要求并有保证技术措施等。

（二）具体原则

由于卫生装备包括的技术门类繁杂，且其构成的复杂程度又千差万别，同时又受研制周期的时间要求及经费的支撑强度等各种因素的制约，因而在具体装备的研制过程中，应根据不同情况制定一些具体的原则。如当方案的先进性与经济性发生矛盾的时候，先进性与实用性发生矛盾的时候优先考虑哪一方面等。

三、技术方案设计的方法

从狭义的角度来说，设计也就是构思，技术方案的设计也就是方案的构思或技术路线的初步设计。技术方案构思与形成的实质性工作，是对任务书规定的"目标-功能"系统的分析，或者常说的战术、技术指标的分解与细化及在此基础上进行的相关分析与构思。如为实现"目标-功能系统"拟选的"原理系统""动作系统""机构系统"和"材料、动力源、信号系统"等的构思，最后通过可能技术方案的综合，得出可供评价、选择的数种技术方案。

对于上述这个过程，可用一个简要的框图来表达（图5-1），图中各个环节的含义如下：

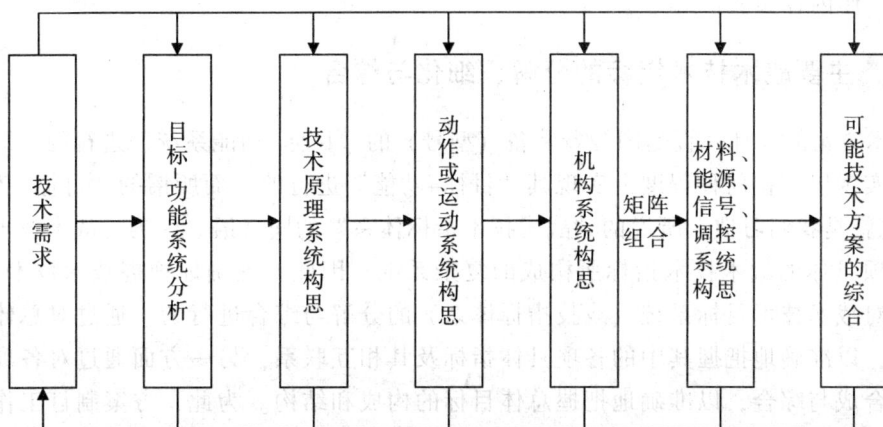

图5-1　技术方案设计环节

（一）"目标-功能系统"分析

其中"目标-功能"体系是技术方案设计的总体依据和核心。因此，正确地认识和把握技术任务的"目标-功能体系"（战术技术指标体系）的层次结构、主要指标及限制条件，是方案设计成功的关键。

（二）"原理系统"的构思

包括总体设计方案技术原理的构思和部件（分系统）技术原理的构思。最终形成技术方案的原理基础的层次体系，即原理系统。

（三）动作系统（或运动系统）的构思

动作系统的构思是根据技术原理的规定性，构思出符合各项技术原理要求的动作（或运动）方式。其中也包括了总体的和各层次的各种可能的动作（或运动）方式。最终形成技术方案动作（或运动）方式的层次体系即动作系统（或运动系统）。

（四）机构系统

机构系统是完成上述动作（或运动）的、总体的和各层次各种可能的机构布局或机构配套的、方式的层次体系。

通过上述几个方面的构思，再加上对于材料、动力源以及信号系统等的分析论证，即可以进行可能技术方案的综合工作。一般可采用矩阵原则进行组合和综合，形成多种可能的技术方案以供评价和选择。

关于技术方案的评价，参看本章第三节"技术方案的评价"部分。

第二节　技术方案的研究内容

卫生装备研制方案阶段的工作目标是验证与确认装备（系统）的设计方案是否满足使命任务要求。为此，应在对科研任务书中规定的战术技术指标进行分解与细化的基础上，对论证阶段提出的初步备选方案进行对比、验证，并最后确定方案。该阶段的主要工作内容如下：

一、主要战术技术指标的分解、细化与综合

技术方案的设计一直是围绕着装备（型号）的"目标-功能系统"进行的，即围绕着如何实现以及在何种程度上实现其"目标-功能"进行的。而所谓的"目标-功能系统"，也就是我们习惯上所说的"战术技术指标体系"的同义语。因为，战术技术目标是由各项具体的战术技术指标所构成的复杂系统。因此，准确地把握战术技术指标，是通过对战术技术目标系统（战技指标体系）的分解与综合进行的。通过对总体指标的分解，以准确地把握其中的各项具体指标及其相互联系，另一方面通过对各项具体指标的合成与综合，以准确地把握总体目标的构成和结构。为此，方案制订工作一开始就应根据论证阶段及科研任务书中形成的战术技术指标体系进行上述工作。

二、确定装备（系统）的总体构成及编组方案

装备（系统）的总体构成及编组的原则，除了应满足"目标-功能系统"的需求之外，还应遵循系统简约化的原则，即以最小规模的单元集（或子集）完成任务书规定的勤务指标要求。同时还应从整体性考虑出发，强调与相关装备协调（相容）的原则，在对装备（系统）的功能范围做出明确界定的基础上构建总体布局，避免与相邻部门之间产生重复、重叠的多余部件。另一方面还应按可靠性的要求，合理利用冗余设计的原理，确保装备（系统）在故障状态下，保持系统的作业连续性。如对于供电设备（装备）以及用于急救的供氧、负压吸引和手术照明等装备，都应有适当的备份等。

对于小型的、构造简单的单件装备品，如担架、急救包等，其构成方案也就是其结构设计方案，二者可合并起来进行。对于大型的装备（系统），如可部署的野战医疗系统，则其构成、编组的确定，须经过与勤务部门（代表使用单位）反复论证，在功能分解与合并的基础上确定装备（系统）的构成单元（或部件、组件）的品种与数量，绘制功能原理图，系统的界定与构成框图，必要时还可进行计算机动态模拟，最终形成装备（系统）的构成方案。

三、确定装备（系统）总体结构形式及主要技术参数

所谓的总体结构形式，包括装备（系统）构成部分的布局（布置）及其部件（单元、组件）的基本形式。这一工作也叫总布置设计，方案阶段的任务是完成总布置设计草图（总体设计图样）。

对于大型的装备（系统），其构成与结构比较复杂时，总体设计图样还包括系统（结构）原理图和总体布局图，对于用于制取医用氧、医药用水、负压气体的装备，则应有工艺流程图，对于医用电子仪器类装备则为电气原理图。

一般的总布置草图设计工作包括以下内容：

1. 各部件（设备）的相互关系位置的确定，质量分布、质心位置的初步计算调整；在此基础上较准确地确定装备（系统）的主要尺寸参数及质量参数。

2. 对构成中的主体设备的主要尺寸及形状做出一定的估计，包括初步的计算和运动分析（防止互相干扰）。

3. 从功能的满足与造型两个方面进行协调，确定装备的总体结构形式及部件的设计要求。

四、确定技术关键及技术途径

在大型卫生装备研制中，有技术风险的设计，应对于其技术关键给予明确，并对拟采取的技术途径（措施）加以确认。所谓的技术关键一般是指：具有高新技术含量的技术措施；在同类装备中未曾采用过的新材料、新工艺的应用，以及与主要战技指标实现有关的非标准设计等。为了解决这些技术关键问题，可拟定两个或两个以上的

备选技术途径（路线），在进行分析对比及必要的试验之后，从中筛选出最佳的方案。对比一般按以下 3 个方面进行：

1. 对实现战术技术指标要求的可能性及先进程度。
2. 结构上实现的可能性与风险程度。
3. 工艺上实现的可能性与经济性。

详细的分析对比，结合技术方案的总体评价进行。

五、进行必要的性能计算与性能预测

在总布置草图设计的同时，应对装备的主要性能进行计算和预测。所谓主要性能是指装备的使用性能（效能、机动能力、舒适和安全性等）和环境适应性等。如对于医用车辆和医用方舱类装备，应进行质量分配及质心高度计算以保证行驶的安全性及平顺性；进行舱室的热（冷）负荷计算，以保证其对温度环境的适应能力，并为采暖（空调）设备选型提供基础条件。又如对于救护车一类运输伤病员的装备，则应进行车辆振动的分析计算，以保证伤员乘卧舒适性指标的实现。

六、设备的初步选型

所谓设备的选型，对于大型卫生装备（系统）来说，包括配套的卫生装备、机电设备和设施的选型。而对于一般装备则只是部件（配套件）的选型。选型应与总布置草图设计密切结合，相互协调，是一个不断修改完善的过程。选型的一般原则如下：

1. 符合标准化要求　在方案阶段应对拟选的配套装备（设备、部件）的标准化程度予以确认，其具体工作可参照 GJB1856-94《军事后勤装备研制及选型的标准化要求和审查》进行。

2. 功能与造型（包括尺寸、形状）相协调　即在满足功能要求的前提下，造型应与总布置设计要求相协调。

3. 使用性能与经济性相协调　即在满足使用性能要求的前提下，其技术经济指标要适当、合理。

4. 设备的优选顺序　应是经国家法定机构认证的标准化产品（或军队通用装备品）——符合行业标准的专用仪器、设备产品（或军兵种专用的制式装备）——符合企业标准的产品（或已完成设计定型、未生产定型的军用装备品）。

5. 符合发展的要求　力求做到先进性与实用性的结合。

七、进行必要的模拟试验

为了验证技术方案中拟定的技术途径（路线）是否能满足预定的指标要求，在制订方案时，应对其影响装备使用性能（效能、效率等）及适应性能（环境的、勤务的）的指标进行必要的模拟试验加以验证。模拟试验也叫"仿真试验"，可分为以下几种方法：

1. **比例模型仿真（模拟）**　即所建立的模型是物理模型或物理比例模型，或者称之为全尺寸实体模型（1:1）或缩小比例的模型（1:5，1:10等）。主要用于验证装备的结构原理能否满足使用要求。而1:1的全尺寸实体模型则用于与人员操作有密切关系的人机工程学评价验证，以及有防护性能要求的（X线、微波、激光）装备的性能验证。如X线诊断车及X线诊断方舱的舱壁防护能力的验证，就采用了1:1实体模型试验。

2. **半实物模型仿真**　即在研制中，用已研制出的（或外购）部件代替部分计算机模型，以提高仿真试验的可信度，并用以对实际部件进行功能测试。如把救护车研制过程中的担架隔振装置部件，和伤员运输附加装置中的外购减振器加入计算机仿真模型中去，都是此种模型试验的典型例子。

3. **计算机模拟（模型试验），也就是全数字计算机仿真**　即用电子计算机和建立的力学（或数学）模型进行计算，它能准确地描述运动的过程，从而使计算更接近实际情况，而且可能实现最优化设计。如在伤员运输车辆中，使用较多的是其振动力学模型。

通过该模型以及由此而建立的一组数学公式，即可以用计算机计算的方法预测其平顺性指标实现的程度。

八、进行风险分析

所谓"风险分析"在方案阶段主要是指技术风险分析，即方案中拟定的技术途径（措施）的实现有无风险或风险程度的高低。就卫生装备研制的总体而言，其属性基本上可归类于低风险的系统。对于这种低风险的系统，只需进行一般的定性分析。而所谓的低风险系统一般表现为：

1. 系统（装备）主要是由现成设备组配而成，很少或基本没有新的设计。

2. 是一个在其技术上或复杂程度上本来就是低风险的系统（装备）。

3. 符合国家标准、国家军用标准或行业标准及其有关规定，足以保证系统（装备）的可靠实现及其使用安全。

若不属于上述范围的卫生装备，如采用了新技术、新材料、新工艺的装备，或是全军规划的重大课题和投入资金很大的骨干卫生装备研制等，则应在明确涉及技术可行性、成本或预定风险的设计准则的基础上，分析和尽可能早地确定消除或减少有关风险的措施，并进行定量的风险决策计算为拟选方案的确认提供依据。

九、进行"费用-效能"分析

所谓的"费用-效能"分析是指对于按照确定的目标所建立的备选方案，从费用和效能两方面综合评价的过程。这项工作是方案阶段重要的工作内容之一，因为它不但可以用来指导装备的研制，而且可在装备的使用性能、可靠性、维修性和经济性等诸多因素之间达到综合平衡，同时还为决策者提供费用效能方面的信息，使其可以根据分析的结果进行决策，以提高装备的费用效能。

1. **装备的全寿命费用估算**　所谓全寿命费用，是指装备在全寿命周期内，从论证、研制、生产、使用保障到退役等支出和各项经费的总和。在方案阶段可参照现行同类或类似装备予以估算，其具体的计算方法可参照 GJB1625-93《军事后勤装备全寿命费用计算方法》进行。

2. 效能分析和"效费比"的计算　所谓的"效能"是指装备在规定的条件下达到规定使用目标的能力。其定量表达是由"效能指数"来体现的。"效能指数"这一概念来自于武器装备，是由其具有的攻击能力大小决定的。而包括卫生装备在内的后勤装备，由于其门类繁多，功能各异，很难用一个共同的评价标准来定量表达。因而目前仍采用专家经验评价法来进行，尚无法规性的文件可依。为此对于后勤装备的效能分析，可参照 GJB1364-92《装备费用-效能分析》进行一般性分析，而"效能指数"及"效费比"的计算，目前可参照总后后勤科委技术研究所编写的《后勤装备全寿命费用及效费分析》进行初步测算。

十、编制技术方案文本

方案阶段应完成的典型资料是技术方案文本。它是这一阶段工作的书面总结，是需经上报批准而作为其后各阶段工作依据的重要文件，决定了工程设计、试制、试验和工艺准备的方向。

十一、编制产品规范或制造与验收技术条件

在卫生装备研制的方案阶段后期，就应根据装备的特点进行产品制造与验收技术条件的编制。有条件时应编制产品规范，即同类装备有较成熟的经验可借鉴或更新换代的装备可编制规范，而一般新研制的装备可编制制造与验收技术条件。该文件作为订购方和承制方签订合同和承制方进行交付及验收活动时的技术依据，也可作为设计定型试验大纲的附件，为其提供具体的要求与试验方法。该文件的技术要求部分所陈述的是产品图样上所表达不出来的内容，它是以研制合同或研制任务书为依据，列出的一系列技术性能要求。一般包括：使用性能、环境适应性、耐久性、安全性、可靠性、维修性、运输性以及人机工程要求等。此项文件的编写可参照 GJB1627-93《军事后勤装备制造与验收技术条件编写的规定》进行。

十二、编制新产品标准化大纲

新产品标准化大纲是指导新产品研制标准化工作的基本文件。大纲的编制应认真贯彻标准化方针、政策和有关的法律、法规；积极采用现行有效的各级标准，采用国际标准和国外先进标准；紧密结合产品研制具体情况，使大纲既先进合理，又切实可行；内容全面，要求具体，相互协调简繁相宜。新产品标准化大纲的主要内容有以下几方面：

1. 产品概述。

2. 标准化工作主要原则。

3. 标准化目标和要求。

4. 重大标准的贯彻和实施意见。

5. 标准化工作范围。

6. 各阶段的工作任务和计划安排。

7. 标准化工作的经费及保障条件。

8. 标准化工作协调要求。

其具体内容及编制的方法、格式等可参照 GJB/Z 114-98《新产品标准化大纲编写指南》进行。

十三、制订研制工作总计划（含计划网络图），提出影响总进度的关键项目和解决途径

总计划一般包括如下内容：

1. 工作阶段及工作内容。

2. 研制进度时间总要求及阶段要求。

3. 转承方（外协单位）要求（合同）及计划。

4. 外购品管理计划。

5. 人员组织计划。

6. 费用估算。

十四、提出研制经费的概算及产品成本、价格的估算

研制经费通常包括工程研制、设计定型、生产定型等阶段投入的各项费用之和。购置费用即支付给承制方的费用，是装备研制、生产费用总和，也就是一般所说的产品的成本或价格（加利税）。其具体实施方法可参照 GJB1625-93《军事后勤装备全寿命费用计算方法》中的相关规定进行。

十五、方案阶段应提交的典型资料及内容

卫生装备研制的方案阶段完成后，应形成并提交的典型资料及其内容如下：

（一）技术方案文本

其内容一般包括：

1. 任务来源和设计依据。

2. 装备的用途、使用范围和使用条件。

3. 主要战术技术指标的分解与细化。

4. 国内外同类装备的对比分析及发展趋势。

5. 装备（系统）的构成及总体布局方案。

6. 总体结构形式及主要参数确定。

7. 部件（分系统）的基本形式和特性参数。

8. 技术关键与采取的技术途径（措施）。

9. 研制程序和工作计划。

10. 预期的制造成本和费效分析。

11. 可靠性、可维修性分析。

12. 技术风险分析。

13. 配套设备的选型。

14. 可行性分析。

15. 其他保障条件。

在文本编制时，可根据装备的复杂程度和特点，对上述内容进行裁剪、复合，以能够反映出装备的技术特征和全貌为原则。

（二）总体设计图样

包括：系统原理图（系统工作原理图或结构原理图、工艺流程图、电气原理图）、总布置草图及关键部件（子系统）的结构原理图等。

（三）主要技术性能预测计算书

包括：系统（装备）整体性能计算及关键部件的参数计算等。

（四）技术方案的模拟试验报告

包括：模拟试验的计算、验证结果及分析。

（五）工程专业综合工作报告

包括：质量保证大纲，可靠性、维修性大纲，人机工程大纲，安全性工作大纲等。以上内容可根据装备的具体情况选作。其编写方法可参照相关国家军用标准进行。

（六）产品规范或制造与验收技术条件

内容按相应的产品规范执行。若无相应的产品规范，则依据 GJB×××规定执行。其内容主要包括适用范围、引用标准、组成或形式、技术要求、检验规则、试验方法、储存、运输、标志、包装等，并可根据具体项目调整内容。

（七）保障性分析报告（视装备的具体情况选作）

（八）标准化大纲

内容主要包括：图样及技术文件标准化要求设计、执行的标准情况、标准化程度等。

第三节 技术方案的评价

在卫生装备研制的方案阶段，无论在制订技术方案的过程中或是方案初步完成后，都有一个对方案评价的过程。如前文所说的费效分析即是一种对备选方案的评价过程。技术方案的评价有两种形式，即一般性评价与技术方案的评审。前者是由研制实施者（承制方）自身进行的，这一工作贯穿在方案制订的全过程。后者则是属于客观性评价的形式，是在方案设计完成后进行的。现分述如下：

一、技术方案的一般性评价

（一）技术评价

它是以卫生装备需要的功能为依据的评价，包括：

1. 功能实现的程度——即性能，主要指使用性能的好坏以及质量的优劣和寿命长短等。

2. 环境适应性。

3. 可靠性。

4. 维修性。

5. 安全性。

6. 操作性。

7. 协调性（与系统整体以及与系统界外相关装备之间）。

由上可以看出，所谓的技术评价与上文中费效分析的"效能"分析具有相同的内容。都是用于研制过程中对不同方案进行对比，只不过前者只限于定性的分析，缺少定量对比。

（二）经济评价

经济评价是以最低总成本为依据进行的评价，包括：

1. 全寿命费用成本，即制造成本与使用成本之和。

2. 使用期限和数量。

3. 实施方案的措施费用（包括所有的准备条件）。

4. 实施方案的生产条件（包括工装、厂房及相关的附加条件）。

（三）社会评价

主要对方案中为实现功能需要所要求的条件，与国家、军队的技术政策、科学发展规划的一致性；方案的实施与社会的环境、公害污染以及国家的法律、法规、条例是否一致进行评价。

（四）综合评价

综合评价是在技术评价、经济评价和社会评价的基础上，对方案作全面整体的评价。评价时首先确定评价项目（即指标），然后分析每个方案的满足程度（优劣），最后判断方案的总体价值，从中选出最优的方案。

除了上述的评价方法之外，还应对方案的可行性以及研制的继续性（发展余地、远期效果）进行评价，以使之能从更广泛的角度来衡量方案的价值。

二、技术方案的设计评审

为了检查方案设计是否达到规定的战术技术指标或合同书要求，在方案设计完成后对方案进行的设计评审，由承制单位组织，邀请非直接参加设计工作的同行专家及有关职能部门代表使用方及任务提出单位代表参加，以保证评审工作的公正性和权威性。通过评审发现薄弱环节，提出改进建议，为设计决策提供技术咨询。方案设计评审的重点是：

1. 不同方案优选的依据和优选结果。

2. 所选方案的先进性、适应性、可行性和经济性。

3. 满足战术技术性能指标或使用要求情况。

4. 系统可靠性、维修性的要求及保证大纲。

5. 关键新技术、新材料和元器件的采用情况。

6. 系统分析、模拟试验结果。

7. 系统研制程序和计划。

8. 经费预算及技术经济风险的估计。

9. 系统及系统组成部分的设计要求。

方案评审程序及组织管理，参照 GJB1310–91《设计评审》的规定进行。

思 考

1. 卫生装备设计的基本原则有哪些？

2. 卫生装备研制技术方案的研究内容有哪些？

第六章 卫生装备的工程设计与试制

卫生装备工程研制阶段，是一个由方案向实际科研成果物化的重要过程。这个阶段由工程设计（技术设计）、样机试制及设计定型试验三项工作组成。本章主要论述工程设计与样机试制中的主要技术问题，设计定型试验中的技术要求与方法见第七章"卫生装备试验与定型"。

第一节 卫生装备工程设计

一、设计依据与原则

（一）设计依据

1. 经主管部门批准的基本技术方案。

2. 总布置设计草图。

3. 在方案阶段形成的设计评审报告。

（二）设计原则

除了应贯彻前一章所列出的方案设计中规定的设计原则之外，还应特别强调"继承性""发展性"以及通用化、系列化、组合化的原则。同时还应根据不同门类卫生装备的特点，贯彻各专业的设计准则、设计规范与标准。对于有规定要求的装备，还应符合诸如可靠性设计准则、系统安全性设计要求、维修性设计要求以及人机工程设计要求等。

二、设计方法

鉴于卫生装备的门类繁多，使用条件及复杂程度又千差万别，因而不可能用相同的设计方法去处理。应结合其使用要求及工作条件，采取相应的设计方法，以提高其使用性能和综合保障性。现将相关的几种设计方法简介如下：

（一）传统设计方法

它通常是根据基本技术方案或科研任务书提出的要求和给定的参数，通过估算、经验类比或试验来确定设计方案。然后按经典的计算方法，进行强度、刚度、抗震耐磨等性能的验算。若达不到预期要求时，还要进行反复修改有关参数并验算，直至满足要求为止。因此，这种设计方法是一种人工试凑合定性分析比较的过程，缺乏定量的设计目标表达，存在费工费时的缺点。

（二）功能设计法

功能设计法是从装备的功能出发，并使功能与效果（特别是经济效果）统一起来，以获得最佳设计方案的一种方法。这种设计方法首先要进行功能分析，其工作内容是：辨识功能的内容本质和特点；区分主要功能和次要功能（辅助功能）、认清功能的层次和级别，即区分总功能、一级层次与功能、二级层次与功能等。其次是根据功能分析的结构建立起功能结构系统，并在此基础上进一步明确和把握各层次间的相互联系（功能的层次与结构图如图 6-1 所示）。最后，根据各层次功能结构，设计出实现相应层次的功能构件（或机构）和总体结构（或机构）。在上述工作的基础上，通过矩阵组合，确定较佳或最佳实现总功能的构件体系（机构）。然后从价值工程的角度出发计算实现各功能的成本，并对其功能价值进行计算评价，最后达到"功能高、成本低、价值大"的设计目标。

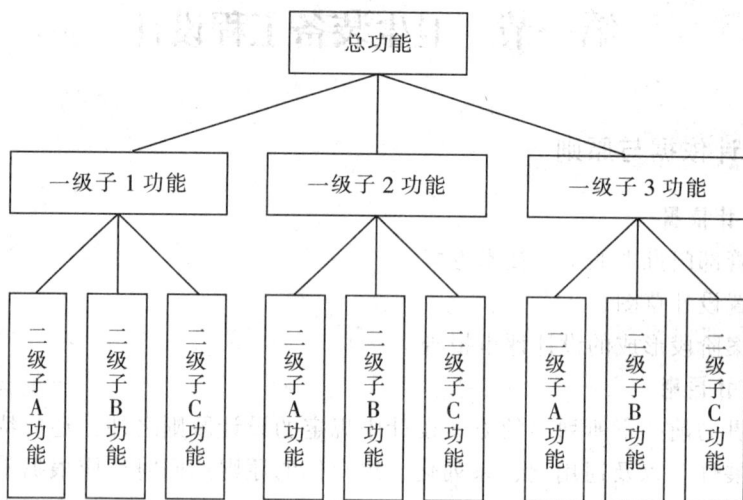

图 6-1　功能的层次与结构图

（三）可靠性设计方法

对于有可靠性要求的卫生装备，如机动卫生装备（救护车、卫生技术车辆、医用方舱等）、医学电子仪器（心电图机、B 超机、X 线机等），以及部分临床检验仪器（自动生化分析仪、大型离心机等）和机电一体化的卫生装备（如智能担架、智能制氧设备等）等，应采用可靠性设计的方法以保证其预定战术技术指标的实现。

可靠性设计方法是现代设计方法中的一种重要形式，是从技术的可靠性出发，以取得最佳设计效果的一种有效方法。而所谓技术的可靠性是指装备（系统）在一定时间内保持其总体结构、完成规定功能的稳定性程度。因此，技术的可靠性程度主要通过保持其总体结构的稳定性指标、完成规定功能的概率指标、平均故障间隔时间等来度量。

进行可靠性设计，首先要进行可靠性分析，了解可靠性指标要求的具体程度和特点，分清可靠性指标的层次和级别，把握各层次指标之间的关系及其与总体可靠性指标间的相互影响，建立可靠性指标的结构体系。其次要确定可靠性的影响因素。其中包括内部因素如构件系统与结构系统等，外部因素如温度、湿度、振动、腐蚀等。最后要进行可靠性指标的分配和落实，并将这些指标与相应的内外影响因素联系起来，进而根据这种联系，进行内部的构件系统和结构系统的设计，以及外部环境因素的设计，如恒温设计、防震设计、防腐蚀设计等。

在可靠性设计中应运用必要的设计原则和方法，以保证指标的实现。其一般内容是：

1. 元器件的选择和控制　参照苏德祥的《现代设计方法》中论述的基本原则进行选择和控制。

2. 降额设计　使元器件在低于其额定负荷条件下工作。

3. 冗余设计　为装备（系统）提供一套以上的完成规定任务的设备（部件），使之在几套设备都发生故障时才能发生故障。

4. 环境设计　防止由于环境的影响而降低或破坏装备的工作能力。

5. 人机工程设计　把作为操作者的人的动作可靠性考虑在内。

6. 故障模式的分析及故障安全保护的设计处理。

（四）　优化设计方法

优化设计方法是把数学规划理论与计算方法应用于工程设计的先进设计方法。它是按照预定的目标，借助于电子计算机的运算，寻求最优化设计的有关参数，从而获得好的技术经济效果。它克服了上述传统设计方法中缺乏定量表达以及类比法带来的无法判断最优结果的缺点，并且将计算机辅助设计引入优化设计方法，为设计过程的完全自动化提供了有利条件。在卫生装备研制中，当结构设计有多个变量存在而影响装备的主要性能时，就需要用优化设计的方法达到预期的目的。如在救护车及后送伤员附加装置的担架隔振装置设计中，其参变量有弹簧的刚度（C）及减振器的阻尼（Φ）两个互为影响的参数；医用舱室的环境控制设备设计中，涉及温度、风量、风速等多个变量的控制等。这些都需要用优化设计方法加以解决。

优化设计的内容包括建立数学模型和运用优化计算方法及其程序两个方面。一般优化设计的步骤为：

1. 建立数学模型　即建立目标函数与设计变量之间的一组数学公式。这种模型中分为有约束条件（边界条件）的与无约束条件的，但多为有约束条件的。仍以救护车担架隔振装置的设计为例，其设计变量即为弹性元件的刚度、减振器的阻尼。其目标函数则一般取其担架−人体的振动加速度平方根值，因为这是决定振动能量大小、影响人的乘卧舒适性的主要指标。其约束条件除了根据实践经验限定刚度及阻尼的范围之外，还应给出不与其选型的汽车底盘振动参数相矛盾的限制条件。

2. 按照数学模型的性质　如线性非线性、有约束无约束、变量的多少、约束条件多少选择优化的方法和相应的计算程序，并准备输入的有关数据。

3. 上机运算　对输出结果进行分析，判断是否达到预期目的，若不能则进一步修正数学模型及优化方法后再运算，直到满足需要为止。

（五）计算机辅助设计（CAD）

如上所述计算机辅助设计与优化设计的结合，是提高设计质量、加快设计速度的有效途径。所谓计算机辅助设计，就是通过计算机硬件和软件进行设计的技术分析和综合，寻求一种符合性能要求的最佳方案。由于它具有设计快速准确的优点，可以缩短设计周期，提高设计资源的利用率，节省人力资源，降低生产成本，因此在工程领域已获得了广泛的应用。

计算机辅助设计系统应用较多的是人机会话型设计系统，它是由设计人员通过会话语言，将设计的构思和分析比较等设计环节，与计算机直接对话，直到找出最佳方案。在卫生装备研制的设计中已开展应用的有两方面，一是装备性能的模拟分析、结构分析及有限元分析，如卫生技术车辆的动力性分析、车身骨架的有限元计算等。另一方面是车身造型设计，它所运用的是计算机辅助几何设计（CAGD）的原理与方法，这种方法对于进行系列卫生技术汽车的造型设计以及在基型车基础上进行的变型设计都有很大的应用前景。

三、工程设计的主要内容

卫生装备的工程设计（技术设计）是实现技术方案所确定的总体要求及初步设计具体化的重要环节之一。该阶段的工作内容如下：

（一）总体结构及零部件结构设计

1. 完成正式总布置图设计。在总布置图和各部件（子系统）设计的基础上进一步研究和确定装备的总体布置，完成尺寸控制图；对各部件提出具体的设计要求，包括基本形式、特性参数、控制尺寸和控制质量等。

2. 进行部件设计，确定结构形式和布置方案，进行运动校核。

3. 确定各部件之间的连接、支承方式与结构。

4. 零部件的具体结构、选材以及工艺路线的设计，最终完成总装配图、部件图及零件施工图、工艺卡片等。

（二）编制工程设计工作报告（或设计说明书）

工程设计工作报告是为了总结设计阶段的工作和进行设计评审而应提供的说明性文件。其内容详见本节"四、工程设计阶段应提交的典型材料"。

（三）对关键的零部件进行计算

所谓关键零部件是指含有关键特性、影响整机主要性能的构件。其计算主要包括：主要参数计算（尺寸、质量、性能），如卫生技术车辆和医用方舱（尤其是扩展式方舱）箱体结构的力学性能计算（强度、刚度），以及救护车担架隔振装置的弹性元件、阻尼元件的力学参数计算等。

（四） 对关键零部件或原理性样件进行模拟试验

如同对装备（系统）总体技术方案进行的模拟试验一样，为了保证产品在总装配后，使装备（系统）达到预期的性能要求，对其关键零部件也应进行必要的模拟试验。如救护车和汽车运输伤员附加装置的担架隔振装置，其部件（原理性样件）就应在设计中进行装车后减振效果的模拟试验，以验证其乘卧舒适性能是否达到指标要求，减少技术风险程度。

（五） 对设计图样及技术文件进行工艺审查

为了满足产品质量保证大纲中对产品试制的要求，使后续试制工作得以正常进行，在试制准备阶段，应完成对经过校对、审核、批准三级审签的设计图样、设计文件，进行工艺性审查会签，其审查的主要内容是：

1. 从工艺角度评价总体设计的可生产性及工艺的合理性、可行性。

2. 零件加工的工艺合理性。

3. 部件装配及总装配的工艺合理性。

4. 工艺实现的经济性。

5. 实现上述工艺所需设备、环境条件与承制方现实条件的对比分析及意见等。

（六） 对技术设计进行标准化审查

按照《军事后勤装备研制及选型的标准化要求和审查》的规定，工程研制阶段的标准化要求是：结合技术设计贯彻实施方案阶段形成的《标准化大纲》并及时予以修改完善；实现新产品系列化、通用化、组合化、配套性及接口互换性等方面的标准化目标；实现零部件、元器件、原材料在品种、规格及其推荐和限制采用等方面的标准化目标；以及因产品质量和安全要求而必须规定某方面的制造工艺及工装时，应提出相应的标准化要求等。与此相应的该阶段标准化审查的主要内容是：

1. 是否全面贯彻落实《新产品设计标准化大纲》的要求。

2. 图样和技术文件贯彻使用各类标准的正确性。

3. 图样和技术文件的完整性和统一性。

4. 是否实现了零部件、元器件、原材料品种、规格简化要求。

5. 外购件是否符合外购器材的质量管理的规定。

6. 是否实现了系列化、通用化、组合化及配套性、接口互换性设计。

7. 是否对关键工艺和工装提出了标准化要求。

（七） 完善产品规范或产品制造与验收技术条件

在军队卫生装备产品的相关设计文件中，产品规范或产品制造与验收技术条件是非常重要的，也是必需的产品设计文件，其编写依据是 GJB1854–1993《军械装备型号规范编写要求》。编写产品规范的要求应注意下面几个问题。

1. 确定产品的要求，包括确定其特性和对特性的要求，应遵循适用性原则。

2. 尽可能将产品的战术要求转化为技术要求，以便于检验。

3. 要求应尽可能量化，量值应规定标称值（或额定值），其允许偏差或极限值。

4. 要求必须能用技术和手段检测、验证，对不能验证的要求，要选定代用的要求，不应规定既无法验证又无法代用的要求。

5. 所有的要求必须有对应的检验方法。

（八）对工程设计进行技术经济分析

设计的目的就是从技术和经济两个方面去解决提出的任务，用最低的总成本可靠地实现装备的"目标-功能系统"要求。在技术设计阶段，比较先进的方法是利用"价值"的定量分析来评价设计方案的优劣。也就是利用技术价值和经济价值的概念，以及技术经济优化的"曲线"，对产品结构进行评价，使之具有最佳功能和最低成本。在施工图设计阶段，也可把应力公式与费用公式综合成技术经济公式，对零件进行优化设计。在定性分析中，为了改善设计的技术经济价值，也可从下述几个方面进行分析衡量，从而为提高技术经济性创造条件。如设计的简化和谐、标准化程度，工艺性的合理程度；材料的代用及廉价程度；制造工艺的标准化程度，工艺装备的合理程度等。

（九）进行后勤保障分析（保障性分析）

对于有保障性分析要求的装备（系统），在工程设计阶段应进行此项工作。所谓的保障性，是指装备（系统）的设计特性和计划的保障资源满足平战时使用要求的能力。而通过保障性分析，可以考虑保障问题以影响设计，也可以确定设计与保障要求之间的最佳关系等。保障性分析的要求、方法与评审，可参照 GJB1371-92《装备保障性分析》进行。

四、工程设计阶段应提交的典型资料

工程设计阶段完成后，应形成并提交的典型资料及其内容如下：

（一）设计工作报告（或设计说明书）

设计工作报告是这一阶段工作的总结，它是反映设计水平的主要资料之一，一般包括以下内容：

1. 装备（系统）的结构形式与主要技术参数（尺寸、质量、性能）。

2. 设计满足基本技术方案或合同的情况。

3. 设计过程中主要工作进展情况。

4. 对设计过程中发生问题的分析处理情况。

5. 对设计风险的分析评价。

6. 价值工程分析（即技术经济价值）。

7. 保障性分析（必要时）。

8. 结论及建议。

（二）设计定型产品图样

一般包括：

1. 总布置设计图（电气原理图、工艺流程图）。

2. 功能原理图（当有可靠性要求时还包括可靠性模型图）。

3. 部件（分系统）装配图。

4. 零件施工图。

5. 功能接口逻辑关系图。

6. 工程施工进展控制网络图。

7. 标准件、外购件明细表。

（三）工艺审查报告

按上文中工艺审查的内容进行审查，对其过程及结果形成的报告。

（四）标准化审查报告

标准化审查报告的格式及内容可参照有关规定进行。

（五）模拟试验报告

模拟试验报告的内容与格式，参照 GJB41-2001《野战卫生装备定型试验规程》进行。

（六）关键零部件性能计算书

（七）相关样件或配套外购器材样品及说明书

（八）技术经济风险分析报告

五、工程设计的技术审查与设计评审

为了保证设计工作的质量，并使下一阶段的试制工作得以正常进行，从而达到预定的性能指标要求，在设计完成之后应通过审查和评审，发现设计的不足之处，制订纠正措施（整改方案），限期完成后，转入工程施工（试制）。

（一）技术审查

对于复杂的装备（系统）工程设计的审查分两个步骤进行，而一般的装备则可合为一步进行。此项工作是由承制单位在设计阶段自身组织完成的审查。

1. 初步设计审查　初步审查是对与功能上有关的项目进行的审查，主要内容有：

（1）综合协调初步设计的技术风险、进度和费用等；

（2）总布置设计图；

（3）工程专业综合性能，包括可靠性、维修性、工艺性、标准化、通用化、组合化、人机工程等；

（4）试验资料；

（5）全寿命周期费用分析；

（6）产品质量保证大纲。

2. 详细设计的审查　内容包括：

（1）设计满足技术规范（或技术条件）的程度；

（2）各部件（系统）之间的相容性、协调性；

（3）评估风险（技术、费用及进度）及所采取的措施有效性；

（4）初步设计审查中的第（3）项内容；

（5）评估硬件的可生产性和软件设计的完整性；

（6）硬件技术规范和试验的可行性；

（7）使用维护文件的充分性；

（8）技术状态审核。

（二）工程设计评审

设计评审是一种正式的、全面和系统的审查，它是由有关具备资格的代表，以会议形式对设计的审查，并把审查结果形成文件。其目的是评定设计要求和设计功能是否符合规定要求，从而发现问题并提出解决的办法。设计评审后，并经相当管理级别确认或批准，研制工作方能转入下一阶段。

设计评审重点审查设计是否满足科研任务书或合同规定的要求，发现设计中的薄弱环节，提出改进建议，加速设计的成熟，降低决策风险。设计评审应作为研制程序的组成部分纳入研制计划。

评审的主要内容基本与上述详细审查的内容相同，其具体内容及组织方法、要求等，参照 GJB1310-91《设计评审》的相关规定实施。

第二节　卫生装备产品试制

产品试制是卫生装备研制过程的一个重要实践环节，它是依据设计的产品图样、技术文件及合同要求，进行的一系列工艺设计和加工制造的技术作业活动。通过试制，可以检验设计的可行性，同时为下一阶段的设计定型试验提供物质条件。

一、产品试制的依据和一般要求

（一）试制的依据

1. 产品设计图样、技术文件。

2. 合同要求。

（二）试制的一般要求

1. 试制过程应贯彻国家相关标准、法规以及《军工产品质量管理条例》的规定。

2. 试制工艺文件的编制应满足设计图样和技术文件的要求，并应保持相互协调和图文相符。

3. 试制过程应严格技术状态控制，工程更改应按规定程序实施。

4. 试制过程应组织相应的工艺评审，产品质量评审，需要时还应进行首件鉴定。

5. 试制过程采用的新工艺、新材料、新技术、新器材，必须经过充分的论证、试验和鉴定。

6. 试制前应进行准备状态检查。

二、试制阶段的工作内容

（一）进行工艺评审

工艺评审是承制单位及早发现和纠正工艺设计中缺陷的一种自我完善的工作内容，在不改变技术责任制的前提下，为批准工艺设计提供决策性的咨询。评审应在各项工艺设计付诸实施之前，组织非直接从事工艺设计的有关专业人员进行。主要对工艺设计的正确性、先进性、经济性、可行性、可检验性进行审查和评议。

工艺评审的依据、主要内容以及评审的组织管理和程序等，可参照 GJB1269-91《工艺评审》的规定进行。评审最终形成"工艺评审报告"，作出可否付诸实施的结论，并提出存在的问题及建议。

（二）对试制准备状态进行检查

当研制工作进展到试制阶段后，承制单位必须对其设计和工艺文件、生产计划、生产设施、人员配备、外购器材、质量控制等方面进行全面检查，审查开工条件，避免和减少在产品质量、生产进度和费用等方面的风险。一般进行检查的内容及要求如下：

1. 设计文件　设计图样及设计文件的配套完整性符合要求，且经过校对、审校、批准三级审签，并完成工艺审查会签。

2. 生产计划　试制计划应经过批准，进度应符合最终产品交付期限及合同要求。

3. 生产设施与设备　生产设备、技术设施、工作现场的条件应能满足试制的要求，能保证产品质量、安全生产以及产品与工艺对环境的要求。

4. 工艺准备　工艺文件的配套齐全及审签合乎规定，关键工序的质量控制方法落实并明确检验要求，工艺装备经检验鉴定合格，采用的新技术、工艺已进行了技术鉴定，能符合设计要求。

5. 外购器材　订货合同中对质量保证应有明确规定，制定并实施关于外购器材交检、保管的技术文件，采用的新器材已经过验证鉴定，符合产品设计要求。

6. 质量控制　产品质量保证大纲的内容能体现产品的特点，并制订了相应的质量控制程序、方法、要求和措施；质保部门已有人负责质量工作。

（三）进行试制过程中的质量控制

1. 工序质量控制　其基本内容包括：

（1）技术文件的控制：现场使用的技术文件必须是有效版本，做到正确、完整、协调、统一、清晰、文实相符。

（2）器材的控制：转入每道工序的器材必须具有合格证明文件。

（3）设备、工艺装备及计量器的控制：均应符合工艺规程的规定，具有合格证明文件和标志，按周期定检表定检，并保持其精度。

（4）人员的控制：操作人员及检验测试人员必须经过相应工种的"应知应会"和质量管理基础知识的培训，经考核合格后持证上岗。

（5）环境的控制：工作场地的环境条件应符合技术文件、标准的规定，成品、半成品、在制品应分别不同位置摆放，生产环境应符合文明生产要求。

（6）关键工序的控制：当产品有关键工序的要求时，可按 GJB467-88《工程质量控制要求》的规定实施。

2. 关键件和重要件的质量控制　当产品设计中有"关键件"及"重要件"的区分时，其质量控制亦应按 GJB××××的规定实施。

（四）进行产品的质量评审

产品的质量评审是在产品试验之前，对所研制的产品质量及其制造过程的质量保证工作进行的评审。通过评审为决策提供咨询意见。评审的内容、组织管理及程序按GJB907-90《产品质量评审》的规定实施。

（五）完成样机（样品）的试制

提供成品试验件和装机件，进行产品调试、检验和初步试验。其试验方法参照有关的规定实施。

三、试制阶段应形成的典型资料

1. 初步的产品规范，或经修改完善的产品制造与验收技术条件。
2. 产品的工艺规范（生产说明书）及工艺规程（工艺卡片）。
3. 产品的材料规范（标准及明细表）。
4. 产品的质量记录（周转率、工作指令、工艺卡片等）。
5. 最终产品的检验和试验记录。
6. 产品质量评审报告。
7. 必要的产品经济技术分析。

思 考

1. 卫生装备工程设计的方法有哪些？
2. 卫生装备产品试制的一般要求是什么？

第七章 卫生装备试验与定型

卫生装备定型试验是对新研制的卫生装备样品（样机）、小批量产品必须进行的试验基地试验（含检测中心试验、试验场试验和实验室试验）、部队试验和部队试用，是卫生装备定型的重要依据。卫生装备定型试验分为设计定型试验和生产定型试验。设计定型试验包括试验基地试验和部队试验，生产定型试验包括必要的试验基地试验（或由定型机构确定免试）和部队试用。试验基地试验主要考核装备的战术技术性能，部队试验和部队试用主要考核装备的战术使用性能。

卫生装备定型是对新研制的卫生装备样品（样机）、小批量产品进行试验和全面评定，确认其达到规定的战术技术要求、具备大批量生产的条件，经后勤军工产品定型委员会批准定型并办理手续的活动。卫生装备定型分为设计定型和生产定型。设计定型主要是考核装备性能，审查是否达到原定战术技术指标，考核其可靠性、可维修性。生产定型主要是考核产品质量，鉴定生产条件。同一种装备应先设计定型，后生产定型。生产数量很少、技术简单的卫生装备可只进行设计定型，不必进行生产定型。

卫生装备定型试验是卫生装备定型的必备环节。凡列入后勤装备体制的卫生装备研究成果，须严格按照 GJB18《卫生装备鉴定定型试验规程》的要求完成全部定型试验后，方可报后勤军工产品定型委员会批准定型。

第一节 卫生装备定型试验

一、一般要求

1. 设计定型前，应进行设计定型试验；生产定型前，应进行生产定型试验。定型试验一般由定型机构负责审定试验大纲、指定试验单位；已完成鉴定试验的卫生装备，需进行设计定型时，由定型机构确定是否免试和需要复试、补试的试验项目。

2. 定型试验前，研（承）制单位已在国家、军队认可的专业检测试验机构做过的试验，如与试验大纲规定的试验项目相同时，由研（承）制单位向定型机构提供已完成的试验报告和免试项目的申请，经审核批准，可免试或部分免试。因客观条件的限制无法进行的试验项目，由定型机构批准予以减免或按等效原则改变试验条件。

3. 试验基地试验、部队试验和部队试用均应按照批准的试验大纲进行；试验完成后，试验单位应及时提供准确、可靠的试验报告，作为定型的主要依据。

二、实施条件

（一）试验样品、样机

提交品、样机应与设计技术资料相符，经研（承）制单位试验，证明其主要性能和结构符合战术技术要求。试验样品、样机的数量。

（二）应提交的技术文件试验前，研（承）制单位应向试验单位提供下列技术文件

1. 经批准的科研任务书（合同书、协议书、委托书）或战术技术要求。

2. 主要设计图纸。

3. 产品标准或技术条件。

4. 研（承）制试验报告或临床试验报告。

5. 产品使用说明书。

6. 标准化审查报告。

7. 试制单位鉴定结论书。

（三）试验的环境条件

除另有规定外，定型试验的正常环境条件为：

1. 环境温度   15℃~35℃。

2. 相对湿度   20%~80%。

3. 大气压力   试验场所的气压。

4. 电源电压   （220±22）V，（380±38）V。

5. 电源频率   （50±1）Hz。

三、试验程序

（一）试验大纲的编制

设计定型试验前应由研（承）制单位根据科研任务书和有关标准编制试验大纲。试验大纲的基本内容包括以下方面：

1. 试验目的及意义。

2. 编制试验大纲的依据。

3. 试验样品及技术文件。

4. 试验环境条件。

5. 试验仪器、仪表。

6. 试验单位及参试人员。

7. 试验时间及地点。

8. 试验内容与方法。

9. 试验记录与数据处理。

10. 试验报告的撰写及合格判定。

（二）试验的申请与批准

研（承）制单位完成试验大纲的编制后，应将试验大纲和试验申请报告同时上报定型机构审查批准，由定型机构确定试验单位并以书面形式向试验单位下达试验任务。

（三）试验的组织与实施

试验单位接受试验任务后，应及时成立试验组，制订实施计划，落实具体措施；试验前应对提交的试验样品及试验准备工作进行检查，条件具备后方可进行试验；试验应按批准的试验大纲组织实施，试验中应认真做好试验记录，试验数据的处理应按有关标准、规定进行。

（四）试验的中止、恢复与终结

试验过程中出现下列情况之一时，应中止试验。

1. 技术状况不能保障试验安全进行。

2. 主要性能、功能达不到战术技术要求。

3. 试验中故障频繁，维修工作量过大，试验无法正常进行。

4. 主要零部件损坏，研（承）制单位在短期内（4~6个星期）不能提供合格备件。当引起中止试验的原因已排除时，即可恢复试验。试验中止两次以上（意外事故除外）应终止试验，并上报定型机构处理。

（五）试验报告的撰写

试验结束后，试验单位应及时组织参试人员编写试验报告（内容详见本节第七条），由技术负责人签名，加盖单位公章，在两个月内上报定型机构并对其负责，同时将副本抄送研（承）制单位。原始试验记录应在试验结束后按期整理归档。

四、试验基地试验

试验基地试验是对新研制的卫生装备样品必须进行的战术技术性能试验。根据不同卫生装备类别、功能和使用要求的不同，试验基地试验的内容可由以下九大类试验中的有关试验项目剪裁构成。

（一）结构与材料试验

1. 外观检查。

2. 几何尺寸测量。

3. 质量称量。

4. 力学性能试验。

5. 承载能力试验。

6. 理化性能试验。

（二）密闭性能试验

1. 气密性试验。

2. 光密性试验。

3. 淋雨试验。

4. 浸渍试验。

5. 电磁屏蔽效能试验。

（三）环境适应性试验

1. 低温试验。

2. 高温试验。

3. 高原试验。

4. 盐雾试验。

5. 真菌试验。

6. 湿热试验。

7. 沙尘试验。

8. 风载试验。

（四）人-机工程试验

1. 舱室温度测试。

2. 舱室湿度测试。

3. 舱室照度测试。

4. 舱室噪声测试。

5. 舱室换气量测试。

6. 舱室微风速测试。

7. 设备操作简易性、方便性试验。

8. 仪器仪表指示、显示结果可视性试验。

9. 医疗作业有效性、舒适性试验。

（五）携行、运输性能试验

1. 携行试验。

2. 叉举试验。

3. 装车试验。

4. 越野运输试验。

5. 铁路运输撞击试验。

6. 振动试验。

7. 冲击试验。

8. 跌落试验。

9. 堆码试验。

（六）可靠性试验

1. 行驶可靠性试验。

2. 作业可靠性试验。

（七）维修性试验

1. 可维修性试验。

2. 易维修性试验。

（八）安全性试验

1. 电气安全性能试验。

2. 机械安全性能试验。

（九）勤务性能试验

1. 功能（用途）及作业能力试验。

2. 机动性试验（含储存、搬动、装卸、运输、携行、转移及通过的易行性和灵活性）。

3. 可操作性试验（含展开、撤收、使用操作的方便性和安全性）。

4. 与有关装备的相容性试验（含配合、接口、固定、布局等）。

五、部队试验

1. 部队试验应在试验基地试验完成后进行，并应提前培训部队试验人员。

2. 部队试验是根据部队的卫勤编配要求，结合一定的战术背景，在实际使用或接近实际使用的条件下，对一定数量的样品、样机在部队进行的试验，主要考核其战术使用性能和部队适应性，为设计定型提供依据。

3. 部队试验由建制部（分）队实施，并负责提出试验报告。部队试验的组织管理按有关规定执行。

4. 部队试验的主要内容

（1）战术技术指标的适用性。

（2）主要技术性能的稳定性。

（3）使用环境适应性。

（4）人机工程的可视性、舒适性、安全性。

（5）勤务性能的有效性和方便性。

（6）使用操作的可靠性和安全性。

（7）与有关装备的相容性（或匹配性）。

（8）部队维修的简易性。

（9）科研任务书、产品技术条件规定的其他性能。

六、部队试用

1. 部队试用是将设计定型后小批量生产的装备编配给部队，结合一定的战术背景，在实际使用或接近实际使用的条件下，考核其部队适用性和装备质量，为生产定型和装备部队提供依据。

2. 部队试用应在必要的试验基地试验完成之后进行。生产数量较少的大型装备的部队试用可与部队试验结合在一起进行。部队试用前，应对承担任务的部队进行使用操作培训。

3. 部队试用由建制部（分）队按编配方案实施，并负责提出试用报告。部队试用的组织管理按有关规定执行。

4. 部队试用的主要内容

（1）战术技术指标的适用性。

（2）主要技术性能的稳定性。

（3）使用环境适应性。

（4）勤务性能的有效性和方便性。

（5）与有关装备的相容性（或匹配性）。

（6）使用、管理的易行性与安全性。

（7）部队维修的简易性。

（8）操作使用的可靠性。

（9）随机技术资料、工具及备件的适宜性。

七、试验报告

试验报告分试验基地试验报告、部队试验报告和部队试用报告3种。

（一）试验报告的要求

1. 试验目的、内容、方法及结果应表述清楚，符合有关规定。

2. 所用数据资料应客观准确，内容可靠；应用的原理、公式、数值和图表应正确无误。

3. 分析应严谨、科学，结论应准确、简明。

4. 文字符号、计量单位、报告格式应符合规范化要求，前后应协调一致。

5. 报告应结构严谨、层次分明、条理清楚、语言精练、文字通俗易懂。

（二）试验基地试验报告的内容

1. 试验目的。

2. 试验依据。

3. 反映装备外形和特征的照片。

4. 战术技术要求。

5. 试验样品名称与数量。

6. 试验单位、时间、地点。

7. 试验环境条件及工作条件。

8. 试验仪器仪表的名称、规格、型号及测量不确定度。

9. 试验内容、方法及结果。

10. 试验数据的处理。

11. 试验结论。

12. 如有试验中断时，中断的故障时间、次数、部位、原因、修复时间及排除故障采取的办法。

13. 与试验有关的示图、曲线、照片、录像、软盘、原始试验记录等附件。

14. 编写者、审核者签名。

（三）部队试验报告的内容

1. 试验目的。

2. 试验依据。

3. 反映装备外形和特征的照片。

4. 战术技术要求。

5. 试验样品名称、数量及规格。

6. 试验单位、时间、地点。

7. 试验环境条件及工作条件。

8. 主要试验项目及试验结果。

9. 试验结论及改进意见。

10. 试验中出现的问题及处理情况。

11. 与试验有关的示图、照片、软盘、录像、试验记录等附件。

12. 编写者、审核者签名。

（四）部队试用报告的内容

1. 试用目的及依据。

2. 试用单位、时间、地点。

3. 试用装备的名称、数量及规格。

4. 试用环境条件及工作条件。

5. 试用内容及结果。

6. 试用装备的使用情况。

7. 试用结论及改进意见。

8. 试用中出现的问题及处理情况。

9. 与试用有关的示图、照片、软盘、录像、试验记录等附件。

10. 编写者、审核者签名。

第二节　卫生装备定型

一、定型条件

（一）设计定型

卫生装备设计定型必须符合下列基本要求：

1. 研究工作结束，经过试验基地试验和部队试验证明已达到原定战术技术指标和部队使用要求。

2. 定型资料齐全，格式规范，符合科技档案管理要求。一般包括以下内容：

（1）科研任务书（复印件）。

（2）研究工作技术总结。

(3) 设计定型试验大纲。

(4) 设计定型试验报告。

(5) 制造与验收技术条件。

(6) 标准化审查报告。

(7) 可靠性、可维修性分析报告。

(8) 费用、效益分析报告。

(9) 维护使用说明书。

(10) 设备与零部件目录。

(11) 全套设计图纸。

(12) 不超过 5 分钟的录像（大 1/2 格式）。

3. 生产装备所需的原材料、零部件、元器件国内有来源。

（二）生产定型

卫生装备生产定型必须符合下列基本要求：

1. 经后勤军工产品定型委员会批准设计定型（设计定型与生产定型同时进行时例外）。

2. 生产厂家具备批量生产条件，工装、工艺、检测、计量设备齐全，产品质量稳定，产品性能及各项指标不低于设计定型时的要求，经过生产厂上级部门组织的生产条件鉴定。

3. 经试验基地试验和部队试用，证明产品符合部队使用要求。

4. 技术文件齐全，格式规范，符合科技档案管理要求。一般应包括以下内容：

(1) 生产厂家所具备的生产条件。

(2) 产品生产图纸。

(3) 生产定型试验大纲。

(4) 生产定型试验报告批量生产总结。

(5) 产品验收技术条件。

(6) 维护使用说明书。

(7) 不超过 5 分钟的录像（大 1/2 格式）。

二、定型程序

（一）设计定型

1. 符合设计定型条件的卫生装备研究成果，由研究单位向总后卫生部报送设计定型资料。

2. 总后卫生部收到定型材料后，组织设计定型评审会。设计定型评审视同技术鉴定。设计定型评审会应有科技单位、试验单位、使用部门的代表共同参与，由 7~15 名具有高级专业技术职务的专家组成评审委员会进行评审（成果所有权单位的技术人员不得>1/4）。评审会评审后填写后勤军工产品设计定型评审意见书。

3. 总后卫生部根据设计定型评审会评审意见，将可以定型的卫生装备研究成果报后勤军工产品定型委员会审批。报送定型资料如下：

（1）后勤军工产品设计定型审批申请书。

（2）后勤军工产品设计定型评审意见书。

（3）设计定型材料汇编（a~k 项）。

（4）不超过 5 分钟的录像（大 1/2 格式）。

所有材料用 A4 纸打印。其中（1）(2) 项按顺序合订成册，左侧装订，一式 20 份；（3）项按 a~k 顺序合订成册，制作封面，命名为《××××装备设计定型材料汇编》，左侧装订，一式 3 份（设计图纸折叠成 A4 纸大小）；录像片主要介绍装备的基本情况、结构功能、战技指标、技术创新点、试验试用结果和主管部门定型意见，用普通话解说，不配背景音乐，画面中不出现领导、会议镜头，解说词中不出现评价水平等词语。

（二）生产定型

1. 符合生产定型条件的卫生装备，由研究单位和生产厂家提交总后卫生部和生产厂上级部门联合组织生产定型评审，并分别向两部门报送生产定型资料。

2. 总后卫生部和生产厂上级部门收到生产定型资料后，联合组织生产定型评审，即由生产厂上级部门负责组织生产条件鉴定，总后卫生部参加。总后卫生部负责组织产品的试验基地试验和部队试用，然后联合起草生产定型评审意见，填写后勤军工产品生产定型联合评审意见书。

3. 总后卫生部和生产厂上级部门根据联合评审意见，将认为可以生产定型的装备报后勤军工产品定型委员会审批。报送定型资料如下：

（1）后勤军工产品生产定型审批申请书。

（2）后勤军工产品生产定型联合评审意见书。

（3）生产定型材料汇编（m~s 项）。

（4）不超过 10 分钟的录像（大 1/2 格式）。

所有材料用 A4 纸打印。其中（1）(2) 项按顺序合订成册，左侧装订，一式 20 份；（3）项按 m~s 顺序合订成册，制作封面，命名为《××××装备生产定型材料汇编》，左侧装订，一式 3 份（生产图纸折叠成 A4 纸大小）；录像片要求能反映装备的全貌、用途、性能、厂家生产能力、产品试验试用结果和主管部门定型意见，用普通话解说，不配背景音乐。

思 考

1. 卫生装备定型试验的一般要求有哪些？

2. 卫生装备定型条件有哪些？

第二篇

卫生装备项目管理

第八章 卫生装备综合计划管理

卫生装备管理是为保证卫生装备合理使用和保持良好状态而进行的各项工作。包括组织计划、保管、使用、维修，以及更新、报废处理等。目的是避免事故，减少损耗，充分发挥装备的作用，确保伤病防治工作的顺利进行。本章主要介绍卫生装备管理的内容、管理体制和计划与经费管理。

第一节 卫生装备管理

一、卫生装备管理的基本内容

卫生装备管理涵盖面比较宽，分类也比较广泛，由于管理的对象及所要达到的目标差异很大，因而卫生装备管理的内容和方法也有较大的区别。但是它们之间又彼此互有联系、相互影响，下级往往是上级管理的基础并体现上级的管理效果。按照综合卫生装备管理对象与管理层次，可将其内容概括为卫生装备发展的预测决策、规划、计划、科研试制试验、生产制造、订购采购、调配动用、储存保管、维修保障、退役报废等管理。这些管理活动反映出卫生装备从产生到退役、报废全系统、全寿命的管理。从职能管理区段上把卫生装备的订购采购之前的管理活动确定为卫生装备生成管理，把调配动用之后的管理活动确定为使用管理。

二、卫生装备管理的地位与作用

卫生装备是部队卫勤保障的重要物质基础，是部队卫勤保障力的重要组成部分。而卫生装备的管理工作是卫生装备转化为卫勤保障力的重要手段和必不可少的主要条件。管理工作的好坏、水平的高低，对卫生装备形成保障力的影响极大。管理得不好、水平不高就会使卫生装备的基本性能得不到正常的发挥，不能在需要时发挥应有的作用；管理得好，水平高，不仅能使装备正常发挥其应有的性能和作用，而且会通过科学管理，灵活组合，发挥出装备的潜在性能和作用。

卫生装备管理是一项系统工程。近年来，随着科学技术的飞速发展，国民经济的持续好转，我军后勤装备建设发展的速度也明显加快，经费投入的力度也明显加大，这种发展态势，对卫生装备管理提出了更高的要求。因此，卫生装备管理不仅要履行职能和程序，更要研究管理理论，应用现代管理学、军事装备管理学理论，结合卫生装备管理理论与实践，不断深化，形成有我军特色的卫生装备管理理论与实践，通过应用现代管理、军事装备管理理论、方法指导卫生装备管理全过程的活动，使卫生装备管理逐渐达到集中统一的全系统、全过程、全寿命、全要素的管理水平。

三、卫生装备管理的属性与要素

（一）卫生装备管理活动属性

卫生装备管理属于管理学、军事装备管理学、军事后勤装备管理学等学科理论范畴，是这些学科理论在卫生装备管理活动中的细化和具体化。它有上述 3 种顶层管理的共同属性。同时因卫生装备具有人-机-人（医务工作者、医疗仪器设备、伤病员）、生物医学工程的特殊属性和卫生勤务保障任务的要求，就构成了卫生装备管理中区别于其他装备管理的个性或特殊属性。

（二）卫生装备管理的要素

同其他管理活动一样，卫生装备管理同样有管理者、管理对象、管理目标和管理环境 4 个要素。

1. 管理者　管理者是卫生装备管理的主体，不仅包括各级卫生装备管理部门和有关的管理人员，而且还包括基层卫生机构装备使用人员。卫生装备管理部门和有关管理人员是卫生装备管理的主要实施者，负责卫生装备管理活动的决策、计划、组织、指挥、协调和控制。

2. 管理对象　管理对象是卫生装备管理的客体，不仅指卫生装备本身，而且还包括与卫生装备相关的人、财、物、技术、信息、时间、空间等多种因素。因此，管理者只有运用系统工程的理论与方法研究卫生装备管理，进行卫生装备管理，才能发挥整体管理的效益。

3. 管理目标　卫生装备管理的目标是保证卫生装备与技术科学结合，综合利用，保证卫生装备的质量与性能的完好，保证卫生装备随时处于良好的技术状态，能执行各项任务的保障。

4. 管理环境（条件）　管理环境（条件）是卫生装备管理的约束条件，这些条件涉及大至国家的政治、社会、经济、法律等，小至微环境条件，如装备储存、运输、使用的自然环境和人工环境。

第二节　卫生装备管理体制

一、卫生装备管理体制的概念及其地位和作用

卫生装备管理体制是由装备管理组织机构、装备管理运行机制和装备管理法规体

系构成的一个大系统，通常涵盖从提出卫勤需求到装备退役、报废的全过程。卫生装备管理体制是全军后勤装备管理体制的重要组成部分之一，在我军后勤装备管理中具有重要的地位和作用。卫生装备是构成卫勤保障力的重要物质基础，但是如果缺少合理的组织管理体制的协调运作就不可能形成真正意义上的卫勤保障力。因此，卫生装备管理体制对卫生装备形成保障力，最大限度地发挥卫生装备的卫勤保障能力具有十分重要的作用。

二、确定卫生装备管理体制的基本原则

任何管理体制的确立都应遵循一定的原则，卫生装备管理体制也同样如此。在确定卫生装备管理体制时应遵循以下原则：

1. 卫生装备管理体制的确定和实施必须以国家、军队管理体制为指导。

2. 卫生装备管理体制的确定和实施必须适应国家、军队经济体制和科技体制。

3. 卫生装备管理体制的确定和实施必须有利于全军后勤装备集中领导、统一管理。

4. 卫生装备管理体制的确定和实施必须有利于卫生装备全系统、全寿命管理。

5. 卫生装备管理体制的确定和实施必须有利于满足军事斗争准备的要求。

三、卫生装备管理体制的基本构成

(一) 卫生装备管理体制组织系统

按照管理的客观规律要求，卫生装备管理体制必须是科学、合理、严密的组织系统，体制是管理的组织保证。卫生装备管理体制的组织系统由领导决策机构、综合论证咨询、科研生产、使用管理、维修保障等部门组成。在这些职能系统内部，他们既是相互联系的，又是相对独立的。因此，在卫生装备管理体制内部机构设置、职能划分、任务分工等方面，要做到科学合理、互相联系、密切协同、上下呼应，以避免机构重叠、职能交叉、政出多门、互相扯皮的矛盾。

1. 卫生装备领导决策机构　　卫生装备领导决策机构是全军卫生装备管理的最高机构，其主要职能是：确定全军卫生装备发展的方针政策、发展战略和总体目标，重大发展项目、科研、试制、生产的总体布局和规划，颁布卫生装备有关法规，以及解决全军卫生装备发展和使用等方面的重大问题。

2. 卫生装备组织管理机构　　卫生装备组织管理机构是贯彻落实领导决策机构制定的方针、政策的下一级组织机构，一般由卫生部机关各有关局履行这一使命。其主要职能是对全军卫生装备发展作全面规划和组织领导，制定全军卫生装备发展战略与规划、计划，组织协调全军卫生装备科研、试制、生产、采购使用、维修等各个环节，监督、控制规划、计划的实施。

3. 卫生装备组织实施机构　　卫生装备组织实施机构主要包括：卫生装备科研、卫生装备生产、卫生装备采购储存、卫生装备部队调配和卫生装备使用、卫生装备维修保障等具体实施机构。

（二）卫生装备管理运行机制

有了一套科学的卫生装备管理机构，仅仅解决了组织系统问题。要使卫生装备管理体制达到精干、高效运转的目的，还必须要有与之相匹配的良好运行机制。卫生装备管理运行机制一般分为宏观调控机制、评价监督机制、竞争激励机制等。

1. 宏观调控机制　宏观调控机制是指对卫生装备的规划、计划、经费分配、总量规模、产品价格和科研生产能力及进度进行控制和协调。卫生装备是一种军民两用的特殊产品，因此它具有商品的一般属性。其研制、生产和采购、维修保障等过程中必然受到市场经济和价值规律的制约，研制生产部门和企业追求利润是必然的，是管理工作中不能回避的。另一方面它又是军用品，从军事装备的角度看又有它的特殊性，军方对研制、生产过程的控制比一般商品要严格得多。作为军品，军队是控制市场的买方，价格不完全受供求关系的影响，很大程度上市场流通的中间环节很少，供需双方是一种相对稳定的关系。现阶段宏观调控机制仍是卫生装备管理主要的机制。

2. 评价监督机制　评价监督机制是卫生装备管理涉及大量人力、物力、财力的一项复杂工作。一方面卫生装备管理部门拥有很大的权力，能够调用巨额资金；另一方面，由于卫生装备研制生产中投资较大，技术较复杂，存在较大的技术风险。评价监督机制主要涉及权力机关和研究机构对装备项目的可行性分析、评估，对各管理层次的监督、检查，以及对各个环节必不可少的财务监督等。确保各项权力的合理运用，最大限度地使用好有限资源，真正发挥监督作用。

3. 竞争激励机制　竞争激励机制在市场经济条件下是最基本的经济运行机制之一，可以说是一种重要的而且是行之有效必不可少的调控手段。卫生装备管理涉及大量人力、物力，涉及研究、生产、采购、使用、维修等复杂的层面，竞争激励机制必然成为卫生装备管理的重要调控手段。特别是在国家以经济建设为中心，保持长期的和平与稳定，推进社会主义市场经济的大好形势下，良好的竞争激励机制能使有限的军费资源达到较好的配置，以小的付出获得理想的军事效益。

（三）卫生装备管理体制的法制建设

法规制度是有效管理卫生装备建设发展的必要条件，是保证卫生装备建设健康发展的重要保证。由于卫生装备管理体制中涉及因素的多重性，所以，必须运用法律、法规制度来加以统一规范，才能保证系统顺利地进行。另一方面卫生装备的特殊商品属性，决定了在研制、生产、采购过程中不能完全按照市场经济通用商品的生产流通原则运作，不能以完全的经济效益作为唯一的目标。因此，要用法律法规制度的形式规范各有关部门的行为，做到依法管理，保证卫生装备研制、生产、采购、编配、使用等管理目标的实现。

随着国家科学技术的进步与发展，卫生装备的技术性能也在不断提高，对卫生装备研制、生产、使用和维修管理的系统化、标准化要求也越来越高，必须有一套科学的管理程序和技术标准、规范作依据，有一套系统完整的条例、规章和制度指导卫生装备管理的工作实践。由于卫生装备平战、军民兼用的特殊性，在当今社会主义市场经济条件下，也需要按照法制经济规律办事，以保证各个方面的权益，最大限度地调动各方面的积极性，形成卫生装备发展的整体合力。

第三节　卫生装备计划管理

一、卫生装备建设发展规划（中长期计划）、计划

（一）卫生装备建设发展规划、计划的概念

1. 卫生装备发展规划　卫生装备建设发展规划是根据国家、军队经济和科学技术状况，军队建设发展规划，全军后勤装备建设发展规划要求，对在未来一定时期内卫生装备建设发展所做出的总体筹划与安排。它是制订实施卫生装备计划的依据，是实现卫生装备发展战略、方针、政策和目标的指导思想。全军卫生装备建设发展规划（中长期计划）是落实全军卫生装备体制的重要组成内容，中长期建设计划分为五年计划和十年计划。

2. 卫生装备计划　卫生装备计划是卫生装备规划的具体化，是一种为了达到既定目标的行动方案，计划通常包括目标、手段以及为实现目标所需的人力、物力、财力等保障条件。与规划相比较，计划具有期限短、目标明确、任务明确、条件明确的特点，一般是按年度和隶属关系下达执行。

（二）卫生装备发展规划与计划的分类

通常根据时间跨度、管理层次、内容特征等来划分卫生装备发展规划、计划的类别。

1. 按时间跨度划分

（1）长期计划也叫发展远景规划　一般期限为十年或十年以上。全军卫生装备建设十年计划是从战略角度对未来十年全军卫生装备建设的总体设计，主要包括需求分析、指导思想、重点方向、建设目标、结构规模、能力预测、可行性分析和政策措施等。主要用来指导卫生装备中期计划的制订和实施过程中的重大决策，是制订中期计划的依据。

（2）中期计划　一般时限为五年，也叫五年计划（或五年规划）。卫生装备中期计划是卫生装备发展远景规划的具体化，在卫生装备发展规划、计划工作中处于核心地位，在计划管理体系中起着承上启下的作用，是编制卫生装备年度计划和卫生装备经费预算的依据，它具有较强的可操作性和可考核性。

（3）短期计划（年度计划）　卫生装备年度计划是卫生装备五年计划的具体化，依据卫生装备五年计划确定的框架结构和规模，结合本年的军事后勤任务要求及经费的支撑力度而制订的具体安排和实施方案。卫生装备年度计划是指令性执行计划，各执行部门必须遵照执行。

2. 按管理层次划分　根据管理层次的不同卫生装备发展规划、计划可分为：

（1）全军卫生装备发展规划与计划。

（2）军兵种专用卫生装备发展规划、计划。

（3）直属科研院（所）卫生装备发展规划、计划等。

（三）卫生装备发展规划、计划的主要内容

全军卫生装备建设五年计划是从战役角度提出的未来五年全军卫生装备的实施方案，主要包括指导思想、建设目标、建设原则、研制重点、研制进度、采购规模、维修保障、技术基础、可行性分析、保障措施和实施步骤等。研究规划、计划的过程是一个论证过程。

（四）制订卫生装备发展规划、计划的原则

1. 预见性原则　在制订卫生装备发展规划、计划时要立足现实情况，着眼长远发展，从当前全军后勤卫生装备的现实状况出发，细致地推算预测未来五到十年军事斗争准备，对卫生装备的需求以及可能的技术与经费保障等。

2. 可行性原则　卫生装备发展规划、计划是卫生装备计划管理的重要部分，一经批准，必须严格执行。因此在制定卫生装备发展规划、计划时要充分考虑我军卫生装备发展的客观实际，既要考虑需求，更要考虑可能。

3. 协调性原则　卫生装备发展规划、计划制订的过程，同时也是协调各方面关系的过程。因此必须处理好规划、计划中各种横向平行业务的关系，如科研、订购采购、保障与维修等，也要处理好规划与计划之间和内部的关系，只有处理好这些关系，才能使卫生装备发展规划、计划如期顺利地执行。

4. 经济性原则　经济是一切管理活动的基础，卫生装备发展离不开经济条件的支持。因此，在制订卫生装备发展规划、计划时，必须进行经济技术分析，投入产出比的分析，要把精打细算、少花钱、多办事的精神贯彻在规划、计划的制订过程中。

（五）制订卫生装备发展规划、计划的程序

卫生装备发展规划、计划的制订过程是一个自上而下、自下而上、多方调研、多次反复不断优化的过程，一般包括先期准备（调研）、论证分析、拟制征求意见稿、再次调整、综合平衡、上报审批等几个阶段。

1. 先期准备　制订卫生装备发展规划、计划，首先必须领会军委新时期军事斗争准备和对未来军事后勤装备发展的战略方针和上级指示。因此，卫生装备发展规划、计划制订的先期准备，也叫规划、计划制订的启动，这个阶段有两个方面的工作，一是深入学习军委军事斗争准备的战略方针和上级对制订卫生装备发展规划、计划的指示，深刻领会其中意图；二是广泛收集国内外相关资料和信息，研究思路，构建框架。当然要起好步，离不开深入细致的调研工作。

2. 论证分析　论证分析是在掌握第一手信息资料的基础上，深刻领会装备发展方针和上级的指示，对卫生装备发展规划、计划的主要内容，发展目标等进行分析、论证、测算，按照轻重缓急，列出项目，草拟进度，提出初级阶段目标和要求。论证分析工作需要多层次的有关人员参加，经过多次反复论证，特别是对定量指标要尽可能地做到科学测算。

3. 拟制征求意见稿　拟制征求意见稿是在前两阶段工作的基础上，进一步完善形成条理清晰的文件，并在管理、研制、订购采购、保障维修等不同层面广泛征求意见。

特别强调拟订方案时尽可能提出（交）两个以上的备选方案。

4. 综合平衡　综合平衡是对广泛征求意见后整理归纳形成的发展规划、计划草案进行择优剪裁，充实调整，综合平衡，形成发展规划、计划草案。

5. 上报审批综合　平衡形成的发展规划、计划草案，在进行一定范围的征求意见后，在协调一致的基础上，上报上级主管部门审批，批准后的规划、计划按法定程序下达执行。

二、卫生装备计划管理

（一）卫生装备计划管理概念

卫生装备计划管理是组织全军各级卫生机构、单位制订和实施卫生装备计划的管理活动。

（二）卫生装备计划管理的分类

1. 卫生装备计划管理根据时间跨度的不同，可划分为中期（五年）计划管理与短期（年度）计划管理。

（1）卫生装备中期（五年）计划管理　卫生装备中期（五年）计划管理是在全军后勤装备发展规划的基础上，根据未来五年内全军卫勤任务保障需求和军费支撑能力制订的发展实施方案，它对卫生装备的科研、采购、供应、维修的具体政策措施、实施步骤以及资源的分配与投入做出明确的规定，并把相关的内容以计划的形式下达给执行部门加以落实。

（2）卫生装备短期（年度）计划管理　卫生装备短期计划以一年的跨度时间为期限，通常将年度计划的制定执行、监督、协调等称为年度计划管理。

2. 卫生装备计划管理根据管理层次、职责分工可分为全军卫生装备计划管理，军区、军兵种卫生装备计划管理，部队卫生装备计划管理。

（1）全军卫生装备计划管理　由卫生部管理机关制订的顶层计划，着眼于全军卫生装备的发展全局和长远建设，从总体上优化卫生装备资源配置，平衡卫生装备发展的需求与可能，并指导军区、军兵种卫生装备计划管理。

（2）军区、军兵种卫生装备计划管理　由军区、各军兵种和相关部门负责，依据全军卫生装备发展计划组织拟制本系统的计划安排，经批准后组织实施。

（3）部队卫生装备计划管理　指部队卫生机构根据任务需求结合本部队卫生装备管理工作实践制定卫生装备使用管理、日常管理的实施细则。具体内容有卫生装备的申请与补充调整、卫生装备的交接等。

（三）卫生装备计划管理的原则

1. 统一计划、分级分步实施原则　统一计划是集中统一管理在计划管理中的具体体现，是使卫生装备编配与保障协调有序运行，充分发挥整体保障效能的关键。

分级实施是指在统一计划下，按照各层次、各军兵种卫生装备调配保障的职责分工分别结合各自的实际情况组织实施，以增强调配保障的针对性、灵活性。

分步实施是指卫生装备的调配保障要根据装备体制、作战需求和保障能力，分步骤地进行。特别是新研制卫生装备、特大型卫生装备、高新技术装备，不可能一步全部到位。因此，既统一计划又分级分步实施，是实现卫生装备计划管理的统一性、有序性、灵活性有机结合的重要原则。

2. 系统配套、规范适用原则　现有卫生装备种类繁多，系列化、通用化程度不高等因素都会程度不同地影响到形成保障力。因此，在卫生装备计划管理中应注意有计划有步骤地引导卫生装备调配保障向系统配套、规范适用的方向发展。尽可能地做到各类卫生装备齐全配套、供需对路、规范适用。

3. 统筹兼顾、突出重点原则　统筹兼顾、突出重点是解决当前供求矛盾的关键。卫生装备调配保障需求面广、任务重，现阶段保障能力有限，供需的矛盾比较突出。因此，在安排全面保障与重点保障上必须注意统筹兼顾、突出重点。所谓突出重点，体现在：①依据部队建设与作战任务分清主次缓急，准确把握重点；②组织实施要集中主要力量，优先保证重点；③根据情况变化及时调整计划，适时形成新的保障重点；④对重点保障对象、内容和关键阶段，重要行动，应打破常规，特事特办，确保重点的急需。

4. 适时适量、讲求效益原则　适时适量、讲求效益是指在较全面准确掌握部队对卫生装备需求和实际保障能力的前提下，以尽可能少的财力、物力资源在恰当的时间为部队提供适量的卫生装备，以获得最佳的军事、经济双重效益。

第四节　卫生装备经费管理

一、卫生装备经费管理的概念

卫生装备经费管理是指通过计划、组织、控制和监督等协调卫生装备经费分配、使用，达到更好地提高卫生装备经济效益和军事效益的目的。

卫生装备经费是指用于卫生装备科研、卫生装备购置、卫生装备维修等与卫生装备管理活动有关经费的总称。卫生装备经费是进行卫生装备建设发展的重要经济基础，是从事卫生装备管理活动必不可少的条件。

二、卫生装备经费管理的任务

卫生装备经费管理的任务大致分为以下 5 点：

1. 通过各种渠道获取卫生装备经费。

2. 根据任务需求与经费保障科学合理地确定经费分配。

3. 依据军队经济政策法规进行经费管理。

4. 卫生装备经费审计。

5. 搞好卫生装备经费管理机构自身的业务建设。

三、卫生装备经费管理的原则

卫生装备经费管理的原则可以概括为"统一领导，按级负责，分工管理，财务归口"的十六字原则。

1. 统一领导　是指卫生装备经费管理必须在总部首长的领导下进行。必须按照卫生装备财务系统进行管理，统一经费供应标准，统一计划安排，统一财经纪律。党委、首长、财务部门在管理使用卫生装备经费时，必须按照全军卫生装备财务的统一政策法规和业务领导进行。

2. 按级负责　是指各级卫生装备财务管理部门在本级党委的领导下，按本级的财务职责权限实施卫生装备经费的供应保障、结算、决算及财务法规的贯彻执行。

3. 分工管理　是指卫生装备业务部门和财务部门按照业务分工对卫生装备经费活动进行管理，各司其职，各行其权。业务部门是经费的计划使用部门，主要负责提出分项经费安排计划、编报计划执行情况等；财务部门是装备经费的综合理财部门，主要负责各项经费的统筹安排和综合平衡，颁发卫生装备财务规定，处理经费请领、分配、拨付和预算决算，组织会计审核等。分工管理体现了业务部门与财务部门之间相互密切配合，相互监督制约的关系。

4. 财务归口　是指按照军队财务制度，卫生装备经费运行活动的每个环节，重点是经费的收支纳入财务渠道。它包括：财务立法归口，预算决算计划归口，经费收支归口。财务归口是财务法规的内在要求，是依法理财的前提条件，是加强卫生装备经费管理和控制的有效措施。

四、卫生装备经费分类

卫生装备经费按照经费用途分类划分为：卫生装备科研费（试验经费）、卫生装备购置费、卫生装备维修管理（养护与耗材）费。

1. 卫生装备科研费　卫生装备科研费是用于新型卫生装备研制及现役卫生装备改进、延寿和卫生装备相关科学技术研究所需经费的总称。

2. 卫生装备购置费　卫生装备购置费是用于全军列装（试装）、列编卫生装备订货采购的经费。

3. 卫生装备维修管理费　卫生装备维修管理费是用于全军卫生装备维修管理活动的经费。主要由两部分构成：一部分是标准计领经费，用于部队卫生装备的维护保养的基本费用；另一部分是计划分配经费。

五、卫生装备经费管理方法

卫生装备经费管理方法是指为提高管理功效，实现管理职责，完成管理任务所采取的手段和途径。

具体方法有经费计划管理、经费标准化管理、经费责任制管理、经费监督与审计管理等。

1. 卫生装备经费计划管理　　卫生装备经费计划管理是按照装备经费计划来组织、控制、协调、监督卫生装备经费管理的活动。经费管理部门在执行计划过程中，不断对执行情况进行检查，是保证计划实现的一个重要举措。在实际工作中，卫生装备科研经费采用计划管理的方法。

2. 卫生装备经费标准化管理　　卫生装备经费标准化管理是对卫生装备经费供应标准的管理。搞好经费标准化管理对及时、有效地保障经费供应，充分发挥经费的使用效益，起着至关重要的作用。在实际工作中装备维修经费多采用经费标准化管理的方法。

3. 卫生装备经费责任制管理　　卫生装备经费责任制管理是对各级装备管理部门实行经济责任制、经济权利和经济利益相结合的一种管理方式。它包括：一是经费包干，二是指标包干。

经费包干，是指对有领报标准的卫生装备经费和定额分配的装备经费，实行分单位、分部门包干。如对装备维修中的小修费按标准实行包干。指标包干，是指对难以控制的经费采取下达指标的办法，并对指标实行包干。如卫生装备维修中的中大修费用。

4. 卫生装备经费监督与审计管理　　卫生装备经费监督与审计管理是指运用监督和审计手段对卫生装备经费活动过程及使用过程实施控制。

六、卫生装备经费管理中需要把握的问题

卫生装备经费管理属军事经济范畴，贯穿于卫生装备全系统、全寿命管理的各个环节，关系到全军卫生装备的建设与发展。因此，在具体工作中应把握好以下几点：

1. 必须加强集中统一领导和管理　　对卫生装备实行统一领导和管理，是卫生装备建设发展的客观需要，是实践证明行之有效的措施，可以防止经费分散，减少浪费，是提高工作效率和经费使用效益的重要保证。

2. 必须确保军事斗争准备急需　　卫生装备经费管理应以新时期军事战略方针为指导，以打赢高技术条件下局部战争为基点，管好、用好有限的经费。紧紧围绕军事斗争准备，向重点部队、重点方向、重点装备和新型装备倾斜。

3. 必须着力提高军事经济效益　　卫生装备经费管理工作必须始终坚持以最小的经济投入获取最大的卫勤保障效益的指导思想。当前部队对卫生装备需求十分迫切，但经费有限。因此，经费管理必须把提高军事经济效益贯穿于管理的各个环节，通过提高管理水平，向管理要效益。

4. 必须发扬艰苦奋斗、勤俭节约的优良作风　　在当前卫生装备建设发展需求矛盾不可能从根本上缓解的情况下，卫生装备经费的管理工作仍须发扬艰苦奋斗、勤俭节约的优良作风。

5. 必须坚持面向部队、面向基层　　卫生装备经费管理要把提高部队卫生装备完好率，提高部队卫勤保障作为卫生装备经费管理工作的根本目的。因此，要改进工作作

风，急部队所急，想部队所想，积极主动为部队排忧解难。要研究服务规律，改善服务方法，提高服务质量，变被动服务为主动服务，变滞后服务为超前服务，变松懈服务为系统服务，提高服务的时效性和针对性。

思 考

1. 卫生装备管理的要素有哪些？

2. 卫生装备计划管理的分类和原则是什么？

第九章 卫生装备科研管理

卫生装备科研管理是卫生装备管理的重要内容，也是后勤技术和装备科研管理的重要组成部分，其理论基础是管理学、军事装备管理学、军事医学管理学等。本章主要介绍以卫生装备研制为主的科研规划管理、科研计划管理、科研项目管理、装备试验管理、装备定型管理和装备成果管理等有关内容。

第一节 卫生装备科研管理的概念及内容

一、卫生装备科研管理的概念

卫生装备科研管理是指运用各种管理手段对卫生装备科研工作进行计划、组织、指挥、协调和控制的活动。

卫生装备科研管理是在军队卫生装备科研实践的基础上产生和发展起来的。早在1931年，工农红军就已创办了医药卫生器材厂，研制生产出镊子、探针、听诊器等战救器材，随之我军卫生装备科研管理工作也提到了议事日程。新中国成立后，卫生装备研究所成立，科研工作日益走向正规化，系统的科研管理也应运而生。近十几年来，我国科学技术和经济迅速发展，卫生装备研究进入了一个新阶段，卫生装备科研管理也上了一个新台阶。

卫生装备科研管理的目的，是充分组织和调动参与卫生装备科研的人力、物力和财力，使其发挥最大的效能，完成卫生装备科研的各项工作，达到预期目标。管理的任务是通过卫勤编制，运用管理科学的理论、方法和手段，有效地计划、组织、协调各方面的工作，达到决策的最优化、管理过程的科学化、效率效果最佳化，全面提高卫生装备的科研水平，研制出高质量的卫生装备，提高卫勤保障的综合能力。

二、卫生装备科研管理的内容

卫生装备科研管理从隶属关系讲，属于全军后勤装备科研管理范畴。从一般性讲，卫生装备科研管理与其他学科专业科研管理具有共同的内容和程序，但在特殊性上它必须体现理、工、医的有机结合，通过管理促进理、工、医的结合，卫生装备科研成果应是理、工、医结合的成果。

卫生装备科研管理的具体内容有如下几个方面：

1. 卫生装备研制工作相关的科技政策、规章制度。

2. 选定卫生装备科研方向任务，制订科研规划计划。

3. 卫生装备科研相关学科、人才队伍建设。

4. 为保障卫生装备科研工作提供物质条件，包括科研环境场所、经费、物资、实验装备（仪器设备）、图书资料及其有效的管理。

5. 组织卫生装备成果鉴定、定型与装备推广和部队训练等。

第二节　卫生装备科研规划（中长期计划）管理

一、卫生装备科研规划管理的概念

卫生装备科研规划是根据全军后勤装备建设中长期计划制订的卫生装备较长时期内科研发展的纲领性总体计划，是一种战略性的全局部署方案，是指导方针和基本政策的战略体现，是给短期计划提供方向、目标、方针和政策的一种总体设想。

卫生装备科技发展中长期计划管理，包括十年计划管理和五年计划管理。十年计划是对未来十年卫生装备建设的总体设计，五年计划是未来五年卫生装备建设的实施方案。从时段上界定，卫生装备规划调研论证到规划正式定稿上报、审批阶段的管理称为卫生装备科研规划管理。

二、制订卫生装备科研规划的依据

1. 国防建设和经济建设的需要。

2. 军事斗争准备的发展与需求。

3. 全军后勤装备体制与编制。

4. 全军后勤装备中长期计划。

5. 国内外科技发展的分析与预测。

6. 卫生装备科研相关的科学技术自身的特点及其发展规律。

三、制订卫生装备科研规划应遵循的基本原则

1. 优势优先、协调发展原则　卫生装备发展规划应以此原则为指导，以科技、经济、国防需要最佳协调发展为目的，充分利用现有资源及一切有利条件，积极培育核心竞争力，增强卫生装备的可持续发展能力。

2. 统筹安排、突出重点原则　这一原则是指在制订卫生装备发展战略规划时，要准确了解国内外卫生装备的先进水平，以便保持规划的先进性和合理（可行）性；要

处理好各个相关部门和学科科技发展规划的衔接关系；在规划期内要全面考虑、合理安排，要集中解决国防建设中急需解决的战略性项目以及急需解决的重点课题，这些项目是全面规划的重点，要集中力量确保规划的重点项目如期完成。

3. 动态跟踪、滚动前进原则 任何事物都是处在动态的变化中，编制卫生装备发展规划，总是要受到诸如国家政策、国防政策、卫勤需求等因素的影响。因此，规划在实施期内要根据客观情况的不断变化进行动态跟踪，及时分析、研究对策，不断修正规划内容，这样才能保证规划具有抗干扰性。

4. 定性定量结合、科学论证原则 卫生装备发展规划是为国防建设服务的，一定要体现科学性、时效性等基本要求。因此，在编制规划时，必须贯彻定性与定量相结合的原则，既要有宏观战略奋斗目标，又要有微观具体指标。这些指标的确定一定要经过多方面的科学论证，提高规划可信度。

5. 条块协调、择优竞争原则 卫生装备发展规划一定要适应国防体制的客观发展形势，充分发挥条块各自具备的优势。为了更有效地改革拨款制度和合理组织人力、物力，确保所选课题或项目的承担者或单位是最优者。在规划任务中既要尊重固有的条块分割管理的现实，又要通过招标，提倡和鼓励竞争，提倡优者优先，择优安排，提倡条块大力协同、协调发展，达到共同发展的目的。所以，在编制规划时，要充分利用竞争机制的优选作用。

6. 任务为主、学科为辅原则 在制订卫生装备发展规划时，究竟如何处理好任务与学科之间的关系，有人主张按学科规划，有人主张按任务制订规划。从实践来看，应当坚持"任务为主，学科为辅"的原则。首先要根据军队建设发展对卫勤保障提出的任务来制定，同时也要考虑卫生装备的学科规划，以弥补单纯按任务规划的不足。这样，不仅在规划中要提出有关基本理论问题的研究课题，而且在学科规划中也应考虑到军队发展建设需要研究的问题。既要重视科学技术发展外部结构的合理化，即与经济、社会发展相结合，还要重视科学技术发展内部结构的合理化，即科研活动各学科之间的比例关系。坚持任务为主、学科为辅的规划原则，就能较好地体现科学技术内外结构的合理化，编制出一个整体最佳的规划方案。

7. 机关、专家、部队共同参与原则 规划应具备权威性、科学性和可操作性。首先，在制订规划前，应有一个充分听取各部门和专家、学者、基层部队医务骨干意见的过程，即由各部门、各方面专家先提出设想，再组织有关部门的领导人和各方面专家、学者集体讨论，经过几次反复，才能形成规划初稿草案。从军队的情况看，最好上下结合，把领导、专家、科技管理人员的意见集中起来，反复推敲，通盘考虑，以避免重大项目的遗漏或某些项目的互相重复。然后由主管部门进行综合平衡，这样的规划体现在高度民主基础上的集中，是集体智慧的结晶。

四、卫生装备科研规划的基本内容

卫生装备科研规划的基本内容包括：卫生装备科学技术发展历史的回顾，国内外相关科学技术的现有水平及发展趋势，军事及社会需要（经济建设、国防建设）的预测，本系统科研能力的分析和预测，本单位未来发展方向的选择及其可行性论证，总目的和分目标，实现规划所需的基本方针、政策，重大科研项目（支撑课题）的总体进展设想，重大技术措施，总的和主要项目的经费估算和分期估算等。

五、卫生装备科研规划的编制程序

编制卫生装备科技发展规划的基本程序如图9-1所示。

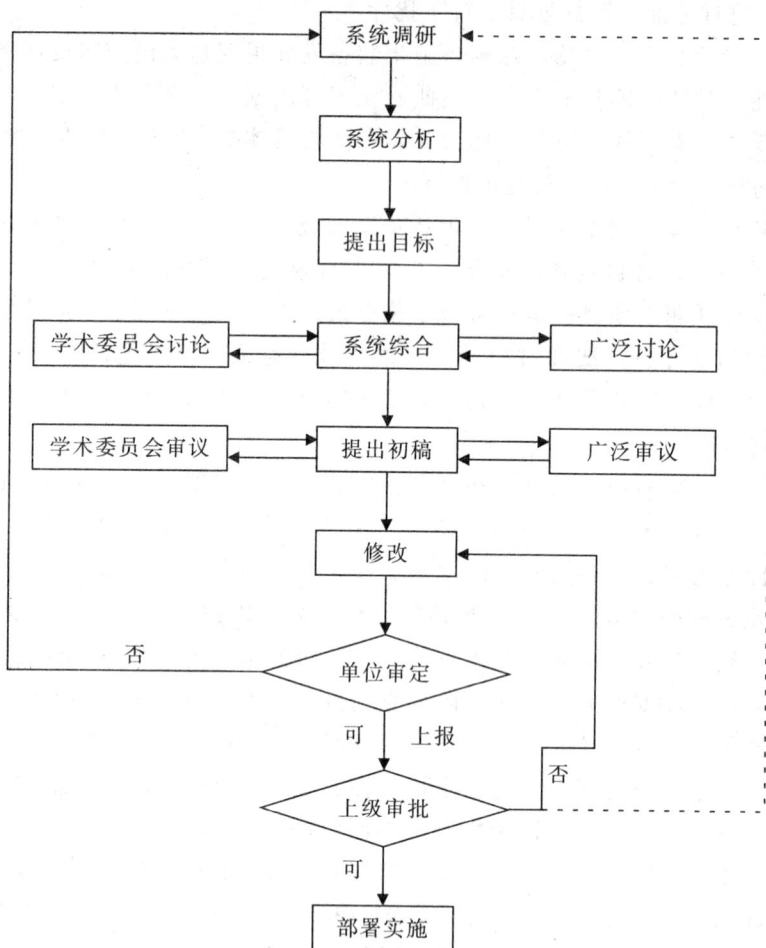

图9-1 卫生装备科技发展规划的基本程序

编制科研规划，首先，要进行系统调研，特别要深入到师及师以下作战部队调研，搞清我军卫生装备特别是野战卫生装备的历史和现状，积累数据，掌握资料；其次，要进行系统分析，通过预测研究，反复比较，做出选择判断；第三，在此基础上客观地提出规划的方向、目标、任务等；第四，在广泛征求意见的前提下，通过系统综合提出初稿；第五，根据各方面的意见与建议，修改初稿，拟定正稿；第六，由专门的组织对规划的系统性、先进性、经济性、可行性进行审查，由单位领导做出最后的决断。最后将规划上报，部署实施。

六、制订卫生装备科研规划的主要方法

（一）系统论证法

制订规划要以系统的整体目标为核心，以整体最优为期望。在规划中要以大系统整体权衡，研究并确定每个分系统的地位和作用，评价其综合效果；整体系统必须配套，保持系统完整和动态平衡，体现出最大的综合集成；从系统考虑，使客观需要和实际可能尽量统一，科研任务与支撑条件相一致；科研面向生产，使科研规划、生产规划与装备使用更新规划尽可能形成统一体，构成有机网络，确保整个卫生装备系统的动态协调状况。

运用系统论证规划方法，通过系统分析，选定优化目标和优化途径，对任务进行排序，把握轻重缓急，照顾全局，争取达到总体效果最优。当然，这种规划方法，必须采用先进的技术和手段，如用计算机进行数据处理和系统模拟分析，运用线性规划、运筹学等知识建立各种模型。涉及具体内容、项目与课题，还要进行综合评审，以期实现整体优化。

规划项目的综合评审，在技术方面评价是集中确定规划项目的目标水平与可行性；在经济方面评价是进行"费用–效益"分析。规划项目评审阶段的内容大致包括：①项目、课题提案与受理；②科研项目的主体目标评价；③项目负效果评价（主要指科学技术带来的消极效果）；④项目正效果评价；⑤"费用–效果"评价；⑥最高管理层次综合评审。通过这一整套综合评审，方可确定系统的项目择优排序。

目前，不论是国家级还是地方级的科技发展规划，主要都是集中有关专家、学者、领导及管理人员的意见，经系统论证后，形成决策方案。参与论证的各方面专家在统一认识的基础上，根据国家总体发展战略目标，充分分析国际、国内环境因素，充分估计未来科技竞争的形势。通过系统论证、分析、类比、推理、归纳及综合等逻辑加工，综合评审，对规划的结构、层次、内容及发展进行定性定量的论证，进而形成规划初步建议方案，最后再经主管部门决策、审批完成。

系统论证的规划方法，目前应用比较普遍，我国的科技发展规划大多采用此法。其好处是能突出重点，把握全局，求得总体效果最佳。但是，这种规划方法对人员素质要求高，管理水平也要求较高。

（二）重点规划法

其指导思想是要有所为，有所不为，集中兵力打歼灭战，从实际出发，先搞重点规划，避免力量分散。重点科技发展规划，利于集中力量，突出重点，但是如何选准重点是个难题。当今，世界科技发展很快，而且随着事物的发展而变化，实践的结果使认识深化，重点也会发生相应变化。尚未达到预期的目标，规划重点就变了，规划本身就失去了应有的指导作用。

（三）全面规划法

指导思想是全面规划，统筹安排，统一思想认识，统一指挥行动，以避免盲目性、片面性。全面规划要能着眼全局，全面考虑，但实际做起来并不容易。由于涉及面广，

动用的力量面很广，重点与一般难以统一，往往付出代价很高，还难以达到预期的效果。

（四）滚动规划法

在规划执行中，由于不确定因素多，随机变化大，需要随着变化了的客观情况进行跟踪决策。滚动规划使规划、计划、预算密切联系起来，使需要与可能有机结合起来，可提高效率，节省开支，获得最佳经济效果。滚动规划法，就是在规划期内，可以分几个阶段，若每阶段为五年（称五年计划），则每完成一年的计划，就把这一阶段向后挪一年，如此类推，根据逐年计划执行情况以及对未来的预测，将下一年起的五年计划进一步具体化。通过这种滚动，把规划的有关任务落实到相应的年度计划中，直到整个规划基本完成为止。

第三节　卫生装备科研计划管理

一、卫生装备科研计划管理的概念

卫生装备科研计划管理就是在确定目标和方针的基础上，制订和选择科研方案，综合平衡，做出实施决策。

卫生装备科研计划管理是用以指导科技人员实践的，是科研管理工作中的一项重要职能。其目的在于：正确地把握国防建设的发展和军事斗争任务的需求，有效地利用现有资源，争取获得最大的成效。因此，卫生装备科研计划管理必须与规划有关，必须与行动有关，必须有具体机构负责促进这种未来的行动。搞好计划管理工作应把握好均衡性、科学性、严肃性和现实性。关键在于抓住计划指标的确定和计划执行情况的考核、评价这两个基本环节。

二、卫生装备科研计划与卫生装备科研规划的衔接

全军卫生装备科技发展计划是总部机关、装备研究院所和基层科研机构实行计划管理的指令，恪守计划的严肃性是科技管理工作的基本职责之一。计划管理首先要保持计划体系的连续性，搞好计划和规划的相互衔接，使规划的战略目标和计划的阶段（或年度）指标协调统一，以保持计划与规划的一致性。如果规划与计划不统一，甚至相互脱节，就应该采取措施，进行实事求是的调整，否则就会使规划失去意义。

关于卫生装备科研计划与卫生装备科研发展规划的衔接，目前主要有"滚动"衔接和切块衔接等两种方法。所谓"滚动计划"，即规定的计划年数（如五年计划）不变，每年都向后延续一年来安排计划。切块包干计划是实施科技规划中常用的编制计划的方式，按每年的年度计划，实行财政预算切块包干，通过财政切块包干（包括每个项目也是如此），保证规划期内项目任务在该阶段计划内完成。这就要求把规划任务、项目的目标，分阶段、分年度分解为若干年度阶段、年度子目标，根据子目标要求做出财政预算，在预算包干范围内开展科学技术的研究开发工作。在实际管理工作

中实行滚动计划和切块包干计划，二者并不矛盾，即使实行切块计划，在计划期内，每实施完一个年度计划，同样也要把着眼点往后移动，看后续部分是否有所变动，以便调整内容，在可能的条件范围内，使计划在滚动过程中与规划衔接得更好些、更符合实际些。

三、卫生装备计划管理的若干基本要素

科技发展计划的基本要素，目前国内外说法并不一致，一般认为包括 4 个 "M"，即人（men）、设备（machine）、材料（material）、经费（money），也有的把方法（methods）、工作精神（morale）列进去的，成为 6 个 "M"；还有的把执行机构、法规列入的。就军队卫生装备科研工作而言，计划的核心是 5 大要素，即课题或项目、人力、财力、物力和信息。

（一）课题或项目

卫生装备发展提出的研究课题或项目是卫生装备科研计划的核心，这里包括课题或项目的名称、内容、目标、时间、承担实施单位、归口管理部门以及要求的完成时限、成果形式、军事效益、经济效益和应用推广意义等。此外，还包括围绕该项目和课题的人、财、物等条件的综合平衡。

项目与课题的区分是相对的，在不同的国家、不同的管理组织机构中其含意也不尽相同，称谓也不同。有的将基础研究、应用基础研究性的称为课题，而把应用性或工程性的称为项目；有的只用课题而不用项目，他们把课题分为大课题与小课题，或分为总课题与分课题；也有的不论是科研还是工程都称为项目，把项目分为大项目、小项目或子项目。在实际工作中，即便是同一计划中，项目与项目、课题与课题之间，无论是内容、目标、技术、特性、投资强度等都有很大的差别。从管理角度看，课题与项目在管理上的差别是很小的。

卫生装备科研项目（课题）类型包括：通用卫生装备、专用卫生装备、专用检测试验设备、新材料、新技术、新方法，以及卫生装备技术标准研究与系统论证研究等。

（二）人力

卫生装备科技人员是科研计划中最有活力的部分，也是反映科研生产力最活跃的部分。为完成课题或项目而组织相应科技力量是卫生装备科研管理的精髓。其中的科技人才管理，应十分重视把完成卫生装备科研任务与健全卫生装备科研队伍，培养相关的学术技术带头人紧密结合起来，采取鼓励人才流动，优化组合，应聘竞争等措施是在实践中培养、提高的最有效的方式之一。

（三）财力

指实施卫生装备科研计划的经费，包括研制经费和事业经费，它是进行科学技术活动的经济基础。经过科技体制拨款制度的改革，国家和军队鼓励科技经费采取多渠道筹集的办法。经费的筹集、分配如何有利于课题或项目结构、人才结构的总体效率的提高，是制订计划时必须认真探索的问题。军队的医药卫生科研计划体制通过改革，做出了一些新规定。如申请科学基金，自筹资金，承担纵向或横向科研合同经费，指

令性任务匹配拨款等，对于这些形式，在制订科技计划时就要做出详细说明，以便确定何种类型的课题或项目，以相应的经费拨款形式与之配套。现阶段卫生装备科研经费仍然采用指令性计划匹配拨款的模式，这种模式的优点减小了科研单位的风险，确保了指令性计划的完成。缺点是不利于开展技术优势竞争，往往由于研制经费有限，影响了对卫生装备应用基础研究、关键技术研究和科研条件建设的投入，不利于卫生装备研究的持续发展。

（四）物力

指提供卫生装备科研的仪器设备、材料等物资条件。如围绕课题或项目计划，物资就要有一套配套计划，即物资供应、保管、维护、使用、分配管理以及大型公用实验设备、实验室、实验基地等基建条件，还要做好物资的综合平衡。

（五）信息

在计划制订与实施中，及时掌握国内外信息是非常重要的因素，主要对国际科学技术发展的概况、动向，国内国民经济的发展对科学技术发展的需求，近、中、远期国内科技发展的状况、动向，以及围绕课题或项目任务的有关重要情报的收集、整理、综合分析、及时报道等情报资料工作，并对科学技术的发展做好评价和预测。信息是实施科技发展计划中的重要条件，它对制订和实施卫生装备科研计划起着重要的耳目和指导作用。信息本身也有人、财、物条件提供的问题。

四、卫生装备科研计划的实施

计划的执行过程，就是不断发现不协调、不平衡的问题，采取措施建立新的平衡，努力实现预期计划目标的动态管理过程。为保证计划的顺利执行，要注意做好以下三项工作。

（一）落实项目承担单位

实施计划的基础是要使项目落实到单位，一般可以采用以下几种形式。一是通过申报，择优选择项目任务承担单位。其工作步骤是：首先由计划部门公布计划项目任务，由有关单位组织申报；然后组织各方面专家对各单位科技能力、完成期限以及所采用的技术方案进行科学论证评估，通过论证评估从中择优选择承担单位；最后下达项目任务书，把任务固定下来。二是以行政方式下达落实项目，根据承担单位的特点、条件和基础，计划部门在征求意见后，通过行政系统下达有关任务。

（二）计划的检查监督

卫生装备科研计划的检查就是运用调查、报告、分析等手段对计划的执行实施过程进行控制。计划与控制是一个问题的两个方面。计划是控制的基础，控制是计划的保证。项目落实以后，承担单位应组织力量，按计划任务的要求，认真实施。计划管理部门就要在计划执行过程中进行检查监督，不断对计划执行过程进行有效的控制。首先要建立和健全定期汇报制度，通过统计季报和年报，全面检查计划的执行情况。在计划执行的不同阶段，检查内容应各有侧重。项目开题检查，主要检查项目的组织和条件的落实情况；中期检查项目研制进度和经费使用情况；后期检查重点是项目成果的验收、评价和推广，以及整个项目的投资效益分析。

（三）计划的修改与调整

卫生装备科研活动是技术物化的创造性劳动，有许多不确定因素事先难以预料，有主观因素和客观因素影响，有的在评审立项时论证不够充分、全面。因此，在执行计划过程中，发现计划与实际之间有不相吻合之处，根据执行情况向上级及时反映申请修改与调整计划，这是正常的。比如，发现原定指标已经落后，有可能采用更好的、更合理的技术路线，或因原材料、价格和订货等条件发生变化时，使原计划执行发生困难，都要及时申请修改与调整计划，甚至包括合并或撤销原计划中的某些项目内容。

五、卫生装备项目（课题）管理流程

卫生装备项目（课题）管理是卫生装备科研计划实施的核心部分。依据一个完整的研制周期，卫生装备研制程序划分为5个主要阶段：项目论证、方案设计、工程研制、设计定型与生产定型等5个阶段，每个阶段工作均有专门的研究内容和要求。从管理角度来看，各阶段必须按程序规定要求完成后方可转入下一阶段，图9-2为卫生装备科研项目管理流程图。

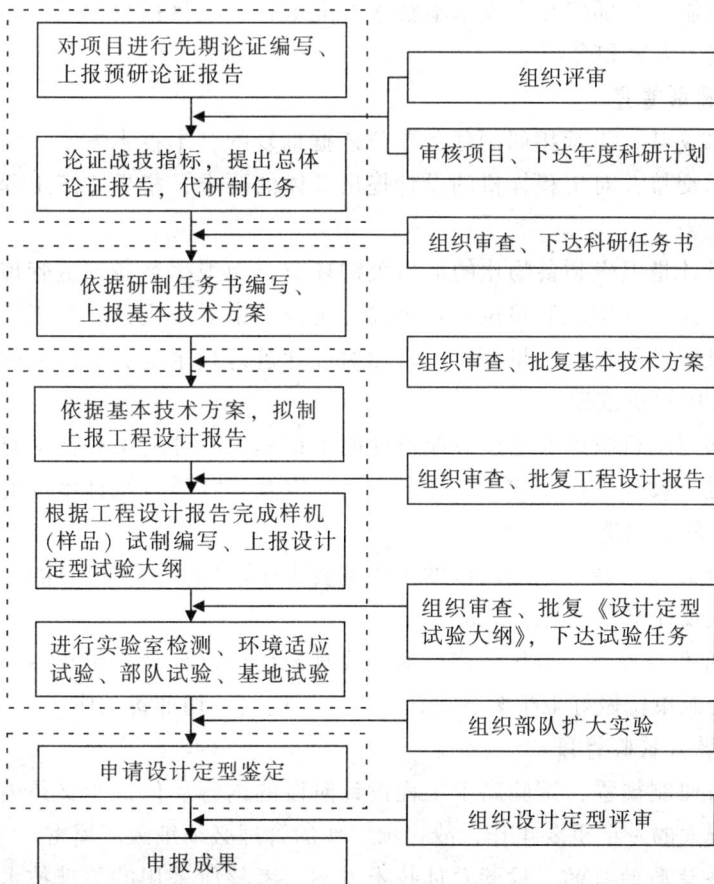

图 9-2　卫生装备科研项目管理流程图（左框为科研单位工作，右框为主管部门工作）

关于研制程序管理流程图的几点说明：

（一）项目论证的管理

项目论证执行单位就项目论证的具体内容和要求，编写出论证报告（注意论证报告中应提出不少于两种技术方案），以便专家组评审时对方案进行全面比较分析和综合，提出优选方案供决策部门选择。在专家评审通过并获得决策部门认可的前提下，执行论证单位应完成代拟任务书工作。组织专家评审工作应由执行单位的上级主管部门组织。上级主管部门在汇总专家评审意见的基础上，对代拟科研任务书进行修改，确认后下达科研任务书。

（二）基本技术方案设计的管理

基本技术方案的具体内容和要求见第八章。完成基本技术方案后，这一阶段如属需进行招标试制的项目，执行单位应负责草拟《军事后勤卫生装备试制招标书（草案）》《合同书（草案）》并上报主管部门审核批准。

卫生装备研制主管部门应按照军事后勤装备研制项目招标的有关规定，组织招标、评标、决标等工作，期间应组织有关专家和项目执行单位，对投标企业进行技术、经济、管理等综合资质考察，并写出文字考察报告。

卫生装备研制主管部门在完成基本技术方案审查、项目招投标工作和合同书审查后，批复基本技术方案和合同书。

（三）工程研制管理

1. 工程样机设计　由承担研制任务单位依据批复的基本技术方案，向协同合作生产厂家进行技术交接并对工程样机的设计提出具体的要求，指导工厂工程技术人员完成工程设计。

工程样机设计是卫生装备物化的最后关键环节，而卫生装备制造管理中没有驻厂军代表监督。因此，承担研制单位在每个设计阶段结束后应安排一个正式的、记录在案的、系统和批语性的设计结果评审，以便对设计进行技术上、管理上的认可，为批准转入下一个阶段提供依据。

上级主管部门应组织由非直接参加设计的承担单位内外的工程技术与管理人员组成评审小组，进行设计评审，并根据评审意见，以及工程样机设计单位的修改补充设计情况批复转入样机制造。

2. 样机（样品）制造　这一阶段的工作主要由生产厂家按照批复的工程设计与样机制造方案图纸及评审意见要求完成制造。

3. 试验前的准备工作　合作生产厂家完成规定样机（样品）制造后，应进行系统联调，并配合研制单位做好卫生装备设计定型试验前的一切准备工作。

（四）卫生装备试验管理

按卫生装备研制规程，试验属于工程设计阶段的内容。但试验又是内容较多，程序严格，投入较大的一项重要工作，故这项工作的管理必须细致、周密。

1. 卫生装备试验的目的　检验总体技术方案，考核所采用的关键技术，确定产品的技术状态，验证装备的性能是否达到规定的战术技术指标和使用要求，鉴定基本作业能力，为装备设计定型提供依据，是卫生装备试验的主要目的。

（1）检查总体技术方案　总体技术方案的可行性要经过试验进行验证。近年来，随着计算机辅助设计（CAD）技术的迅速发展，很多设计方案通过仿真模拟手段尽可能减少设计误差。

但是卫生装备涉及精密医疗设备与技术，直接作用于战场伤病员的救治工作，方案是否科学、先进、合理可靠，只有通过试验才能得到验证。

（2）考核关键技术　关键技术大多属于高新技术，它体现着卫生装备的先进性，决定着卫生装备的技术含量，特别是卫生装备相关技术大多是后勤装备技术与现代化生物医学工程技术的结合或综合集成。因此，只有通过试验并在试验过程中重点考核才能得到验证。

（3）验证战术技术指标　战术技术指标是卫生装备作业能力、勤务功能的重要标志，验证其是否达到设计要求，是否满足卫勤保障要求，不可能完全用仿真模拟手段来替代，只有通过试验来检验。不仅要做静态试验，还要做动态试验，尤其要在完全近似实战的情况进行验证，以确保满足实战的要求。

（4）确定卫生装备产品的技术状态　确定卫生装备产品的技术状态是固化卫生装备产品质量的重要手段，经过试验考核确认下来的卫生装备产品技术状态，任何单位和个人都不能随意改动、调整。

2. 卫生装备试验的基本要求

（1）试验要全面系统，严格按照经批复的试验大纲进行，不得有疏失遗漏。

（2）试验应不留隐患，不掩盖潜在问题，确保达到试验目的。

（3）试验要精心安排，确保安全可靠。

（4）试验要合理组织，提高效率，节约经费。

（5）试验要坚持研制试验、基地试验和部队试验相结合。

依据《军事后勤装备定型工作暂行规定》中定型条件的有关要求，卫生装备完成样机（样品）制造后对新研制或批量生产的野战卫生装备样机（样品）进行定型试验和全面评定，以考核其是否达到规定的战术技术指标要求及部队适用性，必须进行设计定型试验。定型试验由卫生装备主管部门指定的试验单位按批准的定型试验大纲组织实施。

3. 试验的实施　根据卫生装备主管部门下达的试验任务通知和对试验大纲的批复意见，试验实施单位、承担科研任务单位和生产厂家进行必要的技术沟通，进一步明确职责分工。

试验单位接受任务后，应及时将有关参试人员组成试验组，试验组应负责制订试验实施计划。

承担科研任务单位和生产厂家应及时将受试样机（样品）送达试验单位，并按规定办理好交接手续。

试验内容与方法按批准的试验大纲进行，试验的顺序原则上应先技术性能试验，后勤务性能试验；先静态试验，后动态试验；先室内试验，后外场试验。先试验基地试验，后部队试验。

第四节 卫生装备科研成果管理

卫生装备成果管理，在科研管理中占有十分重要的地位。为了肯定、保护、鼓励科技工作者在科技活动中的成绩和权益，我国实行了对科研成果的评审鉴定、登记以及奖励制度。特别是实行奖励制度以来，获奖科研成果已成为科研单位或科技工作者成绩的重要标志。

一、卫生装备科研成果的概念及其条件

科研成果是指科学技术研究活动中富有创新内容，经试验验证具有良好的重复性，能揭示一定的自然现象或客观规律，具有一定的科技先进水平或实用价值和经济价值的研究成果。卫生装备科研成果应包括：相关科技领域的新理论、新材料、新技术、新工艺、新方法、新设备、系统集成理论与技术等，包括装备性研究成果和卫生装备软科学研究成果（如软件、发展论证、型号论证等）。卫生装备科研成果应具备下述5大特点：

1. 必须通过研究取得。
2. 必须注明有学术价值或实用价值。
3. 必须注明有创造性。
4. 必须经过正式鉴定。
5. 重大卫生装备、列编和列装卫生装备必须经全军后勤军工产品定型评审委员会通过设计定型。

二、卫生装备科研成果的分类

1. 按形态分类　分为有形成果和无形成果。有形成果指新装备、新材料等，无形成果指科技论文、研究报告、新工艺流程、新试验方法、新颁布实施的标准等。
2. 按功能分类　分为理论成果、装备成果和软科学成果。理论成果是指针对卫生装备的特点和规律研究所取得的成果。装备性成果是指在卫生装备研究实践中取得的具有先进性的实用装备。软科学成果是卫生装备同其他自然科学、社会科学、工程技术、数学和哲学的交叉与综合产生的成果。

三、卫生装备科研成果管理的主要内容

卫生装备成果管理主要内容包括：成果鉴定、科技成果档案保密与解密、成果的登记与统计、成果的交流与推广、成果奖励申报，以及成果专利所有权人的确认与保护等。

（一）卫生装备科研成果鉴定

国家、军队，甚至地方省部及军队相关部门都针对各自专业及分工的不同制定了一系列科学技术成果鉴定的规定和实施办法，充分说明科技成果鉴定工作的重要性和在推进科技进步中的意义。卫生装备科研成果鉴定同其他科研成果鉴定一样，是成果管理中的主要内容，也是科研管理工作的一项重要内容，同时还是科研成果本身必须具备的条件之一。

对卫生装备的科学性、先进性、实用性、成熟程度、经济性等做出实事求是的评价，并形成法定形式的鉴定证书（或等同证明）的过程称为科研成果鉴定。一般而言，持有鉴定证书的项目被称为科研成果。

由此看来，进行科研成果鉴定是带有法定特征的工作，必须严肃认真，坚持实事求是，做出符合客观实际的评价和结论。科研成果鉴定有5个方面的功能：

1. 整理功能 科研成果鉴定（或评审），要求被鉴定的项目必须具有完整、真实、准确的科技资料（包括计划任务书、合同书、设计、图表、记录、总结、数据统计分析、检索查新等科技档案要求的全部有保存价值的文件资料）。将科技研究成果资料，经过全面地收集、整理、著录、分类、标引后，形成可供检索的系统，提供部队查考利用。

2. 接受功能 通过鉴定（或评审），对所取得的科研成果的科学性、先进性、适用性、难度和复杂性等做出客观评价和肯定，便于被社会、被部队所承认和接受。

3. 转移功能 科学技术研究的最终目的是应用，而评价科研成果是向应用转移的必要环节和条件，只有及时正确地对科研成果进行符合客观实际的科学评价，才能使先进的有应用价值的科研成果尽快通过各种渠道和形式加以转化和推广，转化为现实的保障力量。只有通过鉴定才能避免那些虚假的或有重大缺欠的研究成果流入应用系统，造成不必要的军事、经济损失。在这点上，世界各国都把促进科研成果的转移视为评价科研成果的首要目的，予以高度重视。

4. 反馈功能 评价科研成果不仅是对科技研究者的考验，也是对科技管理部门工作整体评价的组成部分之一。评价科研成果不但可以沟通科技信息，更是考核科研课题的选择、科研的效率、科研的方向和科研的经济管理等是否得当的重要手段。通过科研成果的鉴定程序—推广应用的程序—成果效益的反馈程序—成果奖励的程序，促进管理部门不断总结经验，加以改进和完善成果管理的模式，保证卫生装备研制的健康发展。

5. 奖励功能 评价科研成果，必然伴随着对科技人员的业务素质、研究能力、贡献程度做出相应的评价，肯定性的评价对研究者赢得学术界和社会的认可，提高其学术知名度或地位产生深刻的影响。我国实行了科研成果奖励制度，有效地调动了广大科技人员的积极性，充分发挥了他们的能动性和创造性。世界上大多数国家虽然未设立类似我国的科研成果奖励制度，但成果的评价对完成者的聘任、报酬、学术和社会地位、荣誉、科技条件的支持等方面有着巨大作用，这是促使科技人员不断进取的重要动力。

（二）科研成果的评价

卫生装备科研成果来源于新概念设计、技术创新、技术改造和综合集成等科学研究，它的发展取决于卫勤保障的需要。科研成果管理的根本目的在于军事应用，对于应用和开发研究来说，它的成果应以紧密结合军事需求，能迅速应用于部队，提高部队战斗力作为主要的衡量标准。科研成果是科技人员创造性劳动的结晶，是人类社会宝贵的知识财富，是国防现代化迫切需要的装备技术资源。无论从哪一方面来看，对卫生装备科研成果进行正确评价，都具有重大的现实意义。

鉴于科研成果的性质及其分类不同，评价指标亦应随之不同。比较典型的指标主要有：

1. **成果水平指标**　①国际最高水平；②国际先进水平；③国内先进水平；④国内填补空白；⑤国内一般水平。

2. **成果科学效果指标**　①成果科学意义；②论著被引用次数；③受奖等级；④成果论著发表的刊物等级；⑤成果的负效果。

3. **成果经济效益指标**　①单位收益；②收益率；③创费收益；④成果应用率；⑤成果应用范围；⑥成果经济寿命。

4. **成果难度及重要性指标**　①成果重要性；②成果的紧迫度；③成果的难度；④成果的复杂度；⑤成果的创新度。

对卫生装备科研成果进行评价时，在采用上述指标的同时，应注意强调其军事效益形成保障力的作用和根据人–机–环境要求，实现多功能综合集成，实现技术与装备的有机结合，新材料、新技术的开发应用。

（三）卫生装备成果鉴定工作管理

国家、军队关于科技成果鉴定办法对鉴定工作及内容作了详尽的阐述，卫生装备成果鉴定工作管理实际上是如何结合卫生装备成果与其他后勤装备成果、医药卫生成果的区别与特色，完成鉴定工作。关于鉴定形式，文件规定了有专家评议、检测鉴定、验收鉴定和视同鉴定。大多数野战卫生装备均需按照军事后勤装备要求进行军事后勤装备定型评审，这类成果应列为视同鉴定，其他不进行定型评审的成果，多采用专家会议评审，同时穿插有检测鉴定和验收鉴定的情况。这是卫生装备成果鉴定与其他医药卫生成果鉴定的重要区别。

1. **关于视同鉴定**　凡需要进行鉴定的卫生装备科研成果，具有下列情况之一者，可视同通过鉴定。视同鉴定的条件如下：

（1）经生产实践证明技术成熟，已取得社会（军事）和经济效益，并由实施单位出具证明的。

（2）经技术合同登记机关登记的技术项目，已经按合同约定验收合格，并在生产实践中应用后取得社会（军事）和经济效益，并由当事人出具证明的。

（3）经中国专利局或国防专利分局授予专利权的发明专利，实施后取得社会（军事）和经济效益，并由实施单位出具证明的。

（4）经军事后勤装备定型委员会批准设计定型的项目。

（5）新发现、新理论、新现象已在全军、全国或国际性学术会议上发表，并在会议正式文件中有肯定性评价意见的。

2. 卫生装备成果鉴定的时机选择与申报专利

（1）凡是按照后勤装备体制项目完成的卫生装备，一般在完成设计定型要求的全部工作后与设计定型一并进行。

（2）拟申报专利的卫生装备成果，一般应在完成专利申报后，再组织成果鉴定。

（四）卫生装备科技成果档案管理

卫生装备科技成果档案管理是卫生装备科研管理工作的重要组成部分。卫生装备科研档案是卫生装备研制活动的真实记录，在这一活动过程中形成的具有归档保存价值的文字、图表、数据、图纸、声像等各种形式载体的历史记录均应归档保存，卫生装备科技成果档案是军事后勤装备科学技术储备的一种形式，是国家和军队的宝贵技术财富。各部门各单位必须按照统一管理的原则，建立、健全卫生装备科技档案工作制度，使该档案达到完整、准确、系统、安全和有效利用的要求。

卫生装备科技成果档案管理，实行四同步管理法。下达科研任务与提出科研文件材料的归档要求同步，检查科研计划进度与检查科研材料形成情况同步，验收、鉴定科研成果与验收、鉴定科研档案同步，上报登记和评审奖励与档案管理部门出具专题归档情况证明材料同步。

（五）卫生装备科研成果登记与统计

卫生装备科研成果登记与统计的目的与意义在于及时掌握卫生装备研究任务执行和完成情况，以便有组织地做好卫生装备成果推广与交流，以及为申请奖励、申报专利等提供咨询检索服务。

（六）卫生装备研制过程中的知识产权管理

就卫生装备而言，所涉及的知识产权包括：发明专利、实用新型和实物外观设计等。专利获得数量与质量是衡量卫生装备研制水平的非常重要的客观指标。卫生装备研制的知识产权是卫生装备科研管理中的重要工作，因此，从卫生装备立项论证开始，就应当将知识产权的相关工作列入议事日程。有关知识产权管理的详细内容，请参照有关书籍和法律文件。

第五节 卫生装备科研样机（品）管理

卫生装备科研样机（品）是卫生装备研制工作的目标产物，它是进行卫生装备试验、卫生装备设计定型的必要要素。

卫生装备科研样机（品）管理，在卫生装备试验阶段一般由研制项目组或研究室负责管理，完成卫生装备全部试验后，研制单位应对样品样机进行全面的修复（进行破坏性试验的除外），然后，由装备主管部门确认由谁管理。一般情况下，由承担研制任务的研究机构统一管理。试验样机一般不作为正式装备配发部队，样品样机可作为展品或卫生装备教学、技术培训的教练机使用。完成试验后损坏程度较严重，失去修复价值的样品样机由科研项目组写出书面报告，由科技处向上级主管部门申请报废。样品样机的调配处置由研制单位提出书面意见，报上级主管部门审批。

第六节　卫生装备扩试生产管理

卫生装备扩试生产管理是指为生产定型和部队试装试用，由装备主管部门对小批量生产装备进行的计划管理活动。

卫生装备扩试生产管理处于由设计样机制造向批量生产的过渡阶段，是卫生装备研制和生产全过程中的一个重要环节。一般在完成设计定型后进行，其主要目的是进一步考核设计定型提出的新要求和遗留问题是否已得到解决。一方面要给部队提供试用装备，另一方面要进一步考核生产厂家是否具备生产定型所要求的条件（批量生产，工装、工艺、检测，计量设备齐全，产品质量、产品性能及各项指标不低于设计定型时的要求）。具体管理见卫生装备生产管理。

思　考

1. 卫生装备科研管理的内容有哪些？

2. 科研规划的主要方法是什么？

第十章　卫生装备使用管理

卫生装备使用管理，既是一项复杂的系统工程，又是一个发展变化的持续过程。从装备管理全系统的角度看，它包括管理者（层次、机构、部门等）、管理对象（卫生装备）、管理方式和手段三个主要方面。从部队装备管理全过程的角度看，它包括装备的申请、补充、动用、封存、保管、维修、转级、退役、报废等主要内容。

第一节　卫生装备使用管理原则与主要指标

一、卫生装备使用管理原则

卫生装备使用管理必须坚持统一计划、分级管理、依法管装的原则。

（一）统一计划的原则

统一计划的原则，是指对部队的一切装备，从配发至退役处理的全过程必须在统一计划的指导下进行管理，不允许有违背和脱离计划的管理行为。

实行统一计划的原则，是实行装备全寿命管理，提高装备管理整体效益的客观要求。装备管理工作涉及部队工作的多个领域、多个部门、多个环节、多个层次，要使装备管理工作获得最佳综合效益，就必须树立全寿命管理观念，全盘考虑，统筹兼顾。只有根据总的目标，实行统一计划的原则，才能做到这一点。首先，装备的全寿命管理需要统一计划，如果各阶段、各个环节的管理没有一个统一的目标和计划，就会出现相互脱节，甚至相互矛盾的现象，增大消耗，降低效益。其次，要处理好装备管理工作方方面面的关系，必须在统一计划的前提下才有可能。如果没有统一的计划和标准，就难以协调一致地行动，也就难以实现管理的科学化。第三，在装备管理工作中，要做到长远目标和阶段目标有机结合，也必须以统一计划为前提。只有统一计划，才能在全局范围内科学确定重点，区分轻重缓急，合理分配人员、物资、经费、器材等，防止本位主义和内耗，形成装备管理"一盘棋"，提高管理的整体效益。

实行统一计划的原则，也是按装备体制加强装备建设的需要。装备体制是不对编配装备的基本依据，要是建立或逐步落实既定的装备体制，应按统一计划的原则进行控制，根据各军兵种和各部队的需要与可能实现的装备编配（补充或淘汰）的有序化、协调性和合理性，进而按计划达到装备体制的总体要求。

（二）分级管理的原则

分级管理的原则，是指在部队装备管理工作中，分层次、按系统实施管理，其目的是充分利用各级管理机构的职能作用，调动各单位、各部门、各系统和全体人员的积极性，共同管理用好装备。

实行分级管理的原则，是对部队装备进行系统管理的需要。随着军事技术和医学技术的飞速发展，新型装备不断投入使用，装备的管理也越来越复杂，管理的要求也越来越高。一方面，由于军队卫生装备大到医用方舱、卫生技术车辆、医用飞机和医用船舶，小到卫生盒、止血带等，种类、型号繁多，功能、作用各不相同，装备或使用它们的部队也隶属于不同的军兵种系统，靠一级机构将不同系统的装备全部管理起来不但不可能，而且也做不到方便使用，反而会极大地限制装备效能的发挥，必须依照军兵种系统进行系统分级管理。另一方面，系统管理的重要特征之一就是层次性。因为按照现代管理学理论，任何一级的管理宽度都不能太大，所以，必须通过分级控制每一级的管理宽度，以实现系统管理的最佳化。这就必然导致管理的层次性。没有管理层次就不称其为系统管理。因此，应以充分发挥装备综合使用效益为目标，按照系统管理的要求科学划分管理层次。

实行分级管理的原则，也是依据部队体制编制的特点使部队装备管理落到实处的基本保证。任何国家军队的体制编制都是等级层次式的结构，与这种结构相适应，对部队装备实行分级管理，既便于宏观控制，也便于微观管理。军队统帅机关的宏观控制决定方针、政策、原则、制度和总体规划，各级部队则从上至下进行从宏观到微观的管理，直至实际管好每一个环节、每一件装备。宏观与微观之间存在着若干中间层次，只有各个层次有机衔接，并充分发挥各自的管理功能，才能搞好部队装备管理。哪一层次出了问题，都会影响装备管理的效益和质量。这就需要在总的目标和统一计划的指导下，根据部队体制编制情况和需要科学划分管理层次，合理确定各级管理机构的职能和工作范围，以使部队装备管理建立在高效的管理机构或管理组织的基础之上。

分级管理必须在集中统一的领导下进行。军队的性质和任务，要求必须对其实行集中统一的领导指挥。部队装备的管理也必须在集中统一的领导下进行。对装备实行分级管理，决不意味着各级对所属装备可以按照本级的意图自行其是。任何管理层次和任何人，都必须严格按照规定的职权范围进行管理活动。超越职权的行动，必须报请上级批准。即使遇到紧急情况确需动用或对某些装备进行处理而又来不及事先请示时，也必须边行动边及时报告。一旦接到上级指示，就要立刻坚决执行。只有这样，才能保证对部队的集中统一领导和完成上级的各项任务。

（三）依法管装原则

依法管装就是要按照《中国人民解放军后勤装备管理条例》，严格装备管理的各项措施和各个环节，奖惩分明。

1. 应树立法制观念，增强以法管理的自觉性。执行制度贵在自觉，只有思想上真正树立起法制观念，才能在行动上正确体现。

2. 要明确卫生装备管理制度的有关内容，熟记与本职工作相关的规定和要求，做到心中有数。

3. 要以条令、条例和有关规章制度为行为准则，各负其责，各尽其职。要在规定的职权范围内严格履行职责，建立起正规的卫生装备管理秩序，并要做到在制度面前人人平等，严禁以权代法。

4. 要奖罚严明。实现卫生装备管理制度化，必须奖罚严明。奖罚不严，将使规章制度形同虚设，不但会助长不正之风，打击广大医务人员依法管理的积极性，而且可能酿成重大事故，造成难以挽回的损失。

二、卫生装备管理的主要指标

在平时的装备管理中，要努力做好各类装备的技术勤务工作，保证部队装备的技术状况达到总部规定的指标和要求。装备管理的主要指标有：

1. 卫生装备完好率　卫生装备完好率是指装备能随时遂行卫勤保障任务的完好数与装备的实有数之比，用百分数表示。它是衡量装备技术状况、战备程度和管理水平的一个评价指标。评定完好率的工作，一般应在装备进行普遍技术检查的基础上进行。一般来说，卫生装备完好率的标准包括：整机完整，附件齐全；性能完好，运转正常；测试准确，稳定可行；年完好天数每台（件）在 300 日以上。通过对装备完好率的评定，促进和保证卫生装备能随时执行保障任务。

卫生装备的完好率分为月完好率和年度平均完好率。其计算公式为：

某类装备月完好率=（当月完好数量/当月实有数量）×100%

某类装备年度平均完好率=（年度月完好率之和/年度总月数）×100%

2. 卫生装备可用率　卫生装备可用率，是指一旦要求使用装备时，装备处于可工作状态的概率。装备可用率指标主要用来反映在一定时期内（如半年、一年或一次战役内）装备在任意时刻对战备的随机保障程序。

装备的平均使用可用率为装备的可用时间占总时间的比例，用百分数表示：

使用可用率=［可用时间/（可用时间+不可用时间）］×100%

装备的"可用时间"是指装备处于可工作状态的时间，"不可用时间"包括装备处于维修（包括维修装备）状态的时间和其他延误时间。

3. 卫生装备质量等级　卫生装备根据质量状况，一般可分为 4 等 7 级，即新品、堪用一级品、堪用二级品、堪用三级品、待修一级品、待修二级品和废品。

新品是指质量合格，配套齐全，技术性能符合使用说明书指标所规定的值；未经使用，储存时间，全服役年限在本标准规定的时间内。

堪用一级品指质量合格，配套齐全，技术性能符合使用说明书指标所规定的值；未经使用，储存时间超过新品规定年限；全服役年限，开机时间，当年大修次数在标准规定的范围内。有效使用寿命不到 1/4 的装备。

堪用二级品指技术性能符合使用说明书指标所规定的值。全服役年限，开机时间，平均无故障间隔时间，当年大修次数在本标准规定的范围内。用去使用寿命 1/4~3/4 的装备。

堪用三级品指主要技术性能符合使用说明书指标所规定的值，经部队使用，全服役年限或开机时间，平均无故障间隔时间，当年大修次数在本标准规定的范围内。余下 1/4 使用寿命的装备。

待修一级品指经部队卫生单位使用（携带），质量技术状况下降，技术性能不符合使用说明书指标所规定的值，需进行中修，能修复并有修理价值。

待修二级品指经部队使用（携带），质量技术状况下降，技术性能不符合使用说明书指标所规定的值，需进行大修，能修复并有修理价值。

废品指质量不合格，技术性能不符合使用说明书指标所规定的值或经军队医学计量技术机构检定不合格，无法修复或没有修理价值。

第二节　卫生装备使用管理的主要环节

一、科学编配卫生装备

科学编配卫生装备，是形成最佳卫生装备保障效能的重要因素。卫生装备的编配，包括确定编制方案和组织实施两个方面，不仅要求部队严格按照上级下达的卫生装备编制方案，进行卫生装备的配备和补充，而且要求编制制定部门科学地论证和决策，只有二者有机结合，才能使卫生装备的编配科学合理。

（一）列装与列编的概念

编配卫生装备首先必须明确列装与列编概念。将卫生装备列入装备体制简称列装。卫生装备体制是指对军队在一定时期内所配备的或将要配备的各种卫生装备系统的总体组织结构形式，它标志着卫生装备在一定时期内的装备水平和发展规模。主要包括现装备和即将装备的各种装备的名称、保障任务、编配原则及新老卫生装备的相互关系等内容。体制的落实主要由列编和制定装备配备标准完成。列编是依据装备体制，结合部队担负的任务、编制、人员水平配合成的装备品种与数量方案。标准则是装备主管业务部门在装备正式列编前为规范装备建设而制订的统一建设方案。

（二）决策机关和职能部门的职能

在制订卫生装备编配方案时，决策机关和职能部门通常应注意把握以下几点：

1. 根据部队完成卫勤保障任务的需要，确定卫生装备的编配　部队担负什么卫勤任务，就需配备什么装备。但这只是配备装备的最基本要求。要满足部队担负卫勤任务的需要，还必须考虑所配备的卫生装备与部队作战、训练、后勤、技术保障及驻地、战区地理环境诸因素的适应程度。如：同是陆上作战的部队，在北方平原作战同在南方水网地带作战，对卫生装备配备的要求就不同。即使是同一部队，平时与战时卫生装备需配备的数量也有所不同。因此，根据部队担负的卫勤任务确定卫生装备的类型和数量，是部队卫生装备编配的一条基本原则。

2. 根据系统配套、形成最佳保障能力的要求，确定部队卫生装备的编配　形成和发挥最佳保障能力，是卫生装备编配的基本目的。由于现代战争是立体战争，是系统与系统、体系与体系的对抗，单一兵种、单一类型的卫生装备，已不能适应现代战争的要求。因此，部队卫生装备的配备，必须按照系统配套的要求，以形成最佳保障力为标准。卫生装备的系统配套主要包括 3 个方面的内容：一是卫生装备自身完整配套，保持能发挥其应有战术技术性能的良好状态；二是战术使用配套，即不同类型卫生装备比例适当、结构合理，能形成最佳保障体系；三是卫生装备和其他后勤保障措施配套，如水、电、帐篷等，以保证卫生装备效能充分和持续的发挥。

3. 根据实际保障能力，确定部队卫生装备的编配　保障任务需要是部队卫生装备编配的前提，而实际保障能力则是卫生装备编配的根本。要使卫生装备的编配真正落实，必须充分考虑实际保障能力。部队卫生装备的实际保障，主要受国家的军费投入水平和卫生装备研制、生产能力的制约。国家科技水平和生产能力也限制了某些卫生装备的较快发展和装备部队。因此，必须根据国家可能提供的军费投入和保障条件，来规划部队卫生装备的编配，使装备统配与保障能力相适应。

4. 坚持"以装定编"与"按编配装"的有机结合　"以装定编"是指按装备体制，根据卫生装备的现状和可能的发展，来确定部队卫生装备和人员的编制。"按编配装"是指严格按照部队编制编配卫生装备。首先，卫生装备对编制的制定具有决定性作用，没有卫生装备，编制就失去了存在的价值。卫生装备发展变化了，编制也需要相应调整；否则，将制约卫生装备效能的发挥。其次，编制是法规，具有相对的稳定性。一旦确定，必须严格执行，不能随意变动。由于卫生装备的发展变化是一个持续不断的过程，编制既需要与之相适应，又需要保持自身的相对稳定，这就需要有适度的超前性。因此，决策机关和职能部门应把"以装定编"和"按编配装"两条原则有机地结合起来，在确定装备编制时，不但要考虑已有的卫生装备，而且要考虑近期可能配发部队的卫生装备；在配备装备时，则应以编制为标准，严格掌握。对部队而言，重点则是根据"按编配装"的原则来申请补充卫生装备。同时，在使用过程中发现装备编配不合理的情况，应及时向决策管理部门反映，积极提出改进建议，使部队装备的编配更加科学合理。

二、合理使用卫生装备

合理使用卫生装备是使卫生装备的潜在效能转化为实际效能的基本途径。卫生装备使用管理，是部队卫生装备管理工作中最经常、最大量的一项工作。使用管理按使用目的的不同，可分为作战使用管理、训练使用管理、科研试验使用管理、日常勤务使用管理等。按使用时间和环境条件的不同，可分为平时使用管理、战时使用管理和特殊情况下的使用管理等。由于卫生装备的使用直接关系到卫生装备效益发挥和部队卫勤保障任务的完成，因此，科学合理地使用卫生装备，是搞好部队卫生装备管理的一项十分重要的内容。

（一）按性能规范、使用特点和编配用途使用卫生装备

不同类型的卫生装备有不同的技术性能指标、操作规范、使用特点和编配用途。要做到科学合理地使用卫生装备，首先，要求直接使用的人员，必须在其技术性能允

许的范围内按规范操作使用。超越技术性能，不按规范要求操作使用，不但会对卫生装备造成不应有的损坏，缩短卫生装备寿命，而且可能发生严重事故，对人员安全构成威胁。其次，要求使用人员了解掌握各类卫生装备的使用特点，用其优长，避其弱点，以充分发挥其应有的效能。有些卫生装备宜连续使用，有些需断续使用；有些受环境影响较小，有些则受环境影响较大。只有根据不同卫生装备的特点，尽可能使其在处于最有利的条件下使用，才能充分发挥其应有效能。其三，要求组织指挥卫生装备使用的各级领导、职能部门和人员，严格按照编配用途使用卫生装备。部队的卫生装备是严格按保障任务需要编配的，编制内的各种大型卫生装备如卫生技术车辆等，不能用于与编配用途无关的各种活动，以使卫生装备随时处于良好状态，保证部队作战、训练等各项任务的完成。

（二）合理规划部队卫生装备平时的使用与封存

部队完成卫勤保障任务离不开卫生装备，平时训练也需要使用卫生装备。而卫生装备都有规定的寿命期，使用强度过大，将使其故障率增高，使用寿命缩短。为保证部队作战和平时各项任务的完成，需要对卫生装备的使用合理规划。

一般情况下，通常对部队一部分一定时间内不动用的卫生装备进行封存，以备将来使用。卫生装备的封存是一项细致复杂的工作。特别是对一些结构复杂、具有综合性特征的卫生装备的封存，如卫生方舱、技术车辆等，要求更高。卫生装备的封存必须根据不同装备的寿命和技术要求，科学计划，严密组织。

（三）严密组织部队卫生装备的战时使用管理

战时使用管理，在部队卫生装备管理全过程中具有突出重要的地位。战时使用管理的优劣，不但对卫生装备效能的发挥和卫勤保障任务的完成具有重大影响，而且也是检验部队卫生装备管理水平的最重要的标志。战时使用管理工作包括战前、战中和战后3个阶段。

1. 战前　部队卫生装备管理的主要工作是拟制卫生装备保障方案。各部队应根据担负的保障任务，周密细致地拟制本单位的卫生装备保障方案，如装备补充调整方案、战时应急抢修方案、消耗器材供应等。按上级规定的时限和要求，迅速完成缺额卫生装备的补充和配套。保持卫生装备处于良好技术状态，组织力量进行抢修，尽可能提高良好率，及时组织好与卫生装备使用相关的保障工作的落实。

2. 战中　部队卫生装备管理的主要工作是及时了解掌握卫生装备损失、消耗情况，根据实际需要适时提出补充申请。利用作战间隙抓好卫生装备的保养，使之保持良好的技术状态。对已损坏的卫生装备，部队能修复的，要组织力量及时抢修；部队无法修复、但有修理价值的，应视情上送或请求上级有关部门派人修理。

3. 战后　部队卫生装备管理的主要工作是统计上报卫生装备完好、损坏、丢失等有关情况。对作战中因轻装需要而暂时放弃的卫生装备及时回收。抓紧修理，及时恢复各种卫生装备的良好技术状态。根据储存配备标准，提出卫生装备补充申请。

（四）严格特殊情况下，部队卫生装备使用的管理

特殊情况下卫生装备的使用，是指在特殊恶劣环境条件下或超出部队卫生装备日常动用规定和标准之外的使用。如在严寒、酷暑、潮湿、高盐雾等环境下卫生装备使用，以及将卫生装备用于生产经营、抢险救灾、特殊试验、馈赠、出售、交换等。

我国幅员辽阔，不同地区环境差异很大，对卫生装备使用和管理的要求也有很大不同。在云南、广西、海南等亚热带丛林地区，由于气温高、温差大、雨雾多、湿度大，受白蚁和各种微生物的侵蚀比较严重，要着重加强对卫生装备的防潮、防晒、防霉、防白蚁等工作。在临海地区，由于潮湿、多盐雾、多强风，需要着重抓好卫生装备的防潮、防风、防腐蚀等工作。在东北、西北等高寒地区，低温使得卫生装备金属部件强度降低，一些部件变硬变脆，部件间隙产生变化，很需要抗寒保养，采取有效的防冻措施，并严格按照低温条件下的有关规定使用卫生装备。在西北等沙漠地区，由于多风沙、阳光辐射强烈、气候干燥、温差大，使卫生装备的磨损和有机材料、电子元器件的老化加快，卫生装备性能指标容易发生变化。因此，需要特别抓好防沙尘、防曝晒、防锈蚀等工作，并注意对卫生装备的性能定期及时检测，做到使用时心中有数。

三、合理定级、转级和退役、报废

（一）卫生装备的定级和转级

卫生装备的定级，是指根据规定的技术标准确定卫生装备的技术等级。军队的卫生装备，根据质量状况一般分为新品、堪用品（分三级）、待修品（分二级）、废品四级。新品，指检验合格而未经过使用的卫生装备；堪用品，指部队正在使用的卫生装备；待修品，指到大中修期限或因缺件、故障等暂停使用的卫生装备；废品，指已不能使用，且无法修复或无修复价值的卫生装备。卫生装备的转级，是指按照规定标准进行技术鉴定后，对卫生装备原定等级进行的调整变更。转级通常按新品到废品的顺序逐级进行，特殊情况下也可越级进行。卫生装备定级与转级的目的，是为了使各级领导和有关部门便于准确掌握卫生装备的技术状况，从而为卫生装备的采购、使用、储存、保管、维修、技术革新和退役等提供依据。卫生装备分级的技术标准，通常由主管的业务部门制定；卫生装备的转级必须经过相应主管业务部门的技术鉴定，并严格履行规定的转级报批手续。

（二）卫生装备的退役和报废

卫生装备超过使用寿命期限，或因性能下降、技术落后及其他原因不宜继续装备部队使用的，一般作退役处理。影响使用安全的药材，以及因事故、自然灾害、战斗受损的卫生装备，无法修复或无修复价值的，可作报废处理。部队卫生装备的退役、报废，通常根据装备最高决策管理机构制定的统一计划分级组织实施。

部队对已批准退役、报废的卫生装备的处理，要按照上级规定的时限和要求，有组织、有计划地进行。应严格统计登记，并根据需要由有关业务部门统一保存必要的样品和资料。退役、报废的卫生装备，应根据不同情况，尽可能充分利用，如作教学、训练等作非军事使用或作废旧物资回收处理等。有重要历史意义的卫生装备，应妥善保管，不能自行处理。

第三节　卫生装备管理的基本要求

部队卫生装备管理有其内在的规律性，各个阶段、各个环节的特点不同，具体要求也有所不同，但从整体和全过程来看，最基本的要求是科学化、制度化、经常化，简称"三化"。卫生装备"三化"管理，是一个不可分割的整体。"三化"之间，既相互区别又有机联系，具有很强的系统性。"三化"既是部队卫生装备管理的基本要求，又是检验部队卫生装备管理工作质量的重要标准。

一、卫生装备管理的科学化

卫生装备管理的科学化，是指根据卫生装备管理的客观规律，从充分发挥卫生装备的最佳效能出发，确立和采用科学的管理思想、理论、方式方法和手段，实现最佳的管理效益。

科学化是新时期部队卫生装备管理的客观要求，要实现简化管理，应注意抓好以下两个环节。

（一）严格按照卫生装备管理的客观规律办事

卫生装备管理有其不以人的主观意志为转移的客观规律，违背了客观规律就谈不上科学性。如卫生装备放在潮湿的地方就容易生锈、霉烂，再先进的卫生装备也经不起常年的日晒雨淋，这就是规律。又如，卫生装备都有一定的寿命期，超过了寿命期，技术性能就要下降甚至丧失，这也是规律。再如，卫生装备的使用强度和使用条件都有客观标准，超强度、超条件使用，就会发生故障或造成损坏，这还是规律。可以说，按照客观规律办事是部队卫生装备科学管理的基础。

（二）不断改革完善管理机制，努力开发和应用先进的管理手段和方法

管理机制的建立和运行，既依赖于物质条件，又有其自身相对的独立性。改革完善部队卫生装备管理机制，一方面要注重"硬件"，即管理设备、设施的改进和提高，创造采用先进管理手段和方法及良好的物质基础；另一方面更应注重"软件"，即体制、制度、手段、方法的改进和完善，充分利用现有的物质条件提高管理效益。由于部队对管理体制、制度的重大改革一般没有决策权，加之财力、物力有限，因此，应根据自己的使命与任务、卫生装备管理的特点和部队的实际条件，以开发、应用先进的管理手段、方法为重点，通过科学发挥各种管理手段和方法的综合效能，完善管理机制，提高管理效率。

二、卫生装备管理的制度化

卫生装备管理的制度化，是指建立健全卫生装备管理的各项规章制度和系统的工作标准，规范和监督全体人员自觉按照制度和标准办事，保证各项管理活动的正常运行。部队卫生装备管理制度化的内容主要包括：根据部队卫生装备不同层次、类别管

理活动的需要，建立健全的规章制度，明确各部门、岗位、人员的工作职责、工作程序和行为标准；监督控制各个单位、人员自觉执行规章制度和行为标准；对违反规章制度的行为依法处理等。

（一）强化法制观念，落实以法控制管理

我军在几十年卫勤保障和建设实践中，经过不断探索和总结，逐步建立了一套具有我国特色的卫生装备管理制度。有关条令、条例则是这些制度在部队卫生装备管理方面的集中体现。认真贯彻执行卫生装备管理方面的条令、条例、规章制度，是实现部队卫生装备管理制度化的基本途径。

（二）不断完善部队卫生装备管理制度

完善的管理制度是依法管理的基础。制度不完善，依法管理将因无所遵循而不能全面有效地落实。卫生装备管理制度具有法律规范的性质，必须保持其严肃性和相对稳定性，不能朝令夕改。但卫生装备管理制度又必须与部队实际情况相适应，才能有效发挥其作用。新的历史时期，国际国内形势发生了深刻变化，高新技术卫生装备的种类和数量不断增加，使部队卫生装备状况不断发生变化，这对部队卫生装备的管理产生了重大而深远的影响。因此，应根据新时期我军任务的需要，以增强部队战斗力为标准，以提高卫生装备管理效益为核心，对部队卫生装备管理制度进行相应改革和完善，这是加强部队卫生装备管理的一项重要现实任务。

三、卫生装备管理的经常化

卫生装备管理的经常化，是指在卫生装备管理全过程中，始终保持管理的连续性和稳定性，对各项规章制度的执行、各个环节的控制、各项具体工作的管理都要做到延续不间断。部队卫生装备管理的经常化，是使科学化和制度化落到实处的基本保证，是部队各级领导、各个业务部门、全体管理和使用人员共同的责任。

（一）把卫生装备管理工作纳入部队整体建设的正常轨道

卫生装备的管理是一项整体性、综合性很强的工作，同时它又是部队装备建设的一个有机组成部分。要实现部队卫生装备管理经常化，首先必须将其纳入部队装备建设的正常轨道，要以部队整体建设目标为指导，与各项工作紧密衔接，形成良好的秩序和氛围。若把卫生装备管理工作与部队的政治思想教育、战备训练、后勤保障等工作割裂开来，不但会影响部队建设整体目标的实现，而且不利于提高卫生装备管理工作的效益和实现卫生装备管理的经常化。

（二）把卫生装备管理化作卫生人员的自觉行动

随着现代科学技术的发展，部队卫生装备的种类和型号不断增加，技术要求越来越高，管理也越来越复杂。如果从对卫生装备综合管理的角度看，部队卫生部门每一个人都与之有直接或间接的关系，都会不同程度地参与卫生装备的管理。因此，要实现卫生装备管理的经常化，不仅要发挥领导、有关部门的积极性，而且要发挥部队全体卫生专业人员的积极性。要通过经常性的普遍深入的教育，使每个人都牢固树立起爱装管装的观念。自觉地在思想和行动上使卫生装备管理的经常化真正落到实处。

（三）关照好卫生装备管理的各个环节、各项具体工作，做到持之以恒、常抓不懈

部队对卫生装备从接收到退役、报废全过程的管理，是由众多环节和各项具体内容构成的。这些环节和内容，既互相联系又互相制约，哪一个环节或具体工作出了问题，都会对整体造成不利影响。要关照好卫生装备管理的每个环节、每项工作，靠临时性的突击往往达不到好的效果，关键在于坚持经常化。因此，各级领导、部门和人员，不论工作忙闲，也不论上级是否检查，都应时时处处坚持执行卫生装备管理的各项制度和规定，经常检查落实情况，及时发现隐患和问题，采取有力的解决措施。应通过经常化的具体管理工作，保证部队卫生装备管理目标的实现。

部队卫生装备的"三化"管理，虽然侧重点各有不同，但总目标是一致的。要实现"三化"管理，关键在于采用科学的管理思想和方法，建立完善的行为规范和工作准则，并持之以恒地抓好落实。

思 考

1. 卫生装备管理的主要指标有哪些？

2. 卫生装备使用管理的主要环节有哪些？

3. 卫生装备管理的基本要求有哪些？

第十一章 卫生装备生产管理

卫生装备必须适应野战环境条件下使用的要求，其质量直接关系到提高伤病员的治愈率，降低伤亡率、伤残率，提高归队率，所以，卫生装备要求质量第一。生产管理是确保质量的关键环节。本章仅就新产品的生产定型管理、生产合同管理及质量管理问题作些阐述。文中涉及很多标准和管理性规定，随着时代的发展，如出台新的标准和规定应遵循以新代旧的原则处理。

第一节 生产定型管理

一、生产定型的概念和一般原则

（一）生产定型的概念

装备定型是指装备科研管理部门、装备生产部门按照上级装备定型工作规定的形式和程序，对研制的新产品（含研制、改型、革新及测绘仿制、功能仿制产品）进行全面考核，确定其是否达到规定标准，并按照规定程序办理相关手续的工作。生产定型一般是在设计定型考核装备性能，审查其是否达到原定战术技术指标，考核其可靠性、可维修性等之后，旨在考核产品质量，鉴定生产条件所进行的工作。新产品通过了生产定型，就等于取得了批量生产和装备部队的许可证，由此可见生产定型的重要性和严肃性。

（二）生产定型的一般原则

国务院、中央军委制定的军工产品定型工作条例和军工产品定型委员会制定的方针、政策、规定是生产定型工作的基本依据。参照有关规定和要求，概括起来生产定型有以下基本原则。

1. 凡列入卫生装备体制的研究成果，经设计定型后，在正式批量投产前必须实行生产定型。未经生产定型的装备除特殊情况外，一律不得批量生产和装备部队。

2. 新研制的卫生装备，一般先设计定型，后生产定型。生产批量很小的产品只进行设计定型，按照引进图样资料仿制的新装备只进行生产定型。

3. 单件生产的或技术简单的卫生装备，不进行定型，可以以鉴定方式考核。组织鉴定部门可参照定型条例确定考核内容、方法并办理批准手续。

4. 零部件、元件、原材料应尽量采用具有行业合格证的产品，否则凡能独立考核的应在定型前进行考核。

5. 产品应按规定成套定型，凡能独立考核的配套产品，应在主产品定型前定型。

6. 军民两用的通用性卫生装备，必须经业务主管部门组织专家评审鉴定后，定型委员会批准选型。

二、军工产品定型机构的设置及运行

军工产品定型的管理机构为军工产品定型委员会，后勤军工产品定型委员会是其中之一，属于二级定型委员会。卫生装备的生产定型主要由后勤（卫生）装备主管部门组织进行，其具体工作如下：

1. 制订并组织落实年度定型计划　各部门定型计划在规定的时限内报二级定型委员会办公室，由总后勤部统一下达年度定型计划。

2. 审批定型试验大纲　定型试验大纲由研究单位、生产厂负责起草，报总后勤部卫生部、总后司令部批准后实施。

3. 与生产厂的上级部门联合组织生产定型评审，并联合向二级定委报批生产定型项目。

三、生产定型的基本要求和审批程序

卫生装备生产定型应遵循后勤装备定型的要求、定型程序及审批程序。

（一）生产定型必须符合的要求

生产定型是确保产品质量的最后环节，是很严肃的工作，因此，卫生装备生产定型必须符合相关规定和要求。

（二）生产定型程序

1. 申请　研究单位和生产厂认为达到生产定型条件的项目，向后勤（卫生）装备主管部门和生产厂上级部门申请联合组织生产定型评审，并向两部门分别提交生产定型要求中列出的文件及生产定型试验申请。

生产定型的申请报告通常应包括产品试生产的情况、试生产产品的质量情况、试用（试验）情况、试生产过程中解决的主要生产技术问题、设计定型时提出的技术问题的解决情况、批量生产条件形成状况，以及是否可以进行生产定型的结论性意见。

2. 评审　后勤（卫生）装备主管部门和生产厂的上级部门，收到生产定型申请和相关资料后，联合组织评审。由生产厂上级部门负责组织生产条件鉴定，写出生产条件具备情况的报告，报告内容包括设备情况、工装、工艺、检测设备、生产技术能力等；后勤（卫生）装备主管部门负责组织产品的基本性能试验和部队试用，组织写出基本性能试验报告和试用报告。

3. 提出评审意见　后勤（卫生）装备主管部门和生产厂上级部门根据联合评审情况，起草生产定型评审意见，填写军事后勤装备生产定型联合评审意见书，其内容有：

①装备彩色照片组；②装备用途及主要性能、战术技术指标；③产品性能试验的内容、结论和存在问题及处理结果；④部队试用情况及结论；⑤批量生产情况（生产量、生产中出现的主要技术问题及处理结果等）；⑥生产条件（生产线、工装、工艺、计量、质量检测设备、人员技术状况等）及生产条件鉴定意见；⑦生产条件鉴定人签名（含姓名、单位、职务）；⑧生产厂上级部门和总后勤部卫生部生产定型联合评审意见。

填写评审意见书力求文字简练，主要问题突出，控制在 10 000 字左右。第②③④项由卫生装备主管部门填写，第⑤⑥⑧项由生产厂上级部门和卫生装备主管部门联合填写。评审意见书除签名外，其他一律打印。

4. 报批　后勤（卫生）装备主管部门和生产厂上级单位根据联合评审意见，将认为可以生产定型的装备项目报二级定型委员会审批。报送的定型资料如下：

（1）军事后勤装备生产定型联合评审意见书一式 30 份；

（2）生产定型所规定的定型文件资料 1 套（生产图纸可酌情报送）。

（三）二级定型委员会审批

1. 生产定型审查　由二级定型委员会采用派出生产定型审查组以调研、抽查、评审等形式进行。审查组由专家和使用部门、订货部门、主管生产部门、试用部队、定型试验单位组成。审查组的职责是检查产品试生产、试用（试验）的全面情况；审查生产定型文件；必要时抽查或测试产品性能；审查设计定型时和试生产过程中出现的技术问题的解决措施；检查批量生产条件；对产品达到生产定型标准的程度进行评定；向二级定型委员会提出产品生产定型的审查报告，报告由审查组全体成员签署。生产定型审查通过后，汇总生产定型应包括的文件同生产定型审查报告一并上报二级定型委员会。审查报告内容包括：审查工作简况，试生产工作概况，试验、试用概况，达到生产定型标准和产品满足使用要求的程度及审查结论意见。

2. 二级定型委员会审批　后勤军工产品定型委员会适时召开会议或以传递文件函审方式审批。批准生产定型的装备，行文批复，并在有关生产定型文件上加盖生产定型印章，颁发生产定型证书。重大项目报一级定型委员会或中央军委批准定型。

（四）装备命名及资料管理

1. 装备命名　卫生装备在设计定型时应该予以命名，只进行生产定型的装备，在生产定型时进行正式命名。由卫生装备主管部门按定型工作有关规定和《军事后勤装备命名规则》提出正式命名建议，经定型委员会批准生产定型时确认。

2. 资料归档　装备项目一经批准定型，即按军队科学技术研究档案管理规定的要求，整理定型资料归档。归档资料一律加盖装备定型图纸资料专用章。

3. 资料改动　经批准定型后的图纸资料需要改动的，修改之处应有参改执笔人的签字，经总后勤部卫生部批准并报军事后勤装备定型委员会备案。凡属影响装备基本战术技术性能，影响装备通用性、互换性的改动，应报军事后勤装备定型委员会批准，并加盖装备定型图纸资料修改专用章。

有关生产定型应具备的条件、生产定型文件的编写要求见第一篇第七章"卫生装备试验与定型"。

第二节　生产合同管理

一、卫生装备生产合同的特点

生产合同制度是市场经济的产物，市场经济越发达，各种经济合同实行得就越广泛而且越有法律效益。

卫生装备虽然其通用性很强，但又具有自己的特性，从属于军事行动，它是在战争的特殊情况下，进行伤病防治和康复保健必不可少的重要工具。因此，卫生装备生产合同除应该遵守合同的一般原则，如合法、平等互利、协商一致和等价交换之外，还有自身的特点。主要有：

1. 带有一定的强制性　由于卫生装备是国家安全的需要，平时和战时生产都是为着这个目的，生产订购具有优先权，承制方必须按有关法律规定接受合同。

2. 义务的多重性　一般经济合同立约双方只承担经济责任，而作为军事后勤装备的卫生装备除此之外还要承担行政的，甚至法律的责任。

3. 在特定情况下国家依法进行直接的行政干预　这种干预随着社会主义市场经济的发展和完善，合同法的认真贯彻会逐渐减少，但在战争、重大灾害发生时这种干预也是必要的。

二、卫生装备生产体制

军事装备生产体制，是一个国家军事装备生产的机构组织体系及其有关制度的统称。我国军事装备生产体制在新中国成立后的头 30 年基本上是采取苏联的模式，卫生装备也不例外。由于卫生装备本身具有通用性和依承性很强的特点，军内专门从事卫生装备生产的专业厂家极少，卫生装备作为军品生产任务，多是领导部门以指令性计划的方式下达地方生产部门生产，调拨使用的。随着全党全国工作重心转移和改革的深入发展，军工生产贯彻"军民结合、平战结合、军品优先、以民养军"的十六字方针和"政企分开、产研结合、供需分离、精干高效"的原则，卫生装备生产体系，在总后勤部统一领导下进行了诸多改革。

卫生装备生产体制优化的基本要求：

1. 有利于适应我国社会主义市场经济体制　国家经济体制对于后勤装备生产体制具有规定性作用。卫生装备生产体制必须符合社会主义市场经济规律，适应国防现代化要求、协调高效的生产运行机制。

2. 有利于卫生装备发展战略　卫生装备发展战略对卫生装备生产体制起着制约和指导作用。卫生装备生产体制必须与卫生装备发展战略相适应，必须与卫生装备发展的指导思想、战略目标、方向、重点、途径和方针政策相适应，保证卫生装备发展战略的实现。

3. 有利于产研结合　卫生装备的特点是医工结合，重在实用。它是直接用于伤病员的，而且是便于战时携带运行的。研制中涉及的专业学科比较多，如果产研结合得好，激发企业积极性，对于缩短研制周期，促进卫生装备的快速发展，促进军民转换，提高产品质量都是非常重要的。

4. 有利于建立高效、畅通的平战转换机制　卫生装备是从属于军事行动的，平时和战时需求量差异很大，因此在生产体制建设上，既要注意平时民品生产寿命的长期性，同时也要注重战时生产能力的迅速扩展，以保障战时卫生装备的供应。

三、卫生装备生产的类型

卫生装备的生产类型可以有多种分法，例如按照装备的适用范围划分，可以划分为通用性和专用性装备生产；按照装备生产的完整程度划分，可以分为总装生产、整件生产和零部件生产；按照装备生产性质可将卫生装备生产划分为扩试生产、试生产和批量生产。

1. 扩试生产　扩试生产属科研阶段的任务，内容见第二篇第九章"卫生装备科研管理"，在此不再赘述。

2. 试生产　卫生装备试生产是装备设计定型后向生产定型过渡，为生产定型提供试验品或不需进行生产定型的产品进行扩大生产的活动。其生产的基本依据是上级下达的采购（购置）计划，生产组织按卫生装备主管部门要求的程序和办法执行。生产厂家应具备批量生产的各方面条件（按照颁发卫生装备生产许可证条件进行考核）。产品质量检验严格执行产品验收技术条件的要求。

3. 批量生产　批量生产是生产定型之后，按照生产定型文件、图纸资料成批制造卫生装备的活动。具体批量、批次大小、完成时间，应依据军方需求和生产单位生产能力而定。产品质量验收按照验收标准执行，确保产品质量及质量的稳定性。

四、卫生装备生产许可制度

（一）实行生产许可制度的必要性和目的

1984 年国务院发布《工业产品生产许可证试行条例》，次年国家医药管理局发布《国家医药管理局医药产品生产许可证暂行规定》，1999 年国务院总理第 276 号令发布了《医疗器械监督管理条例》，2000 年国家药品监督管理局第 18 号令发布了《医疗器械生产企业监督管理办法》。军队也对后勤装备生产许可制度做了相应规定。国家对医用材料、医疗器械、医疗仪器设备的生产和经营单位均已实施了许可制度。卫生装备选购中采用的民品，必须从具有生产、经营许可证的单位采购。军队系统自行研制的卫生装备，实施生产许可制度也是必然趋势。

实施卫生装备生产许可制度的目的，是为适应社会主义市场经济形式，积极探索建立军民兼容、平战结合、相对稳定的卫生装备科研生产体系，规范卫生装备生产管理；提高和保证卫生装备产品的质量，提高卫生装备保障能力；有利于卫生装备科研生产的进步和科研技术成果的转化和推广，更有利于提高卫生装备经费的使用效益。

（二）实行生产许可证的范围

1. 军队卫生装备研究机构（含卫生部门、医学教学单位）研制的卫生装备成果，转让给或约定给企业生产并供应军用的。

2. 军队卫生装备研究机构与企业共同研制的卫生装备成果，由企业组织生产供军用的。

3. 军队下达委托或合同约定给企业独立研制的卫生装备成果，由企业自行生产供军用的。

4. 军队指定的特殊规格的卫生装备，由企业加工生产的。

5. 根据总部的战备部署，将某企业生产的卫生装备转移至另一企业生产时，新接产的企业。

（三）卫生装备生产许可证的审批机构及审批程序

按照后勤装备生产的管理权限，卫生装备生产许可证的实施工作，由总后勤部统一组织领导，后勤（卫生）装备主管部门组织考核评审，总后勤部审批发证。

机构设置：卫生装备生产许可证评审委员会（简称评委会）由后勤装备生产许可证评委会中主管卫生装备的领导及卫生装备主管部门领导和其下属负责卫生装备部门的领导组成，在总后勤部首长及后勤装备主管部门领导下工作并对其负责。

主要职责：

1. 编制卫生装备实行生产许可制度的产品目录，拟定年度实施计划，报司令部审批。

2. 组织编制生产许可证实施细则、考核标准及评审办法。

3. 审批军方产品测试、检验单位。

4. 组织一支相对稳定的生产许可证评审专业队伍并组织培训。

5. 监督生产许可证的考核与评审工作，并提出评审结论。

卫生装备生产许可证评审委员会下设卫生装备生产许可证评审办公室及评审专业组，其主要职责是：

1. 管理卫生装备生产许可证的申请工作。

2. 组织对申请生产许可证企业的预审。

3. 组织对申请生产许可证企业生产技术条件的考核评审。

4. 完成评委会下达的组织计划工作。

卫生装备生产许可证评审专业组，由主管卫生装备科研、供应的机关人员及军内相关专家组成，负责对申请生产企业的考核评审工作。

卫生装备生产许可证的评审程序：简单概括为申请—考核评审—报批—审批发证。

1. 申请　根据批准的生产许可证产品目录和年度实施计划，由评审办将生产许可证实施细则和考评标准以总后勤部名义发出公告或通知，生产企业自愿或军方推荐企业自愿提交书面申请。

申请企业必备的基本条件如下：

（1）必须具有工商行政管理部门核发的企业法人执照。

（2）产品必须达到现行的国家标准或行业标准、军用标准并已进行技术鉴定、批准设计定型或生产定型。

（3）产品必须有按规定程序批准的正确、完整的图纸和技术文件。

（4）企业必须具备保证该产品质量的生产设备、工艺装备、计量设备和检验设备及手段。

（5）企业必须具有一支足以保证生产质量和进行正常生产，并能严格按技术标准进行质量检验的专业技术人员及熟练操作的工人队伍。

（6）产品生产过程必须建立有效的质量控制并已生产两年以上。

（7）企业具有相对稳定的生产条件，并具有较强的国防意识及为军队服务的思想。

申请卫生装备生产许可证应提交以下资料：

（1）申请书及附件，附件包括：产品生产、检验和计量器具明细表、必备的工艺装备明细表、产品外协外购件明细表、质量管理制度汇总表、主要技术岗位人员名单、近两年生产情况。

（2）产品鉴定证书复印件。

（3）企业生产技术条件及企业优势的文字说明和录像资料。

（4）企业开户银行的资信证明文件。

（5）企业营业执照复印件。

（6）申请之前半年的产品质量周期检验报告复印件。

（7）当地环保部门允许生产的证明复印件。

申请书格式由卫生装备生产许可证审批部门设计并印制。

2. **考核评审**　企业提交申请后由评审办组织预审，其预审内容一般为企业的主体资格、银行资信情况、基本生产条件、技术力量、国防意识等。预审后提出预审报告，上报评委会，取得认可后组织考核评审工作。

考核评审工作一般分为3类，即组织检测单位对产品质量进行检测、评审组对生产技术条件进行评审和企业综合素质评审。

（1）质量检测　采取抽样办法进行，质量检测办法按照《野战卫生装备定型试验规程》有关规定执行。

（2）生产技术条件考核评审

①技术文件，含技术标准、产品图样（图纸资料注意统一性、完整性和正确性）和工艺文件及其审批手续、产品技术说明书、产品合格证、零部件及产品出厂检验记录单、外协件明细表和技术协议书。

②工艺装备与生产设备，含工艺装备及其管理，生产设备及其管理。

③检测手段与计量器具，含检测计量仪器设备、检测场所、管理制度。

④质量管理与人员，含组织机构、教育培训、关键质量控制点、原材料及外协件验收制度、零部件及产品出厂检验和周期检验、废品和返修品管理制度、仓储管理、工艺管理、环境管理、用户服务等制度、人员技术情况。

（3）企业综合素质考评　考评项目包括企业主体资格、企业概况、组织机构、人员组成及技术状况、生产历史、经营状况（特别是主导产品质量稳定情况及运营情况）、财务能力、信誉及国防意识。

评委会应根据产品生产的技术难易程度予以剪裁、细化，制定出考核评审办法，设定总分、单项分和考评标准、扣分标准、确定评分系数。生产技术考评的得分率应达到80%以上方能评为合格；综合素质考评可用评分办法，也可以直接评定优、良、及格、不及格。

3. 免审　有下列情况者可以免审或部分项目免审：

（1）凡在两年以内通过军事后勤装备定型委员会批准设计定型或生产定型的卫生装备产品，在申请生产许可证时，可以免除产品检验，在以后复审时抽查。

（2）凡获省、市（地级以上市）级先进企业及国家二级以上企业称号的企业，在申请生产许可证时，可免除综合素质考核。

（3）凡产品经过国家体系认证机构考核，达到国家标准或ISO9000国际标准的，只对企业生产技术条件进行考核，其他项可免审。

（4）凡已获军内其他专业装备生产许可证的企业，在申请卫生装备生产许可证时，对生产技术条件进行可用度评估即可。

4. 报批　考核评审工作完成后，由评审办将检测机构对产品的检测报告和评审小组的评审意见书及有关评审资料汇总，上报评审委员会审批。

评审小组起草的评审意见书应该包括以下内容：

（1）企业的基本情况　企业名称、法人代表、固定资产、注册资金、厂房面积、环境、职工人数及分类、通信联络、生产的卫生装备名称及型号，企业上级主管部门近两年生产情况、产值、利税额、获国家名牌产品的情况等。

（2）考核评审基本情况　各考核评审项目的满分值、得分率。

（3）评审小组意见　产品获名优情况，在国内处何种水平，一线工人同技术人员比例，军品生产线完好率，质量保证体系情况，财务状况，能否实施军品价格优惠及接受军品利润率的规定，评审组评定是否同意颁发卫生装备生产许可证并附评审组参加考评人员登记表及其负责考核的主要项目。

5. 审批发证　卫生装备生产许可证评审委员会，通过适当的方式对评审办报送的评审报告、检测报告进行审查，如获通过则签署意见后上报装备主管部门审批。如获准则颁发"××××生产许可证"。

生产许可证自颁发之日起三年内有效。有效期内卫生装备主管部门将进行不定期抽查考核，有效期内国家标准、行业标准或军内标准如有重大修改则需重新考核评审。

6. 卫生装备生产许可证的撤销　在卫生装备生产许可证有效期内，经查实有下列情况之一者，应撤销颁发的卫生装备生产许可证。

（1）粗制滥造、降低产品质量或者擅自改换原材料和零配件使产品质量下降的。

（2）企业综合水平下降，达不到获证条件的。

（3）未经军方批准，擅自降低技术标准的。

（4）将卫生装备生产许可证、产品铭牌擅自转让其他企业或擅自将产品转移其他企业生产的。

（5）军方决定淘汰或停产的卫生装备产品。

（四）获得生产许可证单位的权利、责任和义务

获得卫生装备生产许可证，既是企业生产能力、管理水平的体现，同时也是一种权利、责任、荣誉的象征。本着责权利一致的原则，获证单位应有以下权利、责任和义务。

1. 权利

（1）在争取接受卫生装备生产任务竞争中，同等条件下享有投标、竞标、中标的优先权。

（2）有权在企业形象资料中进行与卫生装备生产许可证相关的合法宣传，有权公开悬挂有关证照、标牌。

（3）凡连续三年（或三批）高质量、全额完成军品生产任务，创制或与军方研究单位共同创制出卫生装备精品、名牌产品的，由总后勤部与企业上级主管单位联合授予荣誉称号并予奖励。

（4）企业完成军品生产任务，由军方统一出具证明，按国家和地方政府的规定，享受减、免税的有关优惠待遇。

2. 责任

（1）在接受军方卫生装备生产任务后，必须与总后勤部指定的装备筹措单位签订合法有效的生产合同。

（2）接到生产任务后，必须认真做好生产技术准备，及时制订生产计划，落实措施。

（3）按照军方下达的生产计划、进度和要求，按期、保质、保量完成任务，凡因产品质量问题给部队造成损失的要承担全部经济和法律责任。

（4）必须认真贯彻执行国家和军队的有关政策、法规和法令，不得制造军地矛盾，否则承担一切违规责任和后果。

（5）在完善质量管理的同时，对需要进行生产定型的产品，要不失时机地做好生产定型的准备工作，并申请生产定型。

3. 义务

（1）必须按保密条例和合同约定做好军品品种、数量、数据和资料的保密工作。

（2）企业接产军方研制的装备项目或企业与军方共同研制的项目，必须按照有关规定或合同约定支付军方研制单位技术转让费。

（3）有义务做好售后服务，指导部队正确使用本单位生产的卫生装备，并代培部队技术骨干。在保修期内负责无偿维修，保修期不得低于两年。

（4）企业应当执行军品生产价格优惠政策，还应接受军方组织的财务审计并积极配合。

五、生产合同的签订

卫生装备生产合同就其内容而言应属技术合同范畴，因此，签订生产合同除必须符合国家合同法规定的普遍原则之外，还应符合技术合同的要求，而且以文字合同的形式予以表达。

1. 技术合同的要求与内容　签订技术合同条款要内容清楚、表达准确、责任分明，技术资料齐全、规范正确。具体条款参照《中华人民共和国合同法》第十八章第 324 条之规定执行。

与所签技术合同有关的技术资料、技术标准、技术规范、设计要求、工艺文件等，按合同双方约定作为合同的组成部分。涉及专利的应当注明发明创造的名称、专利申请人、专利权人、申请时间、申请号、专利号以及专利权的有效期限。

卫生装备的生产是其全寿命的中心环节，生产制造技术的优劣决定装备性能水平的高低。卫生装备生产与民品生产有所不同，从管理角度讲，宏观管理严格，政策法规限制相对要多，生产强调统一领导，重视规划计划，平战交替对生产有较大影响；从使用角度讲，使用环境、使用条件又相对比较恶劣。因此，在生产过程中必须掌握"军用"的特殊要求，在签订合同时必须把生产技术条件、产品质量标准、工艺要求、验收标准、检验方法、技术资料、质量监督、技术指导作为重要内容，规定得具体、简明而易懂。合同附件应该规范，对于需要进行生产定型的产品，在签订合同时应将生产定型的有关要求列入合同条款。

2. 技术转让合同与承揽、加工合同　有些具有民用前景的项目，为发挥成果的效益，可以通过技术转让形式投入生产。签订技术转让合同的要求，除参照《中华人民共和国合同法》第十八章第三节执行外，还要把转让单位保留军用品生产权及受让单位优先保证军品生产并接受军用产品规定的利润率，保质保量等条件列入技术转让合同条款。

对于军方研制的技术简单、用量不大、生产间歇期较长或不定期生产的产品及军方指定的特殊规格的产品，可以采用承揽方式或加工定做方式生产。签订此类合同时要特别注意《中华人民共和国合同法》第十五章 253~268 条规定的双方的责任和权利。合同的内容除一般条款外，主要应包括承揽的标的、数量、质量要求、报酬及材料供应、履行期限、验收标准及验收方法。

第三节　生产质量管理

卫生装备的质量可靠与否，直接关系到卫勤保障能力的高低，所以，卫生装备质量要求 100% 的合格。卫生装备生产"质量第一"的要求一定要落实。实现卫生装备质量保证必须树立科学的质量观，确定明确的质量政策。实施严格的质量管理与质量监督等有效的质量控制手段和方法是十分必要的。

影响卫生装备生产质量的因素是多方面的，因此，质量管理与监督必须是全方位、全过程、全要素的，既要靠卫生装备承制单位的质量管理人员，又要靠军方（军代表或装备筹措单位、研制单位）质量监督人员，双方密切配合、互相支持、各负其责、共同把关。质量管理主要由承制方负责，质量监督由承制方和军方共同负责。

一、承制方加强质量管理的要求

加强质量管理最重要的是按照 GB/T19000 和 ISO9000 标准要求建立健全质量保证

体系，质量保证组织与质量管理文件和质量责任制度。

（一）建立质量保证体系

质量保证体系是承制企业为保证生产质量，在机构设置、部门职责划分、生产程序安排、原材料采购、生产设备、生产活动与管理、人员培养等各方面所采取的一系列质量管理措施的总和。这一系列措施应该是具体的、明确的、确定的和可操作的。

质量体系的主要内容如下：

1. 规定明确的质量目标和质量方针政策。

2. 建立有权威性的、能有效行使职权的质量管理组织。

3. 建立健全各类人员、各业务部门的质量责任。

4. 建立完整的质量标准、规范、程序和制造、试验、质检的标准及方法、手段，满足产品战术技术指标要求。

5. 生产技术资料正确性、完整性、统一性的管理。

6. 建立配套的质量管理制度，确保生产全过程、全要素处于受控状态。

7. 生产、计量、检测、检验设备状态及精度管理。

8. 生产、质检记录完整，质量信息反馈及时准确。

9. 对外购材料、配件的质量实施全面的、严格的检验。

10. 人员综合素质包括国防意识、生产质量意识、生产技能、管理技能的培训。

11. 生产环境和安全生产管理。

12. 实行生产质量成本管理并与经济效益挂钩。

13. 完善售后技术服务。

（二）建立健全质量保证组织

质量保证组织是承制单位负责质量管理的专职机构的总称，该组织应按集中统一领导、机构设置协调、职责分工明确、联系渠道畅通的原则设立，其主要职责是：

1. 根据质量责任制的规定协调、评价业务技术部门的质量职责。

2. 组织编制质量保证文件，审查、会签有关技术、管理文件及落实。

3. 参与设计、生产方案的制订、工艺评审、大型试验、技术鉴定及产品定型，实施有效的技术状态控制。

4. 编制检验规程，研究检测技术，对试验、计量、检验等有关人员的职责实施监督，并对其定期进行评定。

5. 根据技术资料和质量保证文件，监督生产现场，管理检验印章，检验产品质量，保证交付的产品符合合同要求。

6. 监督检查质量标准的贯彻执行，保证计量器具的量值与计量基准相一致。

7. 负责不合格品的管理，检查监督有关纠正措施和处理办法的贯彻执行。

8. 参与考察、确认外购器材（原材料、成件、元器件）供应单位的质量体系，审查器材供应单位名单，负责复验进厂器材的质量。

9. 协同制订质量教育计划，组织群众性质量管理活动。

10. 组织产品出厂后的技术服务工作。

（三）编制质量管理文件

质量管理文件是产品承制单位依照一定的原则和体例编制的有关产品质量管理的规章、程序、标准构成的质量保证文件。它是承制方质量管理工作的基本准则，是承制单位质量保证能力的文字表述。纳入文件的规章、程序、标准的编写要从实际出发，既要总结本单位的实践经验，又要积极采用国内外先进标准和科学方法。在指导思想和起草过程中，既要避免内容就低、就粗、就简的低标准，又要避免脱离实际，照搬别人，难以实施的过高空谈。应当坚持三条基本原则，即坚持指令性原则、系统性原则和可检查性原则。

1. 指令性原则（或法规性原则）　是指质量管理文件所列的规章、程序、标准，是承制单位必须执行的规范性文件。这些指导性、规定性文件应该是具有科学性的标准化的文件。

2. 系统性原则　是指文件所包括的内容是按"质量环"的要求，对形成和影响产品质量的各个环节及因素做出系统的、协调一致的、整套的、保证质量的规定，使各项质量管理活动都有章可循。

3. 可检查性原则（或可操作性）　是指文件的各项规定，要有明确而具体的定性、定量要求，使之执行有依据，检查有标准，评估、处理明细无误。

（四）建立质量责任制度

没有必要的责任制度，质量难于保证。建立必要的、严格的、明确的质量责任制度是确保产品质量的重要保证，是发动全员参加质量管理的手段，可以消除质量管理的随意性、盲目性，使质量管理成为有组织、有目的的自觉行动。建立质量责任制的基本要求是：

1. 卫生装备承制单位的决策者对本单位的最终产品质量和质量管理负全面领导责任。

2. 根据卫生装备研究设计、试验经验、生产准备、计划调度、采购供应、加工制造、产品检验、交付使用和售后服务等各种职能活动，确定各业务技术部门的权利和责任，各部门对其管理的环节的质量应负完全责任。

3. 确定每个岗位人员的职责，根据每个人的岗位确定各类人员的权利和责任，使每个人明确自己的质量职责，对自己该做什么、怎么做、按什么标准做，做到心中有数、行动有准。

4. 质量保证组织行使质量控制、检查、监督等职能，对各业务技术部门和生产车间质量责任进行组织、协调和评价，保证质量责任制度的贯彻执行。

5. 各业务技术部门、车间对所辖单位的各类人员执行质量职责的情况进行检查和考核。

二、军方对卫生装备生产质量实施监督

军方在承制单位质量保证组织配合下，对卫生装备生产质量实施监督。质量监督要对生产质量体系进行全方位、全要素、全过程的监督，做到事先预防、事中监督与事后检验相结合，最大限度地防止不合格产品出现。

1. 军方质量监督的主要任务　军方的主要任务是根据卫生装备产品生产质量管理的规定，对生产过程进行监督，对产品进行质量检验和验收；参加承制方产品生产的质量保证工作；对产品提出定价意见；协助做好部队技术服务工作。

2. 对军方质量监督人员的要求　军方质量监督人员必须坚持质量第一的原则，确保产品质量是最根本的要求。为达此目的，军方质量监督人员一定要严格执行国家的有关法律、法规政策和军队有关条令条例，忠于职守、廉洁奉公、作风正派、铁面无私；对于产品质量必须严格执行有关标准等质量文件；必须认真履行职责，坚持原材料不合格不能投产，零配件不合格不能装配，成品不合格不能出厂，查出质量问题，找不出原因不放过，质量责任查不出不放过，改进措施不落实不放过。这既是对军方质量监督人员的要求，也是质量监督人员的责任。军方领导机关要对质量监督人员进行有效的考核，对于玩忽职守、徇私舞弊，造成重大责任事故者，按照国家和军队有关规定给予相应处分，情节严重的，依法追究刑事责任。同时应该有计划有重点的对质量监督人员加强管理教育，进行专业培训，提高履行职责的能力，提高综合素质，保证其做好本职工作。

3. 质量监督的内容和方法　质量监督的内容首先是对承制单位质量保证体系的监督，监督其要素是否齐全，构成是否合理，运行是否正常，有否失控现象，改进是否及时彻底；根据质量管理规定，对生产过程中质量情况进行检查监督，发现隐患及时采取措施，在生产过程中通常是检验关键材料、关键件、重要件、质量不稳定项目、装配后不易检验的项目等；对成品应在承制单位自检合格并交付时军方独立进行检验，不宜单独进行检验的项目则联合承制方共同检验。成品检验验收应按检验程序、规范、技术标准或合同规定进行。验收合格产品应在合格证明文件上签字；不合格的产品拒绝签名接受，并将拒绝理由通知承制方，如有意见分歧，双方协商解决，协商不果时应联合上报各自的上级部门处理。

军方还应按照技术文件或有关规定，定期或定批进行产品例行试验和环境试验。军方质量监督人员对每次检测情况，应当详细、规范地记录，对检出问题、解决办法、解决结果也必须记录清楚。

为提高质量监督工作效率和工作质量，首先，在观念上应该把着眼点放在预防为主，防检结合，实施研制、生产全过程监督上；其次，是加强质量监督的科学化、法规化、标准化建设，使质量监督工作有法可依、有章可循；第三，是改进检验验收的方式方法，精减验收项目，重点验收较大的关键性项目，其余则靠巡回检查方式予以监督，采用先进的检测手段提高工作效率和检验质量；第四，是强化竞争机制，进一步完善企业质量历史档案，定期进行质量保证能力的考核，择优选定装备承制单位。

思 考

1. 卫生装备生产定型的一般原则有哪些？
2. 卫生装备生产的类型具体是什么？

第十二章 卫生装备采购管理

卫生装备采购，是指军队选择购买卫生装备的有关活动。它的基本任务包括编制采购计划（即购置计划）、审价定价、签订合同、验收交付、结算及技术服务等一系列有组织的工作。

卫生装备采购是连接卫生装备科研、生产和装备消费的桥梁，通过采购使卫生装备从生产领域进入使用领域，使卫生装备使用价值得以实现，使用价值转化为战斗力，因此，它是卫生装备现代化建设中的一个重要环节。

建立卫生装备采购制度是适应国家实行政府采购制度的客观要求，建立现代化后勤保障体系的主要内容。对进一步规范军队采购行为、保证采购质量、提高军费使用效益、促进后勤建设具有重要意义。

第一节 卫生装备采购的特点、原则、程序与要求

一、卫生装备采购的特点及原则

卫生装备是特殊商品，因其具有特殊的使用价值，强制其流向武装集团的特殊属性，决定了它的采购活动与一般商品相比也有很大的不同，显著的特征表现为政策性更强、程序更复杂、时限要求更严格。

（一）卫生装备采购的特点

1. 集中计划性　军事装备采购实行集中管理是世界各国军队采购工作的主要趋向。目前我军卫生装备采购实行统一的计划管理，依据上级主管部门批准下达的采购计划采购；选择供应商或生产企业、签订合同均需装备管理机关批准；采购机构必须经统一领导机构授权才能执行采购任务。

2. 价格限制性　一般商品的销售价格调节，受供求关系彼此消长的影响比较大，供大于求，价格趋降，求大于供则价格趋涨。卫生装备的价格以相对固定价格为主，即以成本为基础，生产和销售利润限制在一定的范围内，价格透明，成本价格要接受军方审计部门的审计。这是一般商品购销过程中所没有的，一般商品只是由购销双方

协商达成一致即可，需方是无权审查供方账目的。

3. 订货合同的特殊性　由于卫生装备的特殊属性和特殊用途，决定了订货合同的特殊性。卫生装备订购合同除具有一般经济合同的共性，如必须遵循合同法平等互利、协商一致等以外，与卫生装备生产合同一样，还具有优先权，在特殊情况下具有一定的强制性，义务的多重性以及合同的保密性，这是一般经济合同所不具备的特性。

4. 采购与科研、技术保障的统一性　卫生装备采购从制订采购计划开始，就要考虑部队需要，采购项目的先进性、适用性、可靠性和维修性，采购过程中又要考虑其经济性，特别是还要考虑技术保障，如备用件、零配件的配套采购，使用操作人员、维修人员的培训和教材编写、使用说明的规范要求等。采购与技术保障的统一性是随着高新技术的广泛应用，产品技术含量的增加，使用操作的技能要求越来越高所产生的必然要求。

（二）卫生装备采购的原则

1. 统一计划原则　卫生装备采购应按照上级管理部门下达的采购计划执行。即使遇有特殊情况需修改采购计划时，也要报计划下达部门批准后才能修改。

2. 集中采购原则　卫生装备采购工作遵循军队物资采购管理的集中原则，实行综合采购机构集中采购和专业采购机构集中采购相结合，以综合采购机构集中采购为主。单位分散采购也要执行按系统统一管理的原则。

3. 集中支付原则　坚持集中支付原则，就是按照预算管理的级别和经费审批权限，卫生装备采购资金实行总后勤部财务部门集中直接支付和单位支付相结合，以集中直接支付为主。

4. 公开透明原则　坚持公开透明原则，就是要统一计划、分工负责、相互制约。采购管理与采购操作相对分开，卫生装备主管部门提出需求、上级批准、采购机构实施采购、财务部门集中支付、审计部门实施监督。

5. 安全保密原则　卫生装备采购，既要遵循政府采购制度的基本原则要求，又要考虑武装集团及肩负任务的重要性，充分满足军用的特殊性、保密性、时效性等要求。这种要求不是个人或团体行为，应该是一种国家行为。

二、卫生装备采购的运行程序和各部门的职责

按照有关规定，军队物资采购工作实行总部、军区和部队三级管理体制，按照机关职能部门和采购机构的职责分工组织实施。

卫生装备集中采购必须在军队物资采购管理体制下运行，其基本程序是：编报预算—计划编制及下达—合同审签—资金支付。在各程序中，卫生装备主管部门、财务部门和军用物资采购业务管理部门，各军兵种、军区各相应部门按照军队物资采购管理规定履行职责。

卫生装备采购部门是采购工作的实施部门，应履行下列职责：

1. 负责供应商资格的审查。

2. 组织实施采购工作。

3. 负责审核采购价格，签订、管理采购合同。

4. 协同有关业务部门组织产品质量监督和检查验收。

5. 负责订购装备的接收、储运和分发及后续服务。

6. 负责向事业部门提供装备采购资金结算所需的有关凭证和文书。

7. 负责向机关和部队提供采购信息咨询和服务。

8. 上级赋予的其他职责。

鉴于卫生装备采购专业性强、技术要求高的特点，军队物资采购人员实行资格认证制度。物资采购人员应当通过相应的资格考核、认证，方可从事物资采购工作。其考核、认证办法由后勤（卫生）装备主管部门颁布执行。

三、卫生装备采购选型与选择要求

所谓采购选型（市场选型）是指根据相应的要求，对市场上的产品进行筛选，确定采购对象的过程。所谓选择，是指对军队科研机构研制的新产品（在研制过程中已经过选型），根据需要的缓急和装备规划选择当年采购对象的过程。

（一）采购选型的要求

1. 满足卫勤需求　首先要贯彻卫生装备体制，依据卫勤任务、救治范围及医护人员的技术水平，选定适合的品种，以充分发挥各方面的功能，有利于战场救治工作的顺利开展。

2. 满足战术技术指标要求　综合卫勤战术要求，从需要和可能出发，力求使所选产品技术先进、性能稳定、适应性强，相对地做到体积小、重量轻，便于机动和装卸，展收迅速，使用方便，坚固耐用。

3. 满足使用管理要求　所选产品原则上要立足国内、结构简单、设计合理、加工维修容易，便于组织生产和供应管理。

（二）备选产品必备的条件

1. 备选产品应符合国家、军队有关安全、卫生、环境保护的标准要求。

2. 备选产品的制造、验收应具有相应的标准及"三证"（生产许可证、注册证、检验合格证）。

3. 选型单位（购方）对备选产品的设计、制造、验收、质量保证、售后服务及使用技术文件有特殊要求的，应提出相应的标准或标准化原则，与生产方达成一致，在相应的技术文件中予以确认。

（三）采购选型内容

1. 编写《产品市场选型报告》

（1）分析备选产品系列化、通用化、组合化、配套性和接口互换性情况。

（2）分析备选产品与设计、制造、验收、质量保证、售后服务标准化情况，特别是产品消耗品、易损件及使用、保养、维修、封存等方面的标准化情况。

（3）提出备选产品为满足使用的特别要求所拟参照执行的标准及剪裁方案，对无适用标准的提出相应的标准化原则。

（4）需要制（修）订标准的清单和工作计划。

2. 进行选型试验　对有些备选产品需要作选型试验才能区分优劣和更能满足部队需要，更能适应部队特定使用环境的应该做选型试验。需先编制《产品选型试验大纲》，依据相关标准或标准化原则，确定试验项目、试验目的、试验条件、评测标准、试验方法等；试验大纲、试验记录；最后起草选型评审意见书，明确选定意见，说明选定产品的名称、规格、型号、生产厂家，说明选定的理由及其依据，同部队使用的技术指标的吻合程度，报送计划下达部门批准后方可实施。

以上两条不要求每项市场选型产品都必须执行，哪些采购产品需要实行，由计划下达部门或装备主管部门审定。

（四）采购选择

对于军队科研机构研制的军民两用产品，市场上也有类同的，采购时，应当列入市场选型的范畴；对于针对部队需要而研制的卫生装备，必须根据卫生装备规划、计划和经费情况决定先选用哪些，后选用哪些。军队卫生装备科研部门在上级规定的时限之内，将自己研制的，经过设计定型、鉴定或经过扩试效果较好并经卫生装备主管部门考核认可的产品，填报后勤装备采购（购置）计划申请表，按照单位所属系统逐级报送总后勤部卫生部、司令部，以供装备主管部门编制采购计划时作选择或选型参考。

第二节　卫生装备的采购方式

卫生装备采购主要有国内招标采购、竞争性谈判方式采购、询价采购和单一来源采购四种方式。

一、国内招标采购

卫生装备招标采购，只有按有关规定取得军队物资招标资格证书的单位方能从事招标业务。有关招标资格的申请、审批、招标业务开展均应按军队物资招标管理的有关规定执行。

（一）招标采购的适用范围

招标的方式有两种，一种是公开招标，另一种是邀请招标。符合采用招标方式进行采购的，任何单位不得将必须进行招标的项目化整为零，或者以其他方式规避招标采购。

1. 公开招标

（1）采购的装备达到一定规模，规模限额由领导机关制订。

（2）不涉及国家安全和军事秘密的。

（3）市场存在竞争而且合格供应商有一定数量的。

（4）采购物资通用性强，有翔实的技术规格和技术要求的。

（5）有充分时间履行招标法定程序的。

（6）能够以价格为基础做出授予合同决策的。

2. 邀请招标　在具备公开招标条件要求的前提下，如遇下列情况可采取邀请招标的方式采购：

（1）采购的装备只能从有限范围的供应商处采购的。

（2）采取公开招标方式时间不充足，不能满足公开招标程序和要求的。

（3）采用公开招标方式所需费用占采购总价值过大的。

（二）招标的运作程序

1. 招标文件起草　物资招标机构必须在上级批准的招标业务范围内组织招标。招标机构受领或受理招标任务后，应制订招标实施方案，做好准备工作。属于委托招标的，应与委托单位签订协议。

招标机构根据招标项目的特点和需要编制招标文件，并按规定的职责范围上报审查。招标文件的内容有：

（1）招标项目的品种、数量和质量技术要求。

（2）投标报价要求。

（3）交货时间和提供服务的要求。

（4）对投标保证金、履约保证金的要求。

（5）投标人资格审查标准。

（6）投标人必须提供的资质证明文件。

（7）中标服务费收取标准。

（8）提交投标文件的方式、地点和时间。

（9）开标的时间、地点和评标标准。

（10）拟签订合同的一般条款和特殊条款。

（11）其他需要说明的事项。

2. 招标文件报批及公告发布　物资招标机构将起草的招标文件上报装备主管部门审查，装备主管部门送同级财务部门备案。上述部门均无异议后，招标机构方可发布招标公告或发出投标邀请书。公开招标的招标公告，应当通过国家指定的报刊、信息网络或者其他媒体发布。邀请招标的投标邀请书，应当从符合相应资格条件的供应商中，通过随机方式选择3家以上的供应商，向其发出投标邀请书。

3. 投标受理　招标机构按规定对投标人进行资格审查，合格者才允许投标。招标机构指定专人签收和保管投标人按照要求提交的投标文件，但不得开启；对在投标截止时间后送达的投标文件应该拒收。

投标人少于3个的，招标机构应当依照招标规定重新招标。

招标机构应当允许两个以上法人或其他组织组成一个联合体，以一个投标人的身份共同投标，但不得强制投标人组成联合体投标，或者限制投标人之间的竞争。

发现投标人有下列情况之一的，招标机构应该拒绝其投标：

（1）以他人名义投标的。

（2）排挤其他投标人公平竞争的。

（3）向招标工作人员或者评标委员会成员行贿的。

（4）以其他方式弄虚作假的。

4. 开标、评标和定标

（1）开标　开标应当按照招标文件中确定的时间、地点公开进行。开标由招标机构代表主持，邀请所有投标人参加。由投标人推选代表检查投标文件的密封情况，或者由招标机构委托的公证机构检查并公证；经确认无误后，由工作人员当众拆封，宣读投标人名称、投标价格和投标文件及其他内容。开标过程应该记录并存档备查。

（2）评标　评标委员会的组成：评标委员会由招标机构代表和有关技术、经济等方面的专家组成，委员人数应在 5 人以上（单数），其中技术、经济等方面的专家不少于委员总数的 2/3。所谓专家应是从事相关领域工作满 8 年以上，并具有高级职称或同等专业水平者，选用专家应从物资招标专家库内随机抽取。与投标人有利害关系的人不得进入相关项目的评标委员会，已经进入者应当更换。评标委员会名单在中标结果确定前应当保密。

评标要求：

①评标工作由评标委员会负责，按照招标文件确定的评标标准和方法，对投标文件进行评审和比较。

②评标委员会可以要求投标人对投标文件中含义不明确的内容作必要的澄清和说明并以书面方式确认。

③评标委员会经过评审，认为所有投标都不符合招标文件要求的，可以否决所有投标，由招标机构再行重新组织招标。

④评标委员会完成评标后，及时向招标机构提交评标报告并推荐合格的中标候选人。在评标报告上所有评标委员会成员均要签字。

（3）定标　招标机构将评标报告及中标候选人报装备主管部门，确定中标人，装备主管部门也可授权招标机构或评选委员会直接确定中标人。中标人确定后，招标机构向中标人发出中标通知书，同时将中标结果通知所有未中标的投标人。招标机构发出中标通知书后，按照招标文件和中标人的投标文件订立合同草案，经事业部门审查后，签订正式合同。招标部门同中标人签订正式合同后，招标工作即告结束，招标机构应在招标工作结束后及时向事业部门提交招标工作总结报告。

二、竞争性谈判方式采购

（一）竞争谈判方式采购的范围

1. 招标后无供应商投标或无合格标底的。

2. 技术复杂或者性质特殊，不易确定详细规格或具体要求的。

3. 具有风险不易事先计算出价格总额的。

符合上述条件之一者可采取竞争性谈判方式采购。

（二）竞争性谈判方式采购的运作程序

1. 成立谈判小组　由采购机构的代表和有关专家3人以上的单数组成，其中专家人数不少于成员总人数的2/3。

2. 制订谈判文件　明确谈判程序、谈判内容、合同草案条款以及评定成交的标准等事项。

3. 选择谈判对象　谈判小组从符合相应资格条件的供应商中，选择确定不少于3家供应商参加谈判，并向其提供谈判文件。

4. 谈判　谈判小组成员集体与供应商分别逐一谈判。谈判的任何一方不得透露与谈判有关的其他供应商的技术资料和价格等商业秘密；谈判文件有实质性变动的，谈判小组应以书面形式通知所有参加谈判的供应商。

5. 确定成交供应商　谈判结束后，谈判小组要求所有参加谈判的供应商在规定的时间内进行最后报价，推荐成交候选供应商。

采购机构从成交候选供应商中确定成交者，并将结果通知所有参加谈判的未成交的供应商。

三、询价采购

采购的装备规格、标准统一，现货货源充足，价格变化幅度小的采购项目，可以采取询价采购方式采购。

采取询价方式采购时，采购机构也要成立询价小组，其要求同竞争性谈判小组。询价小组从符合条件的供应商中确定不少于3家的供应商，向其发出询价通知书，并要求被询价的供应商报出一次不得更改的价格。

采购机构根据符合采购需求而且报价最低的原则，确定成交供应商，并将结果通知所有被询价的未成交的供应商。

四、单一来源采购方式采购

单一来源采购方式在卫生装备采购中是比较多见的，这就是卫生装备的特殊性使然。概括的讲凡是不适宜采用招标、竞争性谈判和询价采购的装备，均采用单一来源采购方式实施采购。

具体地说，有下列情况之一者应该采用单一来源采购方式采购：只能从唯一供应商处获得的；为保证原有采购项目一致性或配套要求，需要继续从原供应商处采购；发生不可预见的紧急情况下，不能从其他供应处采购（时间紧迫不能拖延）的。单一来源采购方式采购，采购方和供应方都在保证项目质量和双方商定合理价格的基础上签订合同。

军队科研单位研制的卫生装备，因其自身的特殊性而多属单一来源采购方式采购的范围。

第三节　采购合同签订及运作

一、采购合同的签订

（一）供应商资格的审查

合同签订是法律行为，合同书对签约双方都具有法律效力，因此，合同双方在签约前对对方进行主体资格审查是正常的和必需的。供应商资格审查，在采用招标采购方式时同投标资格审查是一致的；采用竞争谈判方式采购时，在确定谈判对象前即预审查，不合格者就不能谈判；询价采购和单一来源采购的在确定合同对象前也应予以审查，审查的内容概括起来有以下6个方面：

1. 供应商独立承担民事责任的能力。
2. 供应商履行合同的能力和商业信誉。
3. 供应商的资金、财务状况。
4. 生产经营场所和专业技术能力。
5. 质量保证和售后服务能力。
6. 法律、法规规定的其他条件。

卫生装备采购机构发现供应商违反国家和军队有关规定，弄虚作假，不按合同履行义务的除停止签约或解约外，还要逐级上报到主管部门，列入不良行为记录名单，并在军内公示，3年内禁止参加军队物资供应活动。

卫生装备采购机构对供应商提出的询问和质疑，应在规定的时限内做出答复，但答复内容不得涉及军事和商业秘密；对供应商的投诉，卫生装备采购业务管理部门应当在规定时限内做出处理决定，并以书面形式通知供应商和卫生装备采购机构。

（二）采购合同签订程序

卫生装备采购由军队物资采购机构与供应商依法签订书面合同。特殊情况，经采购业务管理部门批准，可以由物资采购机构组织需求部队与供应商签订合同。

卫生装备采购合同签订，分为签订草本合同和签订正式合同两个阶段。供需双方在协商一致的前提下，双方签订草本合同，采购机构按其业务管辖渠道，上报上级主管部门和各职能部门审核批准。审批机关均无异议，下达采购合同审批表。采购机构接到审批同意的合同审批表后再同供应商签订正式合同。正式合同中正本2份，供应商与采购机构各执1份，其余副本分别报送上级主管部门和各职能部门备案。

关于合同的条款内容，一般按照总后司令部印制的"后勤装备采购合同"的内容填写，如为表达更为方便、具体、明确，亦可另行起草书面合同，但合同条款应涵盖"后勤装备采购合同"的条款内容。

二、采购审计与审价定价

(一) 卫生装备采购审计

卫生装备采购必须接受军队审计部门依法审计，采购审计应按规定的审计管辖范围、职权、程序和方式组织实施。

军队审计部门对装备采购审计包括对采购内部控制的审计、采购目录的审计、采购预算审计、采购计划审计、采购方式及其程序的审计、采购信息网络系统的审计等。

采购方式及其程序审计的内容包括采购方式确定情况，采购程序、手续及有关文件内容编审情况，供应商资格审查情况，采购人员资质、履行职责情况等。

采购合同审计的内容包括合同订立的依据、主体资格、条款内容、意思表达和手续情况，合同标的数量、价格、质量和其他约定条款的履行情况，合同转让、变更、终止情况，违约责任的确认与处理情况等。

采购资金支付和结算审计主要包括结算方式、凭据、手续等情况，资金核算情况，资金管理情况及其他情况。

(二) 审价定价

审定价格是卫生装备采购工作的一项重要内容。其目的是为满足装备建设之需要，保证装备购置费的高效使用，做到少花钱多办事、办好事。审定价格指军队审计部门和卫生装备采购部门以生产部门提供的报价资料为对象，以国家的物价政策、装备价格政策、产品设计方案、技术条件、质量标准为依据，按照价格审定工作的有关规定和要求，认真审查装备成本，排除不合理的成本因素，确定成本和价格的真实水平，使装备价格更为合理。

1. 卫生装备价格的制订原则　装备价格的制订原则是生产者、经营者、购买者都应理解和遵守的，只有在这些原则问题上达成广泛共识，才能真正树立全局观念，使审价定价工作顺利进行并保证各方利益。

(1) 维护国家整体利益，保护生产者、经营者和使用者的合法权益。在社会主义市场经济体制下，卫生装备仍然是特殊商品，应该正确处理研制方、生产方、使用方的利益关系。

(2) 坚持价格以价值为基础，保持各类产品间合理的比价关系。

(3) 价格制定既要考虑生产过程中一切耗费的必要补偿和生产企业的合理收益，又要考虑卫生装备购置费的有效合理使用。

(4) 严格遵守国家关于价格管理的法规政策，在军、厂双方充分协商的基础上制定价格。

(5) 对采购的产品应当有明确的质量等级标准，实行按质论价。

(6) 同一产品原则上实行统一价格。两个以上企业同时生产相同型号、规格及技术质量要求的产品，实行同一价格。

2. 卫生装备的价格组成　卫生装备的价格组成包括定价成本、利润和税金。

(1) 定价成本 (完全成本)　制造成本：①直接材料，包括原材料、辅助材料、自制半成品、外购件、燃料及动力；②基本生产工资及福利费；③制造费用，包括专用费用和废品损失。期间费用：①财务费用；②管理费用；③销售费用。

(2) 利润　根据国家和军队规定的利润率执行，目前一般为定价成本的5%。

(3) 税金　根据国家规定，不在免税范围内的卫生装备产品应按规定缴纳税金。

总括起来，卫生装备产品价格=定价成本+利润+应纳税金=定价成本×（1+规定利润率）+应纳税金。

3. 卫生装备的审价原则

(1) 坚持以社会主义市场经济理论为指导，遵循价值规律。

(2) 贯彻执行国家、军队有关物价和军品价格的方针、政策及法规。

(3) 合理审定成本，严格掌握比价关系，保持价格相对稳定。

(4) 坚持客观公正、实事求是、平等互利、相互协商，做到深入调查、依据充分、数据准确。

4. 审价内容

(1) 审查产品计划成本的编制。审查其是否根据平均生产定额制定标准成本，是否坚持厉行节约人力、财力、物力的原则，是否全面实行全员、全方位、全过程成本控制原则，是否为保证标准成本执行而赋予控制者一定权限的原则。

(2) 审查产品定价成本。材料、外购件计价原则、方法是否符合财务制度，材料消耗定额是否按标准合理制订并在生产中得到贯彻执行，燃料、动力的计价、消耗量计算和分配方法是否合理、合规。工资总额的确定是否符合国家、军队有关规定，其增减变化是否报经上级劳资、财务部门批准，实行工效挂钩企业的工资总额核定基数是否真实、准确；制造费用的核算和分配方法是否符合财务、会计制度；消耗费用的核算范围及其分摊原则是否与有关规定一致；间接费用是否按照有关制度规定的开支范围和分配方法核算，劳动消耗定额的制定是否符合国家标准和工业部门、行业主管部门的有关规定；核实定价所依据的计划工时定额是否为平均生产定额。

(3) 审查产品生产计划安排的科学性、连续性、合理性。

(4) 审查产品利润计算是否符合国家或军队有关规定。

(5) 审查产品的缴税、免税是否符合国家规定的征税和应免税范围，适用的税率、税目及税额计算是否准确。

(6) 审查价格组成是否正确、真实。

5. 审定价格的程序　审定价格的程序，通常包括以下内容：

(1) 了解情况　审价人员要系统了解企业的生产结构、工艺流程和产品性能、成本及价格变化情况，掌握成本核算的全过程，把握实际成本。

(2) 分析资料　审价人员根据企业提供的产品成本、价格资料和自己掌握的第一手资料、参照企业的历史性、综合性资料和报价水平，测算出合理的价格幅度界限。

(3) 审核报价　审价的重点是核准产品成本，计划成本是由企业编报的，可塑性很大，有可能潜藏问题，所以，应严格按照国家规定的成本开支范围和军品审价试行规程审核产品成本。要选择重点，分开层次逐项核算。

（4）协商价格 通过共同协商、谈判达成一致意见，是做好审价工作的关键环节。审价人员与企业编制成本人员要先交换意见，以求统一认识。一般谈判层次由低到高，内容上由浅入深。

（5）上报审批 按照装备价格的审批权限逐级上报审批。在双方协商不能达成一致的情况下，可采取行政干预办法解决。

三、装备验收与交付

产品的检验验收是军方对卫生装备质量的评价和分析，是确定其能否交付部队使用的最后环节，是保证装备质量的强有力的手段。验收工作通常是在承制方检验合格的基础上，由军方主管单位、科研单位、订货机构联合进行，对一些不宜独立验收检验的项目，比如大型试验、可靠性试验、环境试验及费用较高的破坏性试验等可与承制方联合检验验收，但必须检查试验条件是否符合规定，并参加试验的全过程。验收依据是产品的标准、验收技术条件及合同规定。产品检验验收的内容、方法、程序、结论，质量问题的处理，产品交付等参照本书产品质量监督及检验验收有关内容进行。

验收工作由采购机构负责组织执行，验收后填写后勤（卫生）装备质量验收报告。验收合格后（包括包装），采购方同供应方办理交接手续，交付的产品由供应方妥善保管并根据采购方要求（合同约定）组织发运。

卫生装备发运，首先由采购机构填写后勤（卫生）装备发运接收单有关项目，该单一式 6 份，第一联为存根，供应商存留并按此发运，其他 5 联在接装单位签章后，交订购单位、总后司令部、总后财务部、总后卫生部、接装单位各 1 份存查。接装单位收货验收后填制"物资到货验收表"并报送总后卫生部一式两份及采购机构 1 份。验收记录栏主要填写有无产品合格证，产品说明书和配件单；配件品种及数量是否与配件单相符；产品包装情况、外观质量和其他验收记录。

以上所要求的质量验收报告、装备发运接收单、到货验收表都是结算时所必需的材料，所以所涉单位应该认真办理，及时上送或函寄有关单位。

四、采购支付与结算

卫生装备采购资金的支付与结算遵循统一结算的原则，全部由总后勤部结算中心支付与结算。

1. 预付金支付 正式合同签订后，采购机构依据采购计划、采购合同、卫生装备主管部门开具的采购资金预付通知书，有关部门领导审签后，由结算中心按约定数额直接向供应商拨付。

2. 结算 合同标的按合同约定发运到接收单位后，由采购机构依据采购计划、采购合同及有关支付凭证（厂家发货票、质量验收证明、装备接收回执、资金结算通知书），交结算中心审核并直接向供应商支付全部合同货款。

年度终了或重大、紧急的卫生装备采购任务完成之后，采购机构应当向装备主管部门书面总结报告采购情况。采购机构还应在半年和年度终了分别填报军队物资采购综合统计表，按系统逐级上报。

第四节　售后技术服务

为保证卫生装备的正确使用，更好发挥装备的使用价值和使用效能，延长使用寿命，售后服务工作是不可缺少的。售后服务内容在签订采购合同时就应该明确。军队物资采购机构应该了解装备的使用情况，协调供应商做好售后服务工作。

售后服务工作一般应该包括专业技术培训、技术服务和勤务教材编写。

一、专业技术培训（接装培训）

对技术较为复杂、使用要求较高的卫生装备，采购机构应当依据合同约定，组织供应商为部队提供专业技术培训，一般采用办班的形式，组织者要认真做好培训计划，组织好教材，安排好操作演示和操作训练等必要的准备。上级主管部门向接受培训单位发出培训通知。采购机构和生产厂安排好会务工作和日程安排，培训班的一切安排应该紧扣接装专业技术培训这个题目，必要时可邀请卫生装备主管部门、研制单位和接装单位有关领导出席培训班，指导工作，以增强培训效果。培训班举办时间可以安排在接装前，也可在装备发放到位后举办，以保证培训效果和有利于讲解、演示和实际操作训练为原则，避免参训人员只能听讲，不能实地操作体会的弊端。

主办接装培训班，培训方和受训方要注意下列事项：

1. 明确培训的时间安排　通知发出的时间到培训报到时间的间隔，应该给受训单位留够研究选派人员、回执寄达和受训人员差旅行程时间，受训方应按时寄送培训通知的回执以便培训方做好安排。

2. 明确对受训人员的要求　在培训通知中除一般的事项如办班地点、报到时间、培训期限、参训人数外，特别要明确选派受训人员的要求，如文化水平、专业职务、专业知识、人员相对稳定性等，目的是为保证培训效果和日后合理使用装备。

3. 明确受训人员必携之物　如有些需要以接装单位驻地条件定标的装备，要求受训人携带的标本物或资料。

4. 明确培训教材　要求培训教材应是使用说明书细化，重点是装备的设计和工作原理、结构性能、各部连接及各部性能、安装调试、操作规程、误操作反应及危害、故障分析及排除、维修保养、安全注意事项等。整个教材要尽量求得既有科学性又有趣味性。

5. 搞好会务安排　会务安排应该注意周密性、紧凑性、条理性，特别是操作演练要组织好。对场地、动力、演练操作的装备等都需事先检查，做好充分准备，演练展开要有规有序。使每个受训者都有操作实践的机会，有的装备可以预先有意设置故障让受训者排除，以提高受训者使用装备的能力。

二、技术服务

装备发放到位后的技术服务，持续时间较长，内容包括装备保修期及超过保修期后在用装备的维修、换件等，其具体服务内容应依装备的复杂程度、精确度的不同分别确定服务内容，如安装调试、定期巡修、定期检验校正、在用装备追踪、根据配件寿命的更新换件、保修期内的维修和技术支持等。

三、卫生装备勤务教材编写

卫生装备勤务教材是卫生装备订购方组织编写的介绍卫生装备技术内容和操作使用方法，供部队勤务人员学习装备构造和勤务思想的基本依据。其载体可以是图书或声像材料。教材编写应该实现科学性与适用性的结合，语言明确易懂，含意确定，内容翔实，图文并茂，格式版式统一。

卫生装备勤务教材应该分门别类按品种逐一编写，每种装备的编写内容一般应有以下几个方面：

1. 装备的用途、战术技术性能与特点。

2. 装备的组成与构造详细介绍各部件、零件的构造和作用。机械类装备要有全貌图、部件图、部件装配图、动作关系图、附品工具图。电子类装备还要有工作原理图和电路图。

3. 工作原理详细介绍主要机构和整机系统的工作原理。

4. 调整调试详细提出调整调试的具体方法和技术要求。

5. 详细介绍安装、校正、撤收、操作程序、使用方法和注意事项。

6. 维护、保养和保管。

7. 一般技术检查和常见故障的排除。

思 考

1. 卫生装备的采购特点有哪些？

2. 卫生装备的采购方式有哪些？

第十三章　卫生装备维修管理

卫生装备和其他任何装备一样，由于设计、制造、部件磨损、老化等方面的原因，不可避免地会出现这样那样的故障。出现故障后，就要靠维修去恢复装备原有的性能。而要搞好卫生装备维修工作，就离不开现代化的管理手段。本章主要从卫生装备维修的组织管理、质量管理、经费、器材、维修技术资料的管理等方面对卫生装备维修管理工作加以论述。此外，计量检定工作也是确定卫生装备是否正常的一项必不可少的工作。由于我军卫生装备的维修和计量检定工作，无论从管理、人员等方面，还是从上到下都是由同一支队伍承担的，所以，本章也涉及了一些医学计量检定管理方面的有关内容。

本章所指的卫生装备的维修主要是指部队医疗卫生单位的卫生装备维修，有关医院的卫生装备维修只有在明确强调时才包含在内。

第一节　卫生装备维修的组织管理

一、卫生装备维修的概念

（一）卫生装备维修的定义

卫生装备维修包含卫生装备的（计量）检定和卫生装备的维修两大内容。检定是指由法定计量技术机构确定与证实测量器具是否符合法定要求的程序。卫生装备维修又包括维护及修理两部分内容。其中维护是指在保管、使用过程中，为保持其完好状态而采取的保养性措施。如调整，擦拭，除锈，紧固，上、换油，更换消耗件等。其目的是减少装备过早损坏，消除故障隐患。修理主要是指为恢复卫生装备的原有功能，对损坏或出现故障的卫生装备所采取的各项保障性措施。如更换元、器件，部件或电路板等。

（二）卫生装备维修的基本任务

根据我军装备维修工作条例的规定，卫生装备维修工作的基本任务是建立和完善适应军事斗争和装备发展需要的维修管理体系与保障力量，采用科学的方法和先进的技术，对装备实施有效的监控、维护、修理和技术管理，保持装备良好的技术状态，保障军队作战、训练和其他各项任务的顺利完成。

（三）卫生装备维修的意义

卫生装备品种繁多、结构复杂、自动化程度高、价格昂贵。因此，卫生装备维修是一项专业性、技术性、科学性及经验性都很强、涉及多学科的复杂的脑力与体力相结合的工作。搞好卫生装备的维修在平时可延长装备的寿命、延长淘汰与更新的周期，使装备处于良好的工作状态，提高卫生装备的利用率，提高其社会效益、经济效益及为广大官兵服务的水平。在战时，可以减少不必要的战斗减员，挽救更多的伤病员。医学仪器计量检定也是医药卫生建设的重要基础之一。只有通过计量/校准手段，才能保证卫生装备在研制、生产和使用的全过程中各项性能参数准确和统一。

因此，无论是维护修理还是计量检定，都是保证卫生装备正常运行而进行的不可缺少的技术保障性工作，都是很强的系统工程，也都是管理与技术的结合体。只有进行现代化的科学管理，才能充分发挥其作用。

二、卫生装备维修管理机构的设置及其职责

目前，全军卫生装备维修管理机构指总部卫生装备主管部门和军区卫生装备主管部门两级。总部卫生装备主管部门是全军卫生装备维修最高管理机构。根据有关装备维修管理规定，这两级管理部门职责如下：

（一）总部卫生装备主管部门

1. 拟制全军卫生装备维修工作的规划、计划和规章制度并组织实施。

2. 组织全军卫生装备维修保障和有关的管理工作。

3. 掌管全军卫生装备维修管理费，负责卫生装备维修管理费的标准制订、指标申请、计划分配和预算、决算，组织对卫生装备维修管理的监督、检查。

4. 会同有关部门组织全军卫生装备维修保障专业人员培训，组织全军卫生装备维修科学研究与改革工作。

5. 指导全军卫生装备维修器材工作。

6. 指导军区卫生装备主管部门及全军卫生装备维修业务建设，交流、推广卫生装备维修工作经验和技术。

7. 上级赋予的其他职责。

（二）军区卫生装备主管部门

1. 拟制本区卫生装备维修工作的规划、计划和规章制度并组织实施。

2. 组织本区卫生装备维修保障和有关的管理工作。

3. 掌管本区卫生装备维修管理费，负责卫生装备维修管理经费的指标申请、计划分配和预算、决算，组织对卫生装备维修管理的监督、检查。

4. 会同有关部门组织本区卫生装备维修保障专业人员的培训，组织本区卫生装备维修科学研究与改革工作。

5. 指导本区卫生装备维修器材工作。

6. 指导本区卫生装备维修业务建设，交流、推广卫生装备维修工作经验和技术。

7. 上级赋予的其他职责。

三、卫生装备维修技术机构及其职责

（一）维修技术机构

我军卫生装备维修及计量实行分级负责、阶梯支援、网络化保障。维修及计量技术机构均按三级设置。

1. 一级维修机构　包括独立设置的总部药品仪器检验所，和非独立设置的全军医学计量测试研究总站（中心）、大型卫生装备应用质量测试研究中心。在业务上接受总部卫生装备主管部门的领导。

2. 二级维修机构　包括独立设置的战区卫生装备主管部门药品仪器检验所，和非独立设置的医学计量测试研究站。业务上接受军区卫生装备主管部门的领导。

3. 三级维修机构　包括军区承担维修保障任务医院的医学工程技术科室，或非独立设置的技术保障单位。业务上接受军区卫生装备主管部门的领导。

对后方医院来说，本医院的医学工程科（室）也属于三级维修机构。医院的医学工程科（室）负责本医院内部的医疗卫生设备的维修。它接受本院医务处（部）的领导。

对医学计量检定工作来说，医学计量技术机构必须按规定经考核认可后，方可承担军队医学计量系统的量值传递任务，其印章由卫生主管部门所属的计量管理部门统一命名并颁发。

（二）维修技术机构的职责

1. 一级维修机构履行职责

（1）编制军队卫生装备的检验、测试、维修、检定等技术标准，制订业务技术管理规范。

（2）承担总部购置的进口、国产卫生装备的论证选型，完成指令性接装培训、安装、调试等任务。

（3）负责收集和传递国内外卫生装备的技术信息，开展卫生装备检验、检定、测试、维修等方面的研究和技术交流。

（4）负责驻地附近相关单位的卫生装备的维修。

（5）负责对全军卫生维修人员的继续教育，接收军队院校医学工程专业学员的实习，负责对二、三级维修机构进行业务指导和技术支援。

（6）参与军队卫生装备科研成果的技术鉴定。

（7）负责对全军卫生装备技术事故的仲裁。

（8）负责对全军卫生装备零配件的供应。

（9）上级赋予的其他职责。

2. 二级维修机构履行职责

（1）执行军队卫生装备的检验、检定、测试、维修等技术标准，制订业务技术管理规范。

（2）承担本区卫生装备的检验、检定、测试、维修和零配件的供应任务，参与卫生装备的选型论证。

（3）开展卫生装备的检验、检定、测试、维修等方面的研究，推广新技术、新方法；负责对三级维修机构进行业务指导和技术支援。

（4）承担本区直接购置的进口、国产卫生装备的检验。完成指令性培训、安装、调试等任务。

（5）负责本区卫生装备维修人员的技术培训。

（6）参与本区卫生装备科研成果的技术鉴定。

（7）负责对本区淘汰、报废的卫生装备的技术鉴定及卫生装备技术事故的仲裁。

（8）上级赋予的其他职责。

3. 三级维修计量机构履行职责

（1）执行军队卫生装备的检验、检定、测试、维修等技术标准与规范。

（2）承担所保障区域卫生装备的检验、检定、测试、维修等任务，积极应用新技术、新方法。

（3）负责卫生装备安装、调试以及使用人员的技术培训。

（4）负责对下级卫生装备维修人员的业务指导和技术支援。

（5）组织对拟淘汰报废的卫生装备的技术鉴定。

（6）上级赋予的其他职责。

一般来说，各级维修机构对其所保障范围内的所有团以上部队的卫生装备，每年至少进行一次维修和计量检定。

四、各级维修机构内部的设置及分工（具体职责）

（一）一、二级维修机构内部的专业设置及分工

一、二级维修机构应设置医学计量测试研究（总）站、医用电子、光学、生化、放射及综合仪器等专业维修室和零配件仓库。

1. 医学计量测试研究（总）站主要承担国家和军队规定的卫生装备检定标准的研究和技术监督，组织并实施医学计量的量值传递。

2. 医用电子仪器维修室主要承担心、脑电图机，监护仪，超声波诊断仪，超短波治疗机，磁疗仪，中、低频治疗仪，声阻抗仪器及其他电子类仪器的检验、计量检定、测试、维修。

3. 医用光学生化仪器维修室主要承担生化分析仪、血气分析仪、血细胞（计数）分析仪、离子计、酶标仪、尿液分析仪，各种分光光度计，各类显微镜及内镜等光学和生化类仪器的检验、计量检定、测试、维修。

4. 医用放射仪器维修室主要承担医用诊断、治疗 X 线机，CT，MRI 机等放射类仪器的检验、计量检定、测试、维修。

5. 医用综合仪器维修室主要承担医用制冷设备、呼吸机、麻醉机、体外循环机、离心机、口腔治疗设备，以及各类医用气压、液压、电气及机械等装备的检验、计量检定、测试、维修。

6. 零配件仓库用来存贮卫生装备的常用备件。

(二) 三级维修机构内部的专业设置及分工

三级维修机构及后方医院的医学工程科（室）有条件时，应下设医学计量室，医用电子仪器维修组，光学、生化仪器维修组，放射仪器维修组，综合仪器维修组和零配件仓库。各专业组的职责可参照一、二级维修机构执行。

一、二、三级维修机构均应制定有体现自己管理运行的质量手册及程序文件。手册及文件中应有各类管理及技术人员职责、权限，应有保密、安全、卫生等各项规章制度。

为了应付战争或其他紧急情况的需要，还可在一、二级维修机构设置"野战卫生装备维修队"。

第二节 卫生装备维修的组织和实施

卫生装备维修的组织和实施是装备维修的重要组成部分。它是从维修系统的总体出发，以可靠性作为维修指导思想，研究维修种类、维修方式、维修手段、维修设施和维修实施等有关问题的。

一、维修种类

从不同的角度，按照维修特点，可将卫生装备的维修分成不同的种类。

(一) 按维修的性质分类

按维修的性质划分，可将卫生装备的维修分为预防性维修和事后维修两类。

1. 预防性维修　是持续故障发生前预先对卫生装备进行的维修。其目的是预防故障，防患于未然。预防性维修又可分为定时维修和视情维修。

2. 事后维修　是指把卫生装备一直用到出故障而不能使用时才进行的维修。

(二) 按维修场所分类

按照维修场所，可将卫生装备分为送修和现场维修两类。

1. 送修　是将卫生装备送到维修单位进行修理。一般小型轻便及不怕震动的仪器适合采用送修方式。

2. 现场维修　是指维修技术人员到卫生装备使用场所进行的维修。大、中型卫生装备如放射设备、牙科综合治疗台，以及不适合搬动的仪器设备，如天平等，应以现场维修为主。

(三) 按维修的深广度分类

按照维修的深广度，可将卫生装备划分为大、中、小修3类。

1. 大修　大修是指对装备全面恢复性能的修理。对卫生装备来说，大修可将仪器主要部件全部解体（明显无故障无需保养处也可以不分解）进行全面检查，更换和修复全部不符合要求的零部件，对装备进行调整、校验。全面消除缺陷，恢复原有的准确度及技术性能，使各项技术指标达到或接近原有水平。卫生装备的大修通常由一、二级维修站承担。

2. 中修　中修是指对装备主要系统部件进行恢复性能的修理。实施装备中修时，一般将装备主要系统、部件完全分解、检查，修复和更换不合格的零部件，然后进行装配、调整和试验，使其达到规定的技术标准，同时对装备的其余系统和零部件进行规定的检查并排除故障。卫生装备的中修通常由二、三级维修站承担。

3. 小修　小修是指对装备使用中的一般性故障和轻度损坏进行的修理。实施装备小修时，一般要有限地拆开故障和局部损坏的有关部位，更换和修复个别有问题的零部件，使装备恢复到正常运转状态。小修通常由卫生装备初级维修人员、使用人员或本单位（系统）的其他技术人员承担。

需要说明的是，卫生装备的大、中、小维修的界限本来就不十分明显，再加上现代卫生装备一体化程度通常都比较高，尤其是 20 世纪 90 年代后期以来进口的电子类卫生装备仪器，生产厂家出于零调整、零维修的设计理念，大都实现了元、器件高度集成化和整机的一体化，除了外设附件及打印纸等消耗品之外，几乎没有其他可拆卸部件。所以，不少仪器只要一出现故障，就超出了基层所能解决的范围，即跨越了小修这一过程。这基本上代表了现代医疗电子仪器的一个发展趋势。

二、维修方式

维修方式是指维修工作进行的时机和类型。它可分为事后、定时和视情 3 种维修方式。

（一）事后维修

指仪器使用到不能使用，即出现故障时才进行维修。其优点是部件的工作寿命能得到充分的利用，维修工作量少，能最大限度地避免人为差错和早期故障。它适用于故障率不会随使用时间的增加而增高，或故障规律尚不清楚的装备。其局限性是对故障将会导致严重后果的维修项目不能采用此种方式。

事后维修是一种传统的维修方式。目前，我军的卫生装备大部分仍采用这种维修方式。不管是送修、请人修，还是维修小组下去巡修，基本上都属于事后维修。

（二）定时维修

指按规定的工作期限，不管设备的状态如何，到了规定的期限就进行预防性的定时维修。其优点是维修时间明确、便于组织计划实施。还可以发现早期故障萌芽，延长设备无故障工作时间及仪器的寿命，起到防患于未然的作用，有时甚至能起到事半功倍的作用。这种预防性维修是医疗仪器维修中非常值得提倡及重视的一种。它适用于故障率会随着使用时间的增加而增高的设备或其部件。其不足之处是针对性较差，有可能造成时间及费用的浪费。限于客观条件，这种维修形式在后方医院比较容易实行。

（三）视情维修

指根据仪器各部件的实际技术状况，通过不间断地观察或定期检查来确定维修的时机。这是在装备的技术状况劣化到规定的下限时，将其分解维修，而避免发生故障的一种修理方式。其特征是用状况检控技术定期地或连续地监控装备的技术状况，发现有故障征兆时立即维修。由于卫生装备种类繁多，又缺少相应的监控手段，这种维修方式目前在卫生装备的维修中开展还不普遍。

以上3种维修方式各有各的适用范围，究竟采用何种维修方式，应视具体情况而定。由于卫生装备的结构及原理不同，故对维护保养的要求不一样。如有不少生化类仪器，其电极、吸液管路、蠕动泵管、电磁泵橡胶碗、进水滤网、滤尘网等都需要定期维护保养或更换。再如离心机的碳刷需要定期更换，心电图机用的电极（帽）、B超的滤尘网需要定期清洁，牙科综合治疗机等仪器用的真空泵需要定期换油等。

对于计量检定来说，其检定方式一般是每年一次下到卫生单位进行定时检定。对平时送检来要求检定的仪器，应随时进行检定。

三、维修手段

维修手段是指用于卫生装备维修的各种工具、仪器、设备及软件的统称。它是实现适当的维修方式、贯彻正确维修思想的重要条件，是实施装备维修工作的物质技术基础，同时也是反映装备维修技术水平的一个重要方面。先进的维修手段不仅对提高维修工作效率、保证维修质量和节约维修经费有直接作用，而且对贯彻维修思想和选用维修方式也有重大影响。

维修工具设备按用途一般可分为手工具、检测设备、保障设备、修理工艺设备等类。每种均有通用及专用之分。

手工具是指检查、调整、分解、装配零部件所用的手用工具，如钳子、扳手、螺丝刀、镊子、剪刀、电烙铁及吸锡烙铁等手用工具。

检测设备是指确定装备技术状况用的测试、测量和诊断（仪器）设备。如三用表、示波器、频率计、逻辑笔、信号发生器、电路在线测试仪等。

保障设备是指供能、搬运、起重、保温和便于操作用的工具设备，如发电机、搬运车、空压机、电冰箱、氧气瓶、燃气瓶、巡修用汽车等。

修理工艺设备是指机加工、焊接、烘烤等用的机床，电焊机，电钻，烘、烤箱，以及浸油、抽真空设备等。

维修工具设备的软件是指控制用的电子计算机应用软件，如数值计算软件、过程控制系统软件、专家系统软件、杀毒软件等。

计量工作的检定手段就是其在检定有效期内的标准器。

四、维修设施

维修设施是指用于卫生装备维修的建筑物、场所及其配套的设备。它是卫生装备维修的物质条件，是军事设施的组成部分。通常分为通用和专用两类。通用设施是指厂房、维修场地、库房、维修设备等。维修设施通常应具备以下条件：有完成维修工作所需要的足够面积和空间，有相应的温、湿度，洁净度，防电磁，静电干扰，防汞污染、接地等作业环境。此外，还应有安全防护装置和消防设备，有必要的电源、照明、工作台、水源、气源、通讯联络设备等。

维修设施从管理上应建立健全相应的规章制度，并严格遵守；精心维护、定期检查，适时对维修设施进行技术改造与更新；建立、填写、保存好维修设施档案。

计量检定所需的检定设施与维修设施基本相同，但开展水银式血压计检定时，一定要有去除汞污染的设施。

五、维修及检定的实施

维修及检定的实施是指在正确思想的指导下，利用现有维修人员和维修手段进行维修及计量检定的过程。卫生装备维修及检定的实施目前有定期巡回维修、送修和请人来修3种方式。

各级维修机构每年应有计划地对自己保障区内（属于国家强制检定）的卫生装备进行一次巡回计量检定。如有可能，最好将维修与计量检定结合进行，这样可以给医疗卫生单位减少许多不必要的麻烦。

在巡回维修的过程中，尽量抽些时间，对正在用的比较贵重的卫生装备进行一次预防性检查及维修保养。必要时，对新更换的操作人员进行使用培训。这样做对延长卫生装备的使用寿命、提高装备的使用率、正确使用现有卫生装备会起到事半功倍的效果。

要做好每年的巡回维修，充分的准备工作是必不可少的。准备工作的主要内容有制订计划、确定人员、组织分工、行车路线及物资准备。物资准备包括计量标准器、维修工具、设备、零配件及记录表格等。在巡回维修结束后，还应及时进行总结。总结的内容应包括经验、教训、存在的问题、改进方法及措施等。

在两次巡回维修之间损坏的（又属经常使用的）卫生装备，若属小型装备，通常以送往维修单位修理为主。若装备比较笨重或不适合搬运，则以请上级修理单位或地方维修单位上门维修为主。

第三节　卫生装备维修的质量管理

一、维修质量的定义

维修质量是指待修装备通过维护和修理，使其恢复到规定指标的程度，即恢复其使用价值的程度。

维修质量管理是指维修管理部门为保证和提高维修产品质量，综合运用一套质量管理体系和方法所进行的管理活动。它是用一定的组织体系和科学的管理方法，动员组织使用、维修、管理及其他相关人员，在维修产品质量形成的所有环节上，对影响维修产品质量的各种因素进行综合治理，以达到最优质量、最低消耗和最佳服务，从而提供满意的卫生装备维修产品。

二、维修质量管理科学化的标志

（一）质量第一，部队满意

经维修后的卫生装备质量应符合标准，使部队感到满意。

（二）事前把关，预防为主

卫生装备维修质量管理的重点应从事后检查转移到事前把关上来。就是说，不要完全等到出了故障才去维修，能够提前预防的故障应提前预防；维修工作中不要等全部维修完毕才检验，而要把影响维修质量的有关因素控制起来，防止不合格产品的产生。

强调事前把关为主，并不排斥事后检查的作用。将维修后仍然不合格的装备挑出来报废或返工，对保证维修质量也是不可缺少的管理方法。

（三）数据说话，实事求是

数据是进行质量管理的科学依据。要想使维修质量管理建立在科学的基础上，就必须有反映维修质量问题的各种数据。用数据说话，就是强调把所有反映质量的事实数据化，用数据代替印象、感觉、经验来分析处理质量问题。实事求是的以客观的、准确的数据为维修依据，是维修质量管理科学化的显著特点。在质量管理过程中，应强调使用计划、实施、检查和总结的循环法进行科学系统的维修质量管理工作，不断提高维修质量。

（四）"三全"一体，综合治理

"三全"一体是指整个维修活动的全过程、全部门、全成员组成一个体系来进行质量管理。全过程是指在卫生装备的全寿命周期过程中的质量都要管起来，全部门是指有关单位协同起来齐抓共管，全成员是指使用、维修和管理的所有人员。通过上述三全一体，综合治理的方法来进行质量管理，才能使一般的质量管理步入全面质量管理阶段。

三、维修质量管理的主要内容

一般来说，维修质量管理应按科学化的要求，通过全过程的管理，把各个过程中影响维修质量的因素找出来，并进行控制，以确保维修质量。维修质量管理的主要内容包括装备设计过程的维修质量管理、制造和维修过程的质量管理以及使用过程的质量管理。但对于军队的卫生装备来说，由于绝大部分卫生装备都不是由军队设计和制造的，故对设计及制造过程的维修质量控制一般不予考虑，而只考虑维修过程的质量管理以及使用过程的质量管理。

（一）维修过程的质量管理

对维修过程的质量控制来说，应严格控制维修材料、维修设备、维修工具、自制的替代件以及零配件的质量。尤其对连接、焊接的可靠性，连接、焊接元件的正负极，器件的管脚顺序，替代件的主要技术参数，即使螺母的弹簧垫圈及垫片等任何一个细小环节不能有丝毫的马虎。

（二）使用过程的质量管理

使用过程的质量管理是指维修机构开展的技术服务、处理修理后出现的问题及装备的完好性调查等。其中开展技术服务主要是指组织卫生装备巡回维修小组到基层卫生单位传授卫生装备的使用、维护保养知识，解答有关卫生装备的技术问题、排除故障等。对基层反映的卫生装备的质量问题，应及时研究处理。如属操作不当造成的故障，应热情向他们传授正确的使用方法，预防类似的问题再次发生。如属维修不当造成的问题，应负责返修。对严重的质量事故，应到现场调查处理，并及时把情况向上汇报。对危及安全的装备，应暂停使用，请示处理。

四、维修质量管理的基础工作

开展维修质量管理必须有一定的基本条件，如质量管理教育、标准化工作、计量化工作、质量责任制和维修程序化等。这些都是维修质量管理的基础工作。

（一）维修质量管理教育

维修单位应经常开展维修质量管理教育。通过维修质量管理教育，使有关人员，特别是维修技术人员，重视维修质量，树立"质量第一"的思想。同时，还应加强维修人员的技术培训及基本功训练，提高其维修技能，掌握维修质量管理的知识。

（二）标准化工作

标准化不仅包括维修质量的技术标准，还包括维修质量管理的工作标准。如各项维修内容和程序、各个维修环节的协调、维修操作规定、工作时限要求、检查验收制度等，都应制定相应的标准。标准既要相对稳定，以便通过重复利用获得效益，同时又要定期修订，以便将先进的科学成果和实践纳入标准之中。

（三）计量化工作

计量化工作不仅包括对装备维修后的计量检定，还包括对维修过程中使用的量具、用具、测量用仪器仪表等按规定进行校准及计量检定，以确保其准确可靠。在过去，修理后的仪器是不用检定的。但在国家计量法颁布之后，这一观念也发生了转变。一般情况下，对于国家强制检定的仪器，在修理后，都应进行计量检定。检定合格后，才能够投入使用。

（四）质量责任制

建立质量责任制，就是明确规定各级维修机构的各个部门和个人在维修质量管理工作中各自的责任、权利和工作关系，以便做到按责办事、办事有标准可依、有记录可查，工作有检查，出了质量问题和纠纷能很快查出来，减少相互之间的内耗及扯皮现象。只有这样才能建立正常的维修工作秩序，调动每一个人的积极性，形成严密的质量管理体系。

（五）维修程序化

维修程序化是指在维修过程中要讲究科学性，即严格按照维修操作规定要求进行维修作业。维修工作过程安排要合理，工作环境要满足维修质量的需要，安全防护措施要落实。

五、修理程序

修理程序包括从接收待修装备开始，到卫生装备修理好后取走或交付使用的过程中应执行的各项程序。

（一）接修登记，了解检查故障现象

各专业维修室（组）接收到送修的装备后，接收人员应向送修人员详细询问故障现象及使用情况，并对装备作认真检查后，填写卫生装备维修登记表。对验收摘要，尤其是所带附件一项，一定要一件一件地对照着填写清楚，防止事后因交接不清而引起异议。

卫生装备维修登记表一式三份，一份交送修单位作领取凭据，一份交业务管理部门，一份自留作存根。

（二）制订维修步骤

维修人员接到负责人派修的故障装备后，首先应根据送修者的描述及检查装备时所呈现的故障现象进行分析，大致判断故障部位，并制定维修步骤。

（三）检查顺序

修理时应按照先外部后内部，先附件后主机，先管路、气路后电路，先直流（电源电压）后信号（通路）等顺序进行检查。

（四）拆卸

拆卸装备时，要养成良好的工作习惯，对拆下的螺丝钉及零部件应排放有序。对需要拔下的插头及焊下的引线等，应做好记录或记号，以免搞错，造成故障的扩大。切勿为了一时省事，造成事后无法收拾的结局。

（五）改装

对需要改装的卫生装备应首先由维修人员提出改装方案，报室主管领导审核，经业务部门批准后再行实施。未经批准，不能随便对装备进行改装。改装后的卫生装备的技术性能不应低于原装备的有关要求。改装内容应有详细记录，用以给将来再修理时作参考。

（六）故障的排除

根据装备的使用情况、以往故障史的了解以及对检查时所呈现故障现象的综合分析，综合利用观察、测量、分割、替代、信号输入、开路、短路等各种修理方法，查出故障部位或零部件。

对查出的故障件，最好用原来相同的规格或型号更换。如要用替代件，一定要查阅有关的手册或资料，使用功率、耐压、电流等主要性能参数都能满足要求的正品代换。故障排除后，应恢复仪器的原貌。

（七）修复验收

对修理后的卫生装备，应按照装备规定的技术要求，进行校准、调试，确保其技术性能的复原。有检测手段的，应检测、检查其相应性能，确信其合乎要求。属于国家强制检定项目的卫生装备，根据计量法规定，修理过后，一定要重新对其进行计量

检定。检定合格后，才能使用。

对修理好后经测试、检定合格的仪器，应填写卫生装备维修报告。卫生装备维修报告也是一式三份，一份给送修单位，一份交业务管理部门，一份自留作存根。对修理后也无法恢复其技术性能，或者不如更换新品更经济的装备，也不予修理。

（八）领取或交付使用

卫生装备修复后，应及时通知送修单位前来领取。领取时，应让领取人对仪器进行验收。领取人验收合格，在卫生装备维修报告上签字后，把装备交付领取人。在现场进行修理装备时，除了接收及领取两项程序可以省略外，其余步骤应采取与上述相同的方法进行。

（九）对不能修理的装备的处理

对缺少零配件或技术资料等原因无法修复的装备，可向上一级维修机构送修或请上级维修技术机构支援。也可以到原生产厂家或其专修点去修理。对没有修好的装备，让用户取回时，一定要将其恢复到送修时的原貌，并向送修单位解释清楚无法修复的原因。决不许在装备零零散散或缺东少西的情况下就让使用单位取走。

（十）不予修理的卫生装备

经技术鉴定确认达到或临近退役标准的卫生装备且修理起来难度较大或成本较高，可不按保障方式，即按40%供应经费，60%供应实物的方式。实物供应由卫生装备零配件供应中心承担。维修经费的使用必须专款专用。实物部分经费指标定额向全军卫生装备零配件供应中心请领。经费结余可以结转至下一年累计使用，但不得以任何方式将实物转为经费供应，以充分发挥好零配件保障和经费使用效益。

（十一）零配件的消耗登记

各级维修机构为联勤保障体系单位维修卫生装备时，凡属维修范围内的装备，所用零配件应填写零配件消耗登记表。如实填写好后，再分别由维修单位和被修装备单位盖章，最后按隶属关系逐级上报主管部门，作为领报经费或核销零配件的凭证。

六、淘汰与报废

对使用年限过长、仪器的综合指标下降的仪器，对修理后也无法达到使用要求的仪器，或经检查认为无修理价值或修理费用过高的卫生装备，可根据情况进行淘汰或报废。

一般来说，符合下述条件的装备应列入淘汰之列：

1. 对国家主管部门发布淘汰的仪器装备，应坚决进行淘汰。

2. 虽然尚能使用，但技术落后，性能较差，年完好天数在100天以下，未达到报废条件的装备，应列入淘汰之列。

3. 因缺乏零配件不能工作或机型过时，零配件筹措困难的装备，应列入淘汰之列。

4. 严重影响环境，不能安全运转或可能危及人身安全和身体健康，又无改造价值的装备，应列入淘汰之列。

另外，符合下列条件之一者，也可列为报废品：

1. 使用年限过长，装备的修理费用一次超过装备修复后价值的40%者。

2. 结构陈旧，技术明显落后，性能达不到要求，无法修复者。

3. 原新产品粗制滥造，质量低劣，年完好天数在50天以下，无法改装利用者。

4. 严重影响使用安全，能耗过大或造成严重公害者。

卫生装备淘汰或报废的要求及具体程序可参阅有关装备管理条例。

七、计量检定的质量管理

我军计量检定工作是按照GJB2725A的标准进行全面质量管理的。它对每位管理人员及技术人员都规定有相应的职责。对每位工作人员的各项工作的步骤，都有详尽的规定。这里对其不再赘述。

第四节　维修经费、器材与技术资料的管理

一、维修经费的管理

前面已述及，卫生装备的维修，可分为大修、中修及小修3种。维修经费也按大、中、小修实行不同的管理。小修保养费每年按"卫生装备小修保养费测算标准"直接发放到医疗卫生单位所在的部队，由医疗卫生单位自己决定使用范围。根据我军维修工作条例，小修保养费应专款专用，其他单位不得挪用、截留。否则，将受到纪律处分。大、中修经费按各单位承担的任务量，由总部拨向一、二、三级维修机构，作为它们的业务服务经费。

目前，我军对一、二级维修机构及区域性维修站的维修经费，实行经费与实物相结合的供应保障方式，即按40%供应经费，60%供应实物的方式。实物供应由卫生装备零配件供应中心承担。维修经费的使用必须专款专用。实物部分经费指标定额向全军卫生装备零配件供应中心请领。经费结余可以结转至下一年累计使用，但不得以任何方式将实物转为经费供应，以充分发挥好零配件保障和经费使用效率。

二、维修及检定器材的管理

（一）维修器材的管理

1. 维修器材的管理　维修器材包括上级配发和维修机构自购的各种维修设备及零配件。可按照以下内容进行管理：

（1）各专业维修室对自己的维修设备必须设有账目。

（2）贵重设备应按照有关卫生装备管理规定进行使用管理。如设专人管理或专管共用等，并按照有关卫生装备档案管理办法，设有仪器档案。

（3）工作人员调动时，其所使用及保管的维修设备应列入移交。

2. 维修零配件管理

(1) 对零配件应设有零配件仓库并设专人保管。

(2) 零配件仓库应实行计算机管理。

(3) 零配件仓库应制定有出入库规章制度并严格按出入库制度执行。在接收器材时，必须核对凭证、清点数量，验收合格后方可填写器材入库通知单，进行登账和上报。对验收不合格的维修器材，应当妥善保管并及时索赔或者办理退货事宜。

(4) 零配件在库内应按厂家、类别或型号分类放置，顺序排列，摆放整齐、稳固，便于清点和收发。每种配件应有清楚的标志。

(5) 库存维修器材应当建立账、卡、册。做到账物相符，登记、统计及时准确。

(6) 零配件仓库保管员应每季度对库存物品清点一次，做到无丢失、无损坏。平时应经常检查所保管物件的质量情况，防止霉变、锈蚀。

(7) 维修器材应当依据正式凭证发放，遇到特殊情况需要应急发放时，事后必须补办手续。发放器材应当坚持用旧储新的原则，防止储存期过长失效或者变质。

(8) 对已经淘汰的卫生装备的零配件和已经过期作废、无使用价值的零配件（含试剂），应在履行完报废手续后及时报废。

(9) 保管员工作变动时，应严格履行交接手续。

（二）医学计量标准器具的管理

医学计量标准器具的管理应按军队医学计量标准器具的管理细则执行。

1. 对于医学计量标准器具，未经上级计量管理部门批准，任何单位和个人不得随意拆卸和改装。

2. 在用的计量标准器具必须有合格证书及检定证书，并在有效期内使用。计量标准器具应在规定的时间内定期向上溯源。超过使用期限而没有向上溯源的计量标准器具应停止使用。否则，造成的后果由使用者自负。

3. 遇到计量标准器具的性能指标下降、需要降级使用的，应经负责组织考核的计量管理部门批准。

4. 各级医学计量技术机构的最高计量标准器具的废除，应向相应的计量管理部门提出申请，经审查批准后，方能终止使用。

三、维修技术资料的收集和管理

1. 维修技术资料的收集　由于医疗卫生装备的品种繁多，型号杂乱，有时相同种类的仪器可多达数十甚至数百种。维修工作常常是在边学习或边熟悉的情况下进行的。这就显得维修技术资料十分重要。在缺乏技术资料时，会使本来很容易解决的问题变得复杂起来。所以，收集维修技术资料也是搞好维修工作的基础建设之一，其重要性是不言而喻的。

作为维修单位，每年都应留出一定的经费作资料费。用于定购相关的专业杂志、购买相关书籍及参考资料等。在平时，就应注意对仪器的使用说明书、结构图、电路图纸等维修资料的积累。

2. 维修技术资料的管理　建立技术资料档案。对一、二级维修站，应设立自己的资料室，由专人负责或兼管。如对本站所订的各种专业杂志、购买的书籍、参加学术会议带回的论文集、所建立的特约维修站的技术资料等都应统一保管，制定相应的规章制度。对重要的技术资料或对仅有一份的资料，要复印后将原始资料存档。原则上原始资料不借人，只留其复印件供借阅或平时使用。无论何人，借阅技术资料时，均应实行登记。要防止公用资料私有化、人走资料空的现象发生。

档案管理人员变更时，主管部门的有关领导应监督交接，并在交接记录上签字。因为维修技术资料是卫生装备档案的一部分，对三级维修站及后方医院的工程科室，除了参照上述方法外，更主要的是要按照我军卫生装备档案管理办法的有关规定，建设并管理好本医院的卫生装备技术档案。

在有条件时，各级维修站也应对自己保障范围内的医疗卫生单位的卫生装备建立档案系统，实行计算机管理。该档案应对卫生装备的装备（启用）日期、工作状况、使用情况、保管人、计量情况、修理情况等实行动态管理，做到对自己保障范围内的医疗卫生单位的卫生装备心中有数。

思 考

1. 卫生装备维修管理机构有哪些，其职责是什么？
2. 卫生装备维修种类有哪几种，其具体内容是什么？
3. 卫生装备维修质量管理的主要内容有哪些？

第三篇

卫生装备分类管理

第十四章 医疗器械的分类及管理要求

医疗器械是医疗预防、战伤救治、疾病诊断、手术治疗、病理研究等业务技术活动中必不可少的工具。通常人们也称之"医疗设备""卫生装备"等。目前，医学领域里应用的各类医疗器械，其品种多达万余种。为了使众多复杂的器械在储存、保管和发放中达到统一，必须按其科学的分类和技术要求有条不紊地进行保管，这样才能使其在验收、保管、收发和运输过程中得以质量保证。

第一节 医疗器械的分类

根据医疗器材使用的消耗性质、经济价值和精密程度、医疗用途、保管要求不同可以用以下几种分类方法。

一、按使用的消耗性质分类

1. 卫生材料　此类多为一次性消耗用品，包括敷料、缝合材料、固定材料、X线胶片、牙科材料等。

2. 易耗损器材　系指在使用过程中容易损坏或只能使用几次的器材。如注射器、体温计、热水袋、针头、刀片、橡皮手套等。

3. 耐用器械　主要指可经久使用的基础外科器械、专科手术器械、麻醉复苏器械以及各种精密仪器和大型医疗设备。如高压灭菌器、X线机、显微镜、超声波诊断仪等。

二、按医疗用途分类

1. S 手术器械。主要包括基础外科和各专科手术器械以及手术器包。①SJ 基础外科；②SN 脑神经外科；③SY 眼科；④SH 耳鼻喉科；⑤SK 口腔科；⑥SX 胸腔心血管科；⑦SF 腹部外科；⑧SB 泌尿肛门科；⑨SC 妇产科；⑩SG 骨科；⑪SE 小儿科；⑫SQ 手术器械包。

2. JS 计划生育器械。

3. DE 注射、穿刺器械。

4. ZZ 中医及针灸器械。

5. YS 医疗设备。

6. HY 医用化验、实验室仪器。

7. C 诊察、检查器械。

8. FS 放射性设备。

9. LL 理疗设备。

10. TW 同位素设备。

11. QS 医用汽车。

12. WF 卫生防疫用器械。

13. P 医疗用品及材料（包括口腔科材料、缝合材料、敷料、橡胶、搪瓷制品）。

14. XS 兽用器械。

15. 医疗箱及成套设备。

三、按仓库保管要求分类

药材仓库医疗器材的保管分类，是根据器械的材料学性质、结构、性能及用途等进行分类的。一般分类如下：①敷料、缝合材料及卫生材料；②医用橡胶制品；③医用塑料制品；④玻璃仪器；⑤金属器械；⑥光学仪器；⑦医院设备；⑧一般诊察器械；⑨电气设备；⑩放射线与同位素设备；⑪电子治疗器械；⑫诊断、监护仪器；⑬人工脏器；⑭人体代谢仪器；⑮医疗箱与野战卫生装备。

四、按管理要求分类

医疗器械是使用于人体的特殊商品。有的医疗器械仅用于人体外部或开放的创口，甚至不接触人体，如手术器械、听诊器、手术衣、医用离心机等；有的作用于人体，诊断和治疗人的疾病，如体温计、血压计、光学内镜、脱脂棉和纱布等；有的需植入人体，用于维持患病机体的正常功能，如心脏起搏器、血管支架等。因此，不同的医疗器械需要有不同的管理要求，以确保医疗器械用于人体的安全性和有效性。从管理要求出发，可以将医疗器械划分为三类：

1. 第一类　通常常规管理足以保证其安全性、有效性的医疗器械。

2. 第二类　对其安全性、有效性应当加以控制的医疗器械。

3. 第三类　植入人体；用于支持、维持生命；对人体具有潜在危险，对其安全性、有效性必须严格控制的医疗器械。

第二节　影响医疗器械管理质量的因素

医疗器械在我军卫勤工作中起着很重要的作用。随着科学技术的发展，医疗器械的品种不断增多。技术复杂、结构精密、性能稳定、设计先进、使用安全可靠。因此说医疗器械是涉及医学、机械、光学、物理、化学、材料学、电子学、计算机技术等多学科、多领域的先进技术，是综合应用各种现代科学和工程技术的新兴交叉综合性产品。医疗器械的储存管理，由于所用的材料各异，在储存过程中，各种自然因素和人为因素都可使其质量降低，甚至会损坏报废。因此，管理人员要掌握各种医疗器械的性能，了解有关学科的知识，观察质量变化的主要现象。处理好影响质量的因素，是保管员的主要职责，也是确保医疗器械质量的可靠保证。

一、医疗器械的主要特性

（一）结构精密

医疗器械除了疾病诊断、手术治疗、医疗预防、战伤救治外，还是病源、病理研究不可缺少的技术手续，也是卫勤保障的物资基础。为此，医疗器械的精密度，要求十分严格，如测得数据不准确，超出一定范围，就会造成误诊，影响诊断的准确性，延误治疗。

（二）技术先进

高新技术、材料科学的发展，使医疗器械由原来的机械型向智能型发展。电子、激光、纤维光学、超声、核物理、电脑数字技术、射流技术与生物医学相结合，形成了生物医学工程。这种新技术的组合和综合应用，充分说明了现代医疗仪器的综合性与先进性。这为仓库储存提出了新的要求，要求保管员要改变观念、更新知识结构、充实保管理论与实践内容。

（三）安全可靠

医疗器械很多是直接接触或作用于人体上的器械。对接触人体皮肤、组织、体内的器械，对患者应无损伤、无痛苦、无过敏反应、无致病物质、无毒无害，要安全可靠，防误差影响诊断和治疗。因为医疗器械质量的好坏，对人们生命安全影响很大，所以保管人员在收、管、发过程中防止损坏是重要的关键所在。

二、质量变化的主要现象

医疗器械的材料不同，其质量变化的现象不同，损坏程度也不同。

（一）老化、变形

老化变形主要是橡胶制品和塑料器械，在储存过程中容易出现机械损伤和老化现象。老化的主要原因，是受外界温度、空气（臭氧）、光线（紫外线）以及在重金属的影响下，使橡胶、塑料分子中的双键氧化、断键、解聚等结构变化，使橡胶、塑料变硬裂缝，变软粘连，失去弹性。变形的主要原因是受外力的作用而致。在保管中包装较软，堆放过高，或因其他原因超过其本身所能耐受的拉力、切变力和压力而变形，并且不能恢复原来的形状。如橡胶、塑料弯曲，硬折延伸；金属器械的弯曲、延伸、缺口、卷刃等现象。

（二）锈蚀、生霉

金属材料构成的医疗器械，容易受周围介质影响，使金属表面造成化学及电化学的破坏，这种现象称为锈蚀，也叫腐蚀。金属在大气中如空气潮湿或受氧气的作用，金属被氧化生锈。金属的腐蚀分为化学腐蚀和电化腐蚀。

生霉，医疗器械的某些原材料适合于霉菌生长。例如，当储存的环境，温度、湿度又都适合霉菌生长时，就会造成光学玻璃仪器的光学镜玻璃生霉，大大降低清晰度。电子仪器某些部件表面生霉后，就会降低或失去光洁度。棉纤维织物生霉后变色发黄或出现斑点，还会降低强度。

医疗器械的锈蚀、生霉与温、湿度有直接关系，因此，在保管中要特别注意温、湿度的影响。

（三）伤损破裂

医疗器械在储存过程中，如保管不当，时间较长，受自然因素的影响，就会受到耗损。热、冻、振动是橡胶制品、皮革制品、塑料制品、精密仪器、灯管造成损失的主要因素。由于温度过低、过高、强烈振动，都会使灯管损坏，灯丝断裂、刀口磨损、卷刃变钝或打成缺口，镀层磨损生锈，精密仪器、衡量具测试不准，影响医疗效果和工作质量。

易碎医疗器械，在运输和保管过程中要防止人为因素造成的损失，玻璃仪器损坏不能恢复。因此，在自己的职责内一定要确保储存安全。

三、影响质量的主要因素

（一）内因

影响医疗器械的质量，内因是主要因素。因此，比如原材料的选用、电子元件的质量都会直接影响到整机质量。手术器械不锈钢要比碳素钢寿命长。制造工艺又是影响仪器质量的另一重要因素，一台仪器的外观、使用寿命、诊断的准确性、治疗的效果都与加工粗细、精密度有关。研制与设计水平是影响医疗器械质量的关键问题。技术是否先进，诊断是否准确、实用，性能是否稳定，结构是否合理、牢固，操作是否简便、灵活，这些都会影响到医疗器械的保管和使用。

（二）外因

医疗器械在保管过程中，很多外界因素都会影响其质量，如空气、温度、湿度、光线、声波、电磁波、振动等。空气中的氧、二氧化碳、氯化氢等有害气体可腐蚀金属，也可使橡胶、塑料老化变质。一定的温度、湿度能使金属生锈，精确度降低，有些还易变形，棉纤维生霉。光线可促进化学变化，加速氧化、还原、分解、聚合等作用。光学玻璃引起变色，X线胶片使银盐还原而报废。精密仪器怕振动，振动易降低精密度、耐疲劳性、弹性和韧性。医疗器械的保管应注意这些环境因素。

第三节　安全使用与防护

医疗器械在保管或使用过程中，不良的储存环境或使用不当及保管措施不妥都将使其产生不良后果。为了使器械保管好、使用好，本节介绍常见的安全防护措施。

一、电磁辐射与防护

电子仪器对外来电磁干扰特别灵敏。一定强度的电磁辐射可直接干扰和破坏电子设备的正常工作，使机内信息失误，机控失灵。强磁场辐射还可造成金属器件之间由于碰撞打火而使易燃易爆物质引燃爆炸。因此，做好电磁辐射防护是医疗器械保管与使用中必不可少的。

（一）电磁屏蔽

电磁屏蔽就是将电磁辐射限制在所规定的空间内，阻止其传播扩散。设备屏蔽体有严格要求。所有屏蔽部件都必须妥善进行接地。

（二）吸收防护

在微波源周围或环境四周铺设吸收材料或装置。目前，国产吸收材料主要是在各种塑料、橡胶、胶木、陶瓷等材料中加入铁粉、石墨、木材等研制而成。

（三）距离防护

根据射频辐射强度随距离的加大而迅速衰减的原理，在条件许可时，尽量保持一定的距离。

二、电击事故与预防措施

在仓库管理中，由于用电不合理，造成电路短路，线路过负荷，设备安装不合理，接触电阻大。或者因为电力设备质量低劣，而产生的电火花或电弧、静电放电产生的火花等现象。最后造成电击事故，损坏仪器或伤害人身，甚至引起火灾，造成重大损失。因此，必须采取有效措施，防止事故发生。

（一）防止电路短路的措施

严格执行电器安装的有关规定和维修规程，未经有关管理人员认可，不得进行安装。并注意以下几点：

1. 导线绝缘情况必须符合电路电压和工作情况的需要。

2. 在高温库房内，导线应带有适当耐热绝缘层。

3. 在有腐蚀性气体作用的房间内，导线应采取防腐蚀措施，或装在室外。

4. 潮湿房间内的电器设备，要有防潮措施，严禁水流到导线上。

5. 在总开关处应装设熔断保险器，其熔断电流应不大于电器设备或导线的最大安全电流，以防止电路短路时造成严重后果。

（二）防止线路过负荷

在线路负荷正常的情况下，就应该严格控制电量，为避免线路超载，就应去掉线路上过多的用电设备。

（三）防止产生大的接触电阻

必须将导线与导线、导线与电器之间连接处接牢固。

（四）重点电器应安装保险器

保险器的额定电流必须与被保护电器设备相适应。

（五）安装防爆电器设备

对储存易燃易爆物资的仓库，可安装防爆电器设备。

（六）其他措施

产生静电的容器、管道和设备，要有可靠的接触，以导除静电。有爆炸危险的场所，在进口处可放一块接地金属踏板，并将门把手接地，以导除人身所带静电。

三、医疗器械在搬运中的振动与防震

一些器械在搬运中会产生振动，这种振动除了影响其本身的寿命外，还会影响精密仪器的测试准确性。例如，一台分析天平，特别是百万分之一的分析天平，如果其周围有电机的振动，就很难保证其称量的准确性。因此，必须采取防震措施，保证器械质量。一是必须避免搬运中的振动；二是器械要与包装箱固定为一个整体，包装箱要坚固平整；三是安装机器的环境不要有振动源，且调整水平，并在坚固的平台上使用。

第四节　医疗器械在保管中应注意的问题

一、创造良好的保管环境

医疗器械牵涉到学科广泛、结构复杂、不同原材料制成的产品，其保管的条件不一样。高精密的仪器要求恒温恒湿。一般的器械及材料，温度应保持在5℃~25℃，相对湿度保持在70%以下。

二、包装是保证质量的重要手段

包装的好坏直接影响医疗器械在保管和运输中的安全和质量。由于医疗器械的性质、形状、规格和要求各异，包装的材料、方法、内外容器也不相同。泡沫塑料，因其可塑性、有弹性，并可按仪器的形状塑成内包装衬垫，广泛用于精密仪器、光学和玻璃仪器的内包装。某些复合材料，如铝塑薄膜，用来密封某些精密仪以防潮、防尘。玻璃仪器之间必须有弹性填充物隔开，防止振动与碰撞。某些有刃、尖锐的金属器械，应有保护其刀刃和尖锐部分的固定填充物，并保存在盒内。某些怕振动的仪器，如X

线机的球管在包装箱内应有弹簧固定，防止振动影响。

医疗器械的外包装多数采用坚固的木箱或金属箱、皮箱，并根据医疗器械的大小尺寸、形状规格设计制作。内部还要根据不同器械选好垫物，确保设备与箱子填充严实以保护器械的安全。

三、保管医疗器械中常用的措施

养护是保护医疗器械质量的重要措施。在仓库储存、运输及使用过程中，由于自然因素和人为因素的影响，其质量在不断地变化，为了防止和减少各因素对医疗器械的损坏，必须采用积极的养护措施。

金属器械的养护主要是防锈蚀。一般采用金属被覆法、油质被覆法、可剥性塑料被覆法、气相防锈法等。库房内应注意控制空气中的湿度和腐蚀性的有害气体。

对电子仪器或其他精密的医疗器械，如未开封的应按原密封存放，注意固定和防震，严密控制湿度和腐蚀性的气体侵害。如有开封的器械应经常通电、防尘，经常检查零部件的完整和性能状况。对橡胶及塑料制品类的医疗器械主要是防老化。除要控制温、湿度外，可采用撒滑石粉以防粘连。注意密封，减少与空气的接触，采用遮光措施以防紫外线的影响。对管型、袋形器械应存放在容量足够大的密器内，不能挤压、弯曲，避免互相或与其他锐器金属接触，以防硬伤。

思 考

1. 医疗器材有几种分类方法？

2. 器材在保管和使用中应注意哪些问题？采取的常用措施是什么？

第十五章　卫生材料的管理

卫生材料一般是指敷料、缝合材料和其他固定材料等，它在医疗、预防、战场急救中是一类必不可少的医用物资。

第一节　敷　　料

用于贴敷伤口、手术面、脓疡等部位，作为吸收脓血、渗出物、药液，防止细菌、异物的侵入，以及支持、固定、包扎、维持创伤部位等所用的材料，通称敷料。通常采用柔软、不易散落、吸水性强、能经受各种灭菌措施的纤维材料制成。其原材料分为棉纤维、化学纤维和其他植物纤维三类。

一、棉纤维敷料

（一）棉纤维的性质

1. 吸湿性　棉纤维是一种多孔性物质，有毛细管作用，具有吸湿性。在正常环境下，含水量为6%~8%，潮湿环境下可增至20%左右，环境温度增高，则吸湿性降低，温度超过105℃时，所含水分便全部蒸发。棉纤维的这种吸湿性能，成为吸水性敷料的优良材料，但给保管工作带来了不利因素，如湿度控制不当，会使敷料霉变，造成损失。

2. 保温性　棉纤维的纤维素是电和热的不良导体，孔隙内的空气也是热的不良导体，这样就形成了棉纤维的良好的保温性能。在医疗工作中利用棉纤维这种保温性能作为填充材料，以达到防寒、保温的目的。

3. 耐热性　棉纤维有一定的耐热性，可进行加热灭菌，但在水或蒸汽中加热到100℃以上时，棉纤维的牢固度会降低，多次长时间加热可使纤维素水解而变黄、发脆，温度越高水解越快。干热到120℃，棉纤维发黄，热至150℃变性会分解，热到250℃即燃烧。

4. 耐酸性　棉纤维的耐酸性较差，强酸能使纤维素分解、氧化而变质发脆。因此，棉织物遇强酸会被腐蚀；弱酸和稀酸在一定温度和时间的作用下可使棉纤维水解。

5. 耐碱性　棉纤维有较强的抗碱性能，热的强碱溶液对它有损害，但也是较慢的。稀碱液能够溶去棉纤维中的脂肪、蜡质及色素，增加棉纤维的吸水性。这种作用被用来制造吸水性敷料——脱脂棉、脱脂纱布等卫生材料。

6.耐氧性 棉纤维易被氧化，在空气中受日光长时间照射，可使棉纤维逐渐氧化失去柔软性、变黄、发脆，照射 950 小时其强度可降低 50%，氧化剂对棉纤维及其中的天然色素有氧化、破坏作用。因此，用氧化剂漂白棉纤维时，应控制好氧化剂的浓度、pH 值以及温度和时间等条件，以免损伤棉纤维的强度。

（二）常用敷料的类型

根据纤维材料的性能、用途，敷料可分为吸水性敷料、保护性敷料、支持固定敷料和综合敷料等四类。

1.脱脂棉 脱脂棉俗称药棉，由原棉经脱脂、漂白、洗涤、干燥、整理等工序制成。为适应野战要求，军用脱脂棉可压成小的规格（25g、100g 等）供应给部队。脱脂棉具有很好的吸水性，洁白、纤维柔软细长，易于分层、没有酸、碱等有害杂质，质量应符合卫生部制订的技术标准。

2.脱脂纱布 脱脂纱布是一种去脂的宽孔纱布，质地应该柔软，纤维不易散落，并具有吸水性。一般用 21 支纱织成，经纱与纬纱密度均为每平方厘米 12 根。其酸碱度、水分，易氧化物、炽灼残渣及吸水力等，均应符合卫生部制订的规定。

3.绷带 绷带是用以固定其他材料，压紧、保护或支持身体受伤部位的重要材料。一般用经济耐用的纱布、平布、绒布或弹性材料以及人造纤维布等制成。绷带的种类规格较多。

（1）绷带卷 是最常用的绷带。长度一般为 600cm 左右，宽度一般为 4~10cm 等数种。卷成紧密的圆筒形或压缩成长方形。

（2）三角巾 一般分为两种，大三角巾用 100cm 见方的平布，对角斜剪而成；小三角巾是将大三角巾对角斜剪而成。可用于头、胸、腹及四肢等部位。使用简便，适于急救及战伤救护用；也可作悬带、托手、臂等用。

（3）四头带 是常用的急救绷带之一。多用于固定头、胸、腹及膝上的敷料，一般用方形棉布两端剪开而成，常用规格是带身宽 10cm，带头长约 80cm。此外，还有用于身体特殊部位的丁字带和多头带。

（4）石膏绷带 是用上浆纱布使煅制石膏的粉充满纱布孔制成。目前生产的规格有 8cm×450cm、15cm×500cm 两种，用于固定骨折、关节或支持患病部位。石膏绷带的性能主要由硬化时间衡量，检验时将其竖立于 35℃~40℃温水中，全部吸水时间不得超过 2 分钟，而硬化时间不超过 12 分钟。石膏绷带或煅制石膏粉极易吸潮而失去凝固性，因此，在保管中应特别注意防潮，一般用防潮纸将石膏绷带包裹，然后置于密闭的铁筒中。

4.急救包 急救包是综合敷料。它是战场救护和平时创伤急救所必备的包扎材料。常用的有以下两种：

（1）绷带急救包 由 8cm×400cm 的绷带一条，纱布、棉花垫两块组成。其中一块为 10cm×12cm（内有脱脂棉 6g），穿在绷带上可以移动，以适合不同的伤口部位，另一块 16cm×16cm 的升汞纱布垫（内有脱脂棉 10g），固定在绷带一端。经压缩、灭菌，用防水纸包装。放一固定安全针，外包军绿色橡皮布。

（2）三角巾急救包　由三角巾和24cm见方的升汞纱布棉花垫，内装脱脂棉20g、原棉10g组成，纱布棉花垫固定在三角巾中间，折叠压缩灭菌，用防水纸包装后置一安全针，外用军绿色橡皮布。右上角砸成三角孔，以便夜间使用时撕开。

（三）棉纤维敷料的管理

棉纤维在保管过程中，常受温度、湿度、日光、氧气及霉菌等有害因素的影响，根据棉纤维的性质，采用科学的保管方法，将各种有害因素控制在一定条件下，以防止或减少敷料的变质损坏。

1. 储存环境　棉纤维敷料应储藏于干燥通风的库房内，相对湿度为60%~65%、温度25℃左右，环境湿度越大，敷料含水量也越多。在温度适宜的条件下，霉菌生长繁殖，使敷料霉烂、变质。敷料库房内应禁放酸、碱及易燃易爆物品，以免腐蚀或引起火灾。特别应重视采取防火、防鼠咬、防虫蛀等措施。储存敷料的橱柜、箱子等应保持清洁，并用浸过0.2%漂白粉溶液或其他防霉药液的抹布擦拭，以防霉菌生长。

2. 分类存放　根据敷料的类型及数量，应设置搁架、柜子、箱子等保管设备，分类储存。灭菌与未灭菌的应分开存放。灭菌敷料应注明灭菌日期，储存时间过久时应进行检查，证明无菌方可应用。露置在架子上的敷料应妥善盖好，防止污染。

3. 分装要求　大包装的敷料，分装时应注意环境清洁，搬运时禁止沿地滚动或用钩子钩挂，以免污染损坏。灭菌敷料禁止拆封，外面保持清洁，发出时必须检查包装是否完好。

4. 敷料保养　当敷料出现霉点或需要灭菌时，要注意科学保养。高温灭菌和长时间日光曝晒，是敷料损坏的另一个重要因素。因此，在热压灭菌时应禁止任意提高温度或延长时间，通常以120℃~126℃，30~45分钟为宜。洗涤后需要干燥的敷料，应予晾干或100℃以下烘干。

二、化学纤维敷料

化学纤维具有优良的物理、机械和化学性能，如强度高、相对密度（比重）小、吸水性低、保暖性好、耐磨、耐酸碱、抗虫蛀霉变等特性，加上原料丰富，在医疗保健领域应用范围日益广泛。

（一）化学纤维的性质

化学纤维是低分子化合物的单体经聚合而成的高分子化合物。组成高聚物的单体种类，单体数目可以千变万化，因而所得高聚物的结构、性能各不相同。现列表扼要介绍几种化学纤维的主要性能（表15-1）。

（二）医用化学纤维制品

1. 保护性敷料　化学纤维由于它具有纤维的优良性能，但透气性、吸水性差等特性，常用作覆盖伤口及手术部分，以隔绝外界的刺激和细菌感染，或防止涂敷药物的逸出和伤口干裂等。其种类及规格的选用可根据所用的部位及使用的要求来定。

2. 手术衣、巾等卫生材料　用锦纶制作的手术衣、帽和手术巾等卫生材料，由于易洗、易干、易消毒、重量轻、折叠后体积小等优点，最适宜野战条件下使用；还可制作手术帐篷，制液隔离帐篷等作为防灰尘、防污染用。

此外，化学纤维还可以用来制作人造血管、人工肾的渗透膜等。

表 15-1　几种化学纤维的主要性能

化纤名称	密度	吸湿率20℃ RH65	热性能	耐日光性	耐酸性	耐碱性	耐氧性	耐虫蛀及霉菌	可燃性
黏胶纤维	1.5~1.52	12.0~14.0	260℃~300℃ 变色	良	耐冷稀酸	耐弱碱	强	易生霉	/
聚酯纤维（涤纶）	1.33	0.4~0.5	软化点 238℃~240℃	好	耐酸	耐碱	一般	良好	可燃
聚酯纤维（锦纶6）	1.41	3.5~4	软化点 180℃	不佳	耐稀酸	耐碱	一般	良好	可燃
聚酯纤维（晴纶）	1.41~1.17	1.2~2.0	软化点 140℃~230℃	极好	耐酸	耐碱	一般	良好	可燃
聚酯纤维（维纶）	1.26~1.30	4.5~5.0	软化点 220℃~231℃	优	耐稀酸	耐强碱	一般	良好	可燃
聚酯纤维（丙纶）	0.99	0	软化点 220℃~231℃	不佳	耐非氧化酸	耐强碱	强	良好	可燃
聚酯纤维（氯纶）	1.39	0	软化收缩温度 60℃~90℃	良	耐酸	耐强碱	强	良好	难燃

（三）化学纤维的保管

化学纤维制品由于它们的优良性能，比棉纤维制品容易保管。一般储存在清洁、干燥、阴凉的库房内。除黏胶纤维制品以外，大多数化学纤维制品易发霉，一般应避免曝晒，不能用高压灭菌消毒，避开热源和易燃制品。具体制品应根据化学纤维的特性，采用不同的保管方法（表 15-1）。

三、纸质敷料（医疗用纸）

纸质敷料是用纸为原料的敷料，由于纸大多用植物纤维制造，许多性能和纤维相似，可用作代替部分棉纤维敷料。如用作吸水性敷料代替脱脂棉、脱脂纱布，制成复合烧伤敷料以保护创面，制成手术衣、帽、口罩、巾，以及传染病房用的床罩等。这种纸质医用制品均为一次性使用，既经济，又能节省处理的人力，更可以防止感染和传染，也适合野战条件下战伤救治用。

纸质敷料的保管与棉纤维敷料相同，主要是防潮、防霉变，应储于干燥、清洁、通风的库房内。包装严密以防污染。消毒过的纸质敷料不能拆开包装。使用后尽可能采用烧毁处理。

第二节 缝合材料

缝合材料是在各种手术中用作结扎血管，缝合皮肤、肌肉、内脏等组织的一种消耗性卫生材料。按原材料的不同性质，缝合材料又分为能被人体组织吸收和不能被人体组织吸收两大类。其中缝合材料中最常用的是羊肠线和丝线（图15-1）。

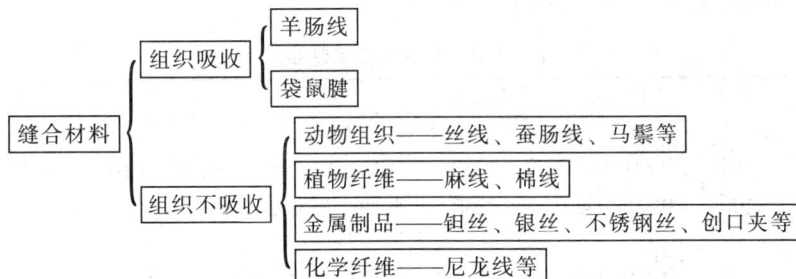

```
          ┌ 组织吸收 ┌ 羊肠线
          │          └ 袋鼠腱
缝合材料 ┤
          │          ┌ 动物组织——丝线、蚕肠线、马鬃等
          └ 组织不吸收├ 植物纤维——麻线、棉线
                      ├ 金属制品——钽丝、银丝、不锈钢丝、创口夹等
                      └ 化学纤维——尼龙线等
```

图 15-1 缝合材料的分类

一、羊肠线

羊肠线是用绵羊的小肠壁除去脂肪、黏膜及肠系膜后，经剖带、漂白、铬化、绞线、干燥、灭菌、封装入玻璃管等工序制成。羊肠线的主要成分是结缔组织和少许弹力纤维，用于人体后，经一定时间即被人体组织及体液吸收，不需拆线，不留异物。

（一）种类

羊肠线分为纯制与铬制两类。纯制羊肠线不经铬盐处理，其特点是体内吸收快，缝合于组织内4~5天即被吸收断线。铬制羊肠线是用鞣酸、甲醛液和铬盐等化学物品、药物加以处理而制成。其目的是减慢被组织吸收的速度，铬化的程度越深，在组织内被吸收的速度越慢。所以，铬制羊肠线又分为轻度铬制、中度铬制、高度铬制三种。不同羊肠线被组织吸收的速度见表15-2。

表 15-2 不同羊肠线被组织吸收的速度

种类	颜色	被组织吸收速度	
		断裂强度保持天数	完全吸收天数
纯制	淡黄	6	7~21
轻度铬制	淡棕	5~10	21~90
中度铬制	棕绿	10~15	90~180
高度铬制	棕黑	15~20	>180

依据不同的灭菌方法，羊肠线又分为可煮与不可煮两种（管外有注明），可煮羊肠线，管内用甲苯或二甲苯浸泡，这种液体不影响羊肠线的抗力强度，因不含水分，煮沸或高压灭菌时，羊肠不会变质。但这种羊肠线从玻管内取出后，应先用灭菌生理盐水浸泡5~10分钟，使其柔软后再用。不可煮羊肠线，管内浸泡液是95%的酒精，含有

水分，如用加热法灭菌，会使羊肠线水解变质，损坏抗拉强度。所以，玻管外壁的消毒只能用化学消毒液浸泡来灭菌。这种羊肠线从管内取出后，不必再加任何处理即可使用。

（二）规格

羊肠线规格较多，长度一般是 140cm，粗细以号码表示。我国医疗器械样本规定为 6/0 起到 6 号共 12 种，以适应缝合部位及组织性质不同而选用（表 15-3）。常用的规格是 3/0、2/0、0、1、2、3 号六种。精细手术及内脏缝合用的羊肠线，一般较细，并多连接无损伤性缝合针，共同封于玻璃管内。

表 15-3　羊肠线常见规格及用途

产品代号	号码	直径（mm）	最低抗拉力（g）	一般用途
PF03-23	000	0.241~0.318	1350	腺体、眼、神经、包皮、细小血管结扎
PF03-24	00	0.318~0.416	2250	腹膜、硬脑膜、肌肉、皮肤、皮下层、胃肠、小血管结扎
PF03-25	0	0.416~0.495	3150	腱膜、腹膜、硬脑膜、肌肉、皮肤、胃肠、子宫颈、血管结扎
PF03-26	1	0.495~0.584	4500	接骨、腱、腱膜、韧带、肌肉、皮肤、肠胃、子宫颈、血管结扎
PF03-27	2	0.584~0.673	5850	接骨、腱、韧带、肌肉、大血管、子宫体肌、子宫颈、有张力的伤口
PF03-28	3	0.673~0.762	7300	接骨、腱、韧带、有大张力伤口

（三）质量要求

羊肠线必须灭菌完全，粗细均匀一致，抗拉力应符合规定要求，被吸收断裂的速度应在规定期限以外，并不应有缩线、绞线、花线等缺陷。

1. 缩线　羊肠线在制造时，因灭菌前未充分干燥或甲苯等浸泡液内有水分，加热灭菌中水解变质，发生萎缩。有此缺陷的羊肠线不能使用。

2. 绞线　产生绞线的原因同上，但受损程度轻。绞线如较严重，抗拉力强度降低者不宜应用。

3. 花线　由于制造过程中，部分脂肪未除尽，铬化不均匀所造成。对抗拉力及吸收速度均有一定的影响，可能造成创口早裂等事故，不宜使用。羊肠线的质量除外观检查、规格检查外，必要时还应做灭菌生物检验。

二、缝合丝线

缝合丝线由蚕丝制成，是最常用的不被组织吸收的缝合材料。在缝合结扎之后，因不能被组织及体液吸收，须等创口愈合后再行拆除，不能拆除者留存体内。

（一）种类

缝合丝线分捻合（二股或三股）和编结两种。为了易与人体组织区别，成品又分为黑色和白色两种。按其性质又可分为硬质线与软质线两种。

硬质丝线在生产过程中经过上胶处理，线体光滑，不易缠结，无毛细血管作用，可防止细菌从间隙侵入，减少感染机会，且不粘连组织，可减少拆线时伤员的痛苦。

编结丝线，具有结构密致牢固，抗拉力强，延伸度小，表面光滑，缝合时溢血较少，打结时不易滑脱等优点。

（二）规格

缝合丝线的规格，可用不同号码表示，从 5/0~18 号分黑白两种共计 18 个号码。号码越大线越粗。旧的国产代号尚能表示其颜色和直径，如 FXH-S12 即为直径0.12mm 的黑色缝合丝线，FXB-S18 即为直径 0.18mm 的白色缝合丝线。包装规格有的用玻管灭菌包装，有的用纸袋，目前多用轴卷包装。

（三）质量要求

缝合丝线应均匀、纯净无杂质和污点，线团外表花纹应整齐，无毛边和线结头，黑线应无严重褪色。

（四）使用管理

丝线宜用煮沸灭菌，在沸蒸馏水中煮沸 10 分钟，时间过长会影响抗拉力。灭菌前应用纱布包好，以免同锅底接触而损坏。灭菌的丝线应一次用完，经二次灭菌的丝线，抗拉力已降低，一般不宜再用。

丝线应保存在通风干燥处，受潮会变色，硬质线失去光泽，变软及降低抗拉力。工厂负责期，从生产日起，白色为 3 年，黑色为 2 年。使用时应先进先出，用旧储新。

三、锦纶缝合丝线（尼龙线）

锦纶线是由聚酰胺纤维制成，很多性能与丝线相似。煮沸灭菌其抗拉强度不变，分为两种：一种是多绞辫的；另一种是单绞的，其抗拉强度及号码与丝线相同。

用途：缝合组织或结扎血管用，多用于缝合小血管或结扎止血。质量检验与缝合丝线相同。

思 考

1. 棉签敷料在医疗中的特点是什么？

2. 缝合材料分几种类型？

第十六章 医用光学仪器的
基础知识及管理

医用光学仪器是利用光的特性帮助医务人员检查人体组织病变及各种微生物或深入腔道诊治疾病。在教学科研和医疗工作中应用的光学仪器多种多样，范围非常广泛。由于光学仪器依赖其精密的光子系统来准确如实地反映疾病检查情况，因此，应特别注意光学仪器的维护和管理工作，否则光学镜片稍有霉斑或位移，就会妨碍其诊断和检验的效果，给工作带来不利的影响。

第一节 医用光学仪器

医用光学仪器是一种精密仪器，多系利用光的衍射来进行分析工作，其中全部由光学器械组成的仪器有显微镜、检眼镜、膀胱镜、折光计等；另一种光学仪器由电子技术组成的仪器，如分光光度计、比色计、电子显微镜以及各种激光仪器等。

一、显微镜

（一）简介

显微镜主要是用来观察不能直接观察的微小的组织细胞和微生物，故称为生物显微镜。按其原理和结构的不同可分为光学显微镜、非光学显微镜和光电结合型显微镜。光学显微镜是由光学透镜组成如生物显微镜、手术显微镜、裂隙灯显微镜等，非光学显微镜是采用电子技术制成。如电子显微镜等，光电结合显微镜是由光学和电子技术（录像技术、电视技术等）相结合构成。如摄影显微镜、电视显微镜等。就生物显微镜而言，根据用途又可分为普通型、特种型和高级型。普通型用于一般的观察和研究。特种型用于特种观察或在特定条件下使用。如暗视场显微镜用于观察细菌和螺旋体，倒置显微镜用于细胞培养、组织培养和微生物研究；相衬显微镜用于观察无色透明的标本；荧光显微镜利用标本发出的荧光来观察物体；投影显微镜可将物体投影在投影屏上供多人观察研究；立体显微镜可用来观察物体的立体像。高级型用于研究场合，如万能显微镜可满足诸多特殊用途。

(二) 显微镜的构造 (图 16-1)

显微镜的基本结构分为光学系统和机械系统两大部分。

1. **光学系统** 主要包括物镜、目镜、聚光镜和光源部分等。

(1) **物镜** 它是显微镜的主要部件，作用是将被检物体成像进行第一次放大，是决定物像清晰程度的主要光学组件。物镜装在转换器上，是由一组透镜装在金属筒内构成。在物镜镜筒外标有放大率，如 10×、40×、100× 等；焦距如 1.8mm、4mm、16mm 等；或镜口率如 NA1.35、0.65、0.25 等，镜口率越大，分辨力越高。

物镜还分为干燥系与浸润系。使用干燥系物镜时，透镜与标本之间以空气为介质，一般放大率低于 77× 都属此类。放大率高的如 90×、100× 等，因其焦距短，镜口小，光线通过玻片再受空气折射就散失于物镜之外，看不清物像，所以，必须在标本与透镜之间滴加与玻片折射率相近的液体（如柏油、液体石腊等），这样光线直接射入透镜，减少折射散失，故称为浸润系，又称为"油镜"，当然还有用水作浸润的称为水浸接物镜。

(2) **目镜** 目镜通常插在镜筒上，作用是将物镜放大后的像作进一步放大，使人眼能清楚地观察到标本。目镜有单目、双目两种工作方式。双目工作时使用两个相同的目镜。一般的目镜是由上下两块或两组透镜组成，下面的大透镜叫场镜，上面的小透镜叫接目镜，两块透镜之间有一个环状光栏，用来限制视场大小叫视场光栏。目镜分为惠更斯目镜、冉斯登目镜、平场补偿目镜、平场广视野目镜和其他特殊目镜多种。其中惠更斯目镜用得最多，平场补偿目镜一般标有"P"，国产也标有

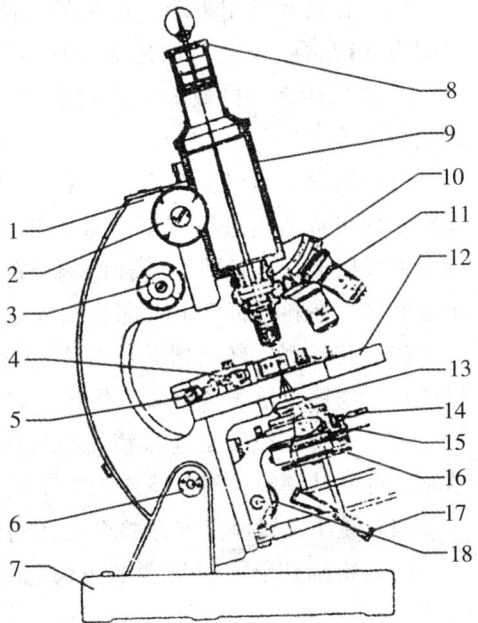

图 16-1 显微镜的结构

1.镜臂；2.粗动手轮；3.微动手轮；4.移动器的横向调节旋钮；5.移动器的纵向调节旋钮；6.倾斜关节；7.镜座；8.目镜；9.镜筒；10.物镜转换器；11.物镜（油镜）；12.载物台；13.聚光器；14.聚光器固定螺丝；15.可变光栏把手；16.滤光片架；17.反射镜；18.旋光器升降手轮

"PB"的，它与平场物镜相配用，属于高档目镜，目镜的放大倍率直接标示在目镜上，如 3×、5×、10×、15× 等，接目镜根据不同用途而有许多形式。

(3) **聚光镜** 聚光镜又称为集光器，装于载物台下，可作升降调节，作用是将反射镜或聚光照明灯的光线汇集成一束强光锥，以增加被检视物的照明度。聚光镜由两三块透镜组成，镶在一个金属框内，可用手调节。

(4) **光源系统** 光源系统用来供给照亮标本用的光线。显微镜所用的光源有自然光和电光源两种。对采用自然光的显微镜，其光源系统只有一个反射镜（又称为反光镜），它装在聚光器下面的镜臂上。反射镜有两个反射面：一面为平面；另一面为凹

面，可在水平和垂直两个方向任意转动。它的主要作用是改变室内光线的前进方向（凹面镜有一定的作用）使光线射向聚光镜。

使用电光源的显微镜，其光源系统由光源灯电路、光源灯、透镜、反射镜等组成。整个系统通常安装在灯座内。光源灯一般使用钨灯或卤钨灯。灯的功率从十几瓦到数十瓦不等。光源灯电路部分大都有光亮调节器。通过调节光亮调节器，可以改变投照在标本上光的亮度。

（5）其他　①滤光片：有些显微镜配有不同波长的滤光片供使用。使用滤光片后可以选择地滤除某些光线，使观察效果更佳。②载玻片和盖玻片。载玻片是用来承载样本的，盖玻片是用来覆盖样本的。两者一般是用长方形透明玻璃制成，标准盖玻片厚度为 0.17mm，载玻片厚度为 1.1mm。一般两者的长和宽分别为 45mm 和 26mm。

2. 机械部分　机械部分是用来固定光学部分及调节光学系统的机械和装入被检物的载物台等。

（1）镜筒　显微镜筒有直形和斜形。直形镜筒使光路在一直线上，镜筒根据人眼视距不同可以适当进行调整。斜形镜筒在镜头转换器上部有一个棱镜，将通过物镜来的光束折射而投入目镜。此种结构使用方便，因载物台呈水平状，作液态活体检查时，不会液滴。在斜形镜筒中大部分制成双镜筒，对检视物有立体感觉。

（2）转换器　转换器是由两个金属碟合成的转盘，连在镜筒下端，它有三四个孔以便装上物镜，便于转换放大倍数不同的物镜。

（3）镜臂　镜臂是连接镜筒与镜座的支梁，并便于提取。直筒镜依靠一个活动关节轴，可使其倾斜，斜形镜作为光距调节的活动部分。

（4）镜座　镜座是支撑整个镜体的底座。

（5）粗细调节　粗细调节由齿轮齿条啮合。细调节有各种方式（凸轮、斜盘等）组成。粗调载物台，为放置检视物，有固定式和可转动式之分，转动式为上下两块板组成，上面一块夹住标本，可作前后移动。某些镜台上制成带有刻度的标本移动器，作标本检测的距离测量用。

（三）显微镜的一般检验

显微镜的检查主要分规格检验、质量检验和性能检验。

1. 规格检验

（1）按装箱单或原始单据检查实物及全部附件是否相符。

（2）按说明书检查以下几项　①显微镜的牌号及型号；②接目镜放大倍数及数量；③接物镜放大倍数及镜口率；④接物镜的操作距离；⑤镜筒是单筒或双筒，斜筒或直筒，直筒是可抽出的还是固定的，双筒的筒身上所标的放大倍数；⑥载物台方形或圆形，标本移动器是否有刻度，可否拆卸；⑦光源是用反应镜折光或用电光源。

2. 质量检验

（1）检查机件各部是否完整及各部调节是否正常。

（2）接目镜以白纸置于灯光前作检查用的底幕，将接目镜倒转过来用放大镜（3~5倍）放于接目镜前，向光亮处用眼检视，并缓缓移转一周，从各个角度检查镜片是否有污染、尘土、霉点等。接目镜两头须细看。

（3）接物镜对霉点尘土等与接目镜检查方法相同。清晰度检查，可将标本片置镜台上，把低倍接目镜置镜筒内，校准光源和焦点距离，这时将接物镜从低倍转向高倍，逐个检查。检查油镜时，应用香柏油1滴，滴于标本片上，用油镜接触油面，从视野中可以决定油镜的清晰程度。

（4）集光镜面有无崩损、磨痕及脱胶现象。

（5）检查所有镜头的构造能否消除球面差和色差；在镜台上置一块空白的细胞计数板作检查标本，如在视野中见到血球计数板的线条和格子歪曲不直者，则是球面差没有完全消除。若在视野中有红、黄等光谱者，则是色差没有完全消除。如两者不影响使用可算合格，倘见到细胞计数板的线条成弧形，则球面差未消除，不能使用。

（6）双筒内棱镜的检查：两眼观察的物像应完全一致，视野清晰而不觉吃力者为合格。如双眼所观察的像好像有两个，或稍看久后有头昏眼花的感觉，则主要是棱镜有距差，校正后才可使用。

3. 性能检验

（1）物镜的检验　①标本观察法。用较熟悉的生物切片细菌涂片实际试验。检验物镜的鉴别率、清晰度等是否符合工作要求。②星点检验法。考察物镜像差校正程度，主要是球差。同轴度（中心慧差）及色差的校正情况是否符合要求。

（2）转换器的检验　①定位重复性。对同一物镜在同一位置多次定位，用标本观察其重复性。像的位置应无变动。②物镜转换后，希望原来在视场中心的标本像仍在视场内，变动的范围越小越好。

（3）光轴与载物台垂直度的检验　要求两者之间应垂直，如像面内产生单面清晰现象，则说明此部分几何位置未校正好。

（4）微调节机构空回的检验　使微调手轮按一个方向旋转调焦至清晰，记下微调手轮上指标读数；然后反向旋转看像面变化情况。如果旋转较大，像面没有变化说明微调机构存在较大的空回。当反向旋转使像面刚发生变化时即停止转动手轮，读取其数值，就可测出其空回的大小。

（5）调焦机构稳定性的检验　当调焦清晰后，在仪器周围施以适当的振动，如镜筒不自行下滑，像面仍清晰，即调焦机构稳定。

（6）调焦机构导向性的检验　在利用调焦机构对标本进行调焦时，如果发现像在晃动，说明导向不好，反之则优。

（7）齐焦性能的检查　将各物镜装在物镜转换器上，先用低倍调焦清晰，然后换至其他倍数物镜观察像面清晰情况的变化。如略有模糊，问题不大；如物镜变换后找不到像，连调焦方向都难以辨别，则说明物镜齐焦性能不好。

（8）双目镜应重点检查的内容　①两视场内亮度差异是否显著；②双像观象。

双像现象的存在会导致难以合像而感到头晕目眩（图16-2）。

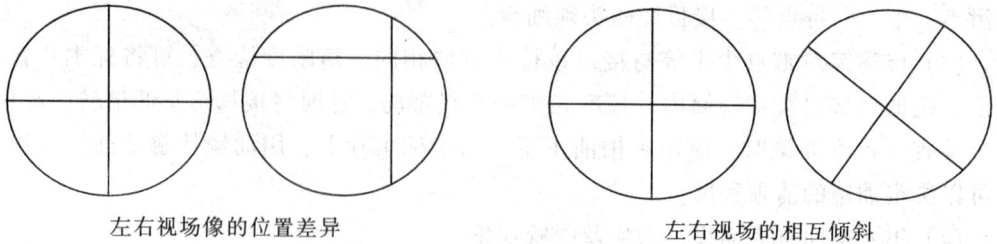

左右视场像的位置差异   左右视场的相互倾斜

图 16-2　双目镜视物的双像现象

4. 检查注意事项

（1）检查显微镜时要带白手套，以免手指直接触及机件，尤其是镜面更不能用手指触摸。

（2）检查场所四周应清洁干燥。在木箱中将显微镜和附件取出时，应先将显微镜和附件放在工作台的一边，同时把衬垫用的纸或木丝放在另一侧，防止附件随衬垫物一起丢失。

（3）用标本片检查镜头时，最好用 10cm×20cm 的绒布一块，在其中央开一小洞，套于镜筒上端，以防止检查人员在检查时从口鼻呼出潮气，使机件受潮。

（4）有些显微镜的接物镜如全部装在转换器上，从低倍转换到高倍时，需先操纵粗调节器使镜筒略微升高（若镜筒是固定式，可将载物台下降）而后转换，否则高倍接物镜（或油镜）会碰到载物台，容易使接物镜镜片碰坏。

（5）有灯光设备的显微镜，在检验各种镜头时，应打开灯光设备才易看出镜头上的霉点或亮点。

（四）机械装置故障的排除

1. 粗调部分故障的排除　粗调的主要故障是自动下滑或升降时松紧不一。所谓自动下滑是指镜筒、镜臂或载物台静止在某一位置时，不经调节，在它本身重量的作用下，自动地慢慢落下来的现象。其原因是镜筒、镜臂、载物台本身的重力大于静摩擦力引起的。解决的办法是增大静摩擦力，使之大于镜筒或镜臂本身的重力。

对于斜筒及大部分双目显微镜的粗调机构来说，当镜臂自动下滑时，可用两手分别握住粗调手轮内侧的止滑轮，双手均按顺时针方向用力拧紧，即可制止下滑。如不奏效，则应找专业人员进行修理。

镜筒自动下滑，往往给人以错觉，误认为是齿轮与齿条配合的太松引起的。于是就在齿条下加垫片。这样，镜筒的下滑虽然能暂时止住，但却使齿轮和齿条处于不正常的咬合状态。运动的结果，使得齿轮和齿条都变形。尤其是垫得不平时，齿条的变形更厉害，结果是一部分咬得紧，一部分咬得松。因此，这种方法不宜采用。

此外，由于粗调机构长久失修，润滑油干枯，升降时会产生不舒服的感觉，甚至可以听到机件的摩擦声。这时，可将机械装置拆下清洗，上油脂后重新装配。

2. 微调部分故障的排除　微调部分最常见的故障是卡死与失效。微调部分安装在仪器内部，其机械零件细小、紧凑，是显微镜中最精细复杂的部分。微调部分的故障应由专业技术人员进行修理。没有足够的把握，不要随便乱拆。

3. 物镜转换器故障的排除　物镜转换器的主要故障是定位装置失灵。一般是定位弹簧片损坏（变形、断裂、失去弹性、弹簧片的固定螺钉松动等）所致，更换新弹簧片时，暂时不要把固定螺钉旋紧，应先作光轴校正。等合轴以后，再旋紧螺丝。若是内定位式的转换器，则应旋下转动盘中央的大头螺钉，取下转动盘，才能更换定位弹簧片，光轴校正的方法与前面相同。

4. 聚光器升降机构故障的排除　这部分的主要故障也是自动下滑。排除方法如下：

（1）直筒显微镜聚光器的升降机调整时,一只手用双眼螺母扳手插入手轮端面上的双眼螺母内，另一只手用螺丝刀插入另一端的大头螺钉槽口内，用力旋紧即可制止下滑。

（2）斜筒显微镜聚光器的升降机调整时，首先用螺丝刀把双眼螺母中间的驻螺退出1~2圈，轴承垫圈是与驻螺压紧配合的，因此，也会跟着它一起退出，并脱离齿杆的端面。然后，用双眼螺母扳手把双眼螺母向调节座旋进。同时，用另一只手转动手轮，进行试验，直到升降机构松紧合适，又能停留在任意位置上时，才停止双眼螺母的旋进。最后，再把驻螺旋入，使轴承垫圈接触齿杆就行了。

（五）显微镜的保管

1. 防止在阳光下直接曝晒，因为显微镜是由金属支架和玻璃透镜组成，金属与玻璃或者玻璃与玻璃的结合多为树脂黏合，由于两种物质的吸热性质与膨胀系数不同，在直接曝晒的情况下有脱落的可能。树脂遇高热则变软或熔化，可使透镜脱落或分离。

2. 不能将药品与显微镜放在一起保管，特别是挥发性药品（碘片、酒精等）和酸类（盐酸、硝酸、醋酸等），对金属和玻璃均有侵蚀作用，至于其他药品也应尽量与显微镜分开保管。

3. 在使用时要避免试剂沾污显微镜支架和透镜。如有液体或试剂沾污金属支架时，可用柔软棉布擦拭支架，对透镜则用拭镜纸、麂皮或用木梗卷上脱脂棉蘸二甲苯少许擦拭，擦拭时注意以下几点：①不宜多用二甲苯久擦，以免二甲苯溶解树脂；②擦拭时应按圆的直径擦拭，不应顺圆周弧形擦拭，如擦拭时划出伤纹，其直线条纹较圆形条纹对光线通过的影响小，对观察影响也要少些；③擦拭反光镜时不可用二甲苯，因二甲苯可使反光镜镀银面变混浊，影响观察，可用少许无水乙醇擦拭。

4. 接目镜平时不必取下，以免尘土落入镜筒；如有尘土落入镜筒，可用皮老虎、橡皮球吹除，或用黄狼毛笔刷掉。

5. 齿轮、齿条及滑槽上面的油脂，日久有尘垢或硬化，影响机械部分转动，可用二甲苯将油脂及蜡质除去，然后擦上少许无酸动物油脂或无酸凡士林。虹彩光圈也可按此法处理。

6. 存放于干燥无尘处。箱内及盒内应加硅胶或无水氯化钙等吸湿剂。

7. 在运输时应把接目镜与接物镜取下装入特制的盒子内固定。镜筒口用纸包裹固定于箱内。箱内衬垫牢固，箱外注明"轻拿轻放"及"精密仪器"等字样。

二、检验用光学仪器

检验用光学仪器的种类很多，这里重点介绍以下几种。

（一）折光计（屈光计）

折光计是用来测定物质折光率的光学仪器。折光率是物质的一种物理常数，当物质混有其他杂质时，折光率将随之改变，可用作物质纯度、浓度等的测定。测定折射率时在折光计的视野中所看到的半亮半暗的现象，是由于光线透过被测物质时所形成的临界角所致，所以，在测定时必须将明暗分界线调节在视野十字交叉线的交点上，此时的折光率可由其已知临界角测得。

1. 折光计的构造（图16-3）

（1）镜筒部分包括镜筒，内有补偿棱镜、物镜、目镜及一片交叉发丝圆片。

（2）棱镜部分包括两块高折光率的铝制玻璃阿米西棱镜1与2。前者为光面的主要折光棱镜。后者为磨砂面的辅助棱镜，用以盛放检晶。上下两棱镜复合时，中间有 0.1~0.15mm 空隙。两块棱镜接触面的金属柜上刻有凹槽一条，便于滴入挥发性检品，棱镜四周围有流水循环的金属槽，借橡皮管与恒温水槽连接以调节温度。金属槽旁有一大孔，可插入小型温度计。

（3）扇形部分中的刻度尺柄（与镜筒有一平行轴连接），能前后移动。刻度尺上面，刻有在 20℃ 时钠辫线照射的折射率数字（一般为 1.3000~1.7000），并附读数放大镜，旁有一转动器，旋转时刻度尺前后移动。

（4）反光镜可使光线充分射入两块棱镜内。

（5）金属盖是用来遮盖棱镜前方的透光圆窗。

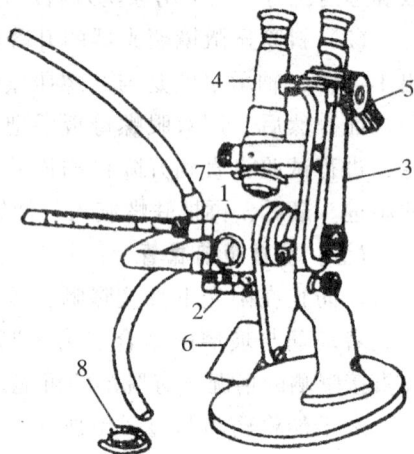

图 16-3 折光计的构造

1.光面棱镜；2.受光棱镜；3.刻度尺柄；4.镜筒；5.刻度尺；6.反光镜；7.补偿棱镜；8.金属盖

2. 折光计的检验与维护保养方法

（1）折光计的检验 ①每具折光计必须有使用说明书。②各个棱镜、接物镜、接目镜及反光镜均应清晰，无水泡无发霉现象。③温度计装在金属套管内，不应松动。④刻度尺读数清晰，转动旋钮灵活无阻塞。

（2）折光计的维护保养方法 ①保持整个折光计的整洁，每次使用完毕均须清洁。②滴加检品时，可上下移动棱镜位置，使检液展布在镜面上。必要时可用圆头玻棒来完成。但切不可将玻棒或管的头部撞击棱镜面，以免损伤镜面。同时不能用粗糙的纸擦拭镜面，须用擦镜纸或洁净脱脂棉花擦拭。③使用完毕后，在镜面上均需用二甲苯或丙酮淋洗或轻轻擦净。④若有检品流出，凡沾有之处，均需用丙酮或乙醚拭净。⑤禁用酸性的乙醚擦棱镜，不得测定强酸、强碱或有腐蚀性物质的折射率。⑥校正用玻块应保持完整，绝对不可碰击以免损伤。⑦折光计应在一定期限内（每隔3个月）校正之。⑧折光计必须放置于光学仪器专用房间内干燥通风处。

（二）旋光计

旋光计是用来测定物质旋光度的仪器。某些具有旋光度的物质，当它混有杂质或浓度发生变化时旋光度也随之变化，可根据测定旋光度来判断物质的纯度或浓度。旋光计有目测读数和表计指示读数两种类型。

1. 旋光计的构造　常用的旋光计有圆盘式旋光计、米盖尔立赫型半影式旋光计和垂直镜筒三角影式旋光计等。下面重点介绍圆盘式旋光计的构造（图16-4）。

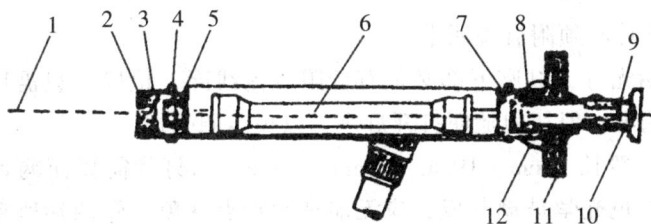

图16-4　圆盘旋光计构造图

1.光源；2.聚光透镜；3.滤光器；4.起偏镜；5.双石英玻片；6.检测管；
7.检偏镜；8.接物镜；9.接目镜；10.放大镜；11.刻度盘；12.调节旋钮

（1）光源通常用黄色的钠光灯，向聚光透镜衍射使光线能够集中。当钠光线通过起偏镜时，就会被分解成不同波长的偏振光平面，并通过旋光物质达到检偏镜旋转调节旋钮使各种不同波长的偏振光平面一部分被吸收或被旋转了方向，只有一束偏振光线通过检偏镜，所以要采用单一的黄纳光，如果没有钠光灯作光源，在钠光灯罩内可以装一只白炽灯泡，由滤光器把光线滤过，则又可成单一的黄色光线。两种灯泡都能随时更换，不必把灯光距离重新调整。

（2）双石英玻片由左旋石英和右旋石英各一片组成，在它们垂直边沿上的切面处把它切并互相重叠着粘合起来，光线通过起偏镜后，由于双石英玻片具有旋光性，使偏振向左、右各旋转一个相等的角度。

（3）当旋转调节旋钮使检偏镜旋转，刻度盘读数指示于零位时，若把检品装于检测管并置放于镜筒内，通过接物镜和接目镜，从视野中将能看见当中部分为较晦暗的光，而左右两部分则为相等明亮的光，即为偏振光尚不能通过检偏镜。如再旋动调节旋钮进行精确测定，在视野中能看见三个部分都是相等明亮的光，即偏振光已能通过检偏。

（4）检测管是乳白玻璃长管，用以装入检品。根据检品的不同性质采用不同长度的管子，管子长度一般为15cm、19cm和20cm。管子两端用金属或塑料的螺丝帽盖住，帽内衬有橡皮垫圈以保护玻管两端的覆盖玻璃片，玻管上有突出部分，便于装入液体检品时所产生小气泡作隐蔽之用。

（5）检偏镜用一块可转动的尼科尔棱镜做成，它所旋转的角度，可由刻度盘上读出。在它本身的晶轴和起偏镜的晶轴平行时，刻度盘所示读数应为零度。

（6）接物镜和接目镜是由普通透镜组成，与刻度盘相连。

（7）刻度盘为圆盘形的金属盘，左右两侧各划分有 180 等份（即 180°），并附有游尺。该游标尺刻有从 0 至 10 的标线，每一标线相等于 0.5 旋光度。刻度盘的面，左右两方面各开一肾形的窗，在接目镜的镜框上，左右两旁装有一读数放大镜，以便阅读旋光度。

（8）镜筒用轻金属制成，装于圆形底板的支柱上，镜筒头部稍斜向下方并朝着光源，成为倾斜式，以便于工作者坐着操作。

2. 旋光计的检验与保养

（1）每具旋光计必须附有说明书。

（2）如附有纳光灯，灯座下部必须有低阻抗流线圈，检验时只需用万用表测量其通电与否，是否漏电，但切勿随便打开灯座，以免线圈受损。

（3）检测管一般长 15cm、19cm、20cm、22cm，随订货需要而购置，但应有备用管。检测管用乳白色光学玻璃制成，应无崩裂和霉点现象。管两端所粘的金属或塑料圈不应松动和脱胶。

（4）覆盖玻璃片是用石英玻璃制成，薄而脆。边沿及表面应光滑无崩缺和霉点。

（5）棱镜清晰无霉、无水气，否则从视野中可以观察出有异物遮蔽某一视野部分。

（6）接目镜检验与显微镜的接目镜检验方法相同。

（7）旋光计必须放置在特制木盒中，避免意外损坏和灰尘污染；并置于光学仪器的专用房间及干燥处；绝不可在酸、碱、潮湿的试验室中使用；不应放置于高温炉和水槽旁。

（8）旋光计所用的检测管是由玻璃管两端镶以金属（或塑料）螺丝而成，故每次洗涤后，切不可置烘箱中干燥，因玻璃与金属（或塑料）的膨胀系数不同，易造成折裂，故用后应晾干或以乙醚处理使之干燥。

（9）检测管及其配件使用后，特别在盛放有机溶液后，必须立刻用蒸馏水洗涤，避免两端衬垫的橡皮圈因接触溶剂而发黏。洗净干燥后，可在橡皮圈上撒些滑石粉，用纸包好保存之。

（10）检测管两端的覆盖玻片是光学玻璃，必须用擦镜纸小心拭擦，以防磨损。洗涤处理与检测管相同。

（11）钠光灯切勿随便拆下，以免损坏。使用一定时间后，应与新的钠光灯比较，以免误差。

（12）纳光灯泡使用时间不宜过久（约 2 小时），在连续使用时，不宜经常开关，以免影响使用寿命。

（13）仪器中各零、配件在使用完毕后，应仔细检查，收拾干净，放回原处。

（三）光电比色计

光电比色计是通过对溶液颜色深浅的比较来确定有色溶液的浓度，从而对溶液中所含物质进行定量分析的仪器。它是根据各种物质透光度的不同，使用不同波长的光线通过物质后有一部分被吸收的原理设计而成。由于光电技术的发展，现在许多比色计都以光电原件为接收器，采用微电子计算机自动处理所测得的数据自动记录并打印报告结果。

在医学生化检验方面光电比色计可用于测量血红蛋白、黄疸指数、蛋白质、氨基酸等许多生化指标，为诊断疾病提供可靠的依据。因此，光电比色计在各类医院中广泛应用。

1. 光电比色计基本结构　用光电池或光电管等光电转换元件作检测器测量有色溶液的透射比或吸光度，求得物质含量的方法叫光电比色法。用此方法设计的仪器叫光电比色计。一般的光电比色计由以下几个部分组成，其方框图见图 16-5。

光源发出复合光经滤光片滤除后变为近似单色光。此光通过比色皿时被比色皿中盛放的样品液吸收一部分，然后照在光电检测器上，光电检测器将其光信号的强弱转变为电信号的大小，最后由显示部分将测量结果显示出来。

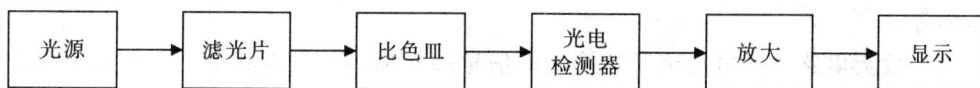

光源 → 滤光片 → 比色皿 → 光电检测器 → 放大 → 显示

图 16-5　光电比色计方框图

（1）光源　在可见光范围内常用的光源有钨丝灯和卤钨灯。①钨丝灯：钨丝灯是可见光区和近红外区最常见的热辐射源，其波长范围在 320~2500nm。钨丝灯靠电能将钨丝加热至白炽而发光，特点是结构简单，价格便宜，寿命长，可工作 1000 小时以上。缺点是点燃时钨丝灯不断向外蒸发钨分子，温度高蒸发快，使灯丝变细寿命缩短。更重要的影响是蒸发出的钨分子沉积在灯泡内壁上，越来越厚，使灯壁发黑无法使用。使用卤钨灯可解决这一问题。②卤钨灯：卤钨灯是在钨灯中加入适量的卤素或卤化物（如碘钨灯内加入纯碘，溴钨灯中加入溴化氢）而制成，又称为钨卤素灯或卤素灯。其灯壁多采用石英或高硅氧玻璃。卤钨灯有发光效率高、寿命长（可达 2000 小时以上）、体积小的特点。

（2）滤光片　滤光片又称滤色片。其作用是控制波长或能量的分布。即只让一定波长范围内的光通过，而将其余不需要的波长的光滤掉。滤光片通过的波长范围越窄，透过的单色光越纯，说明质量越好。常用的滤光片有吸收滤光片、干涉滤光片、复合滤光片等。

（3）比色皿　比色皿又叫比色杯、比色池、比色槽、吸收池等。用途是盛装比色分析时的样品液。在可见光范围内，比色皿常用无色光玻璃或透明塑料制成。在紫外区常用石英玻璃制作。比色皿的形状一般为方形，圆形较少，此外，还有流过比色皿、微量比色皿、可拆卸比色皿以及盛装气体的比色皿。由于比色皿主要是采用盛装各种化学溶液，所以，必须有良好的透光特性和较强的耐腐蚀性。

国际上规定，液层厚度（即内径）为 10mm 的比色皿为标准比色皿。应该注意的是，每台仪器所配的比色皿是成套的，所以，两台仪器之间所带的比色皿不能混用，否则会有较大的测量误差。在同一测定中所使用的所有比色皿的光径（内径）必须一致。检测比色皿的方法是：在各比色皿中放入相同有色溶液，然后将比色皿放入仪器中，在某个规定的波长下进行测量，在其他条件不变的情况下，读出透射比误差应小于0.5%，否则说明误差太大，不应使用。

使用注意事项：①比色皿内壁和透光外壁应注意清洁，不能用硬质纤维擦或用手去摸，以免擦伤或沾上手汗。其不透光的两壁是供取放用的。不透光的两壁被磨成毛沙面或其他不透光面，以示区别。②使用比色皿时，其放置方向应注意，因为透光方向换向后其透光本领可能会发生改变，有的比色皿上标有箭头，用来指示光的方向。③使用时，溶液不能放得太满，以防液体溢出，一般所加溶液只要稍多于1/2即可。若有液体溢出，一定要把其外表的水分擦干，否则会产生光的反射和折射，严重影响测量结果。

（4）光电检测器　光电检测器是用来将光能转换成电能的器件，在光谱仪器中常用的光电检测器有光电池、光电管、光电倍增管以及半导体光电二极管、三极管、光敏电阻等。

（5）放大电路　光电检测器转换的电信号通常加到放大电路上，经放大电路放大到足够大以后再送到显示装置上。

放大器有普通放大器和对数放大器两种类型。普通放大器输出的信号为透射比 T，也可非线性显示吸光度 A。我们知道，T= （It/Io）%。Io：表示通过空白溶液后到达光电检测器的光强度。It：表示通过样品液后透过光的强度。通常将 Io 调到 100，这样不用计算，便可直接在表头上读取 T 值。但是，采用此种放大器仪器一是不能读取浓度 C，二是对较高浓度（如 A>1）的溶液不便读取数值。测出的数值需要计算或查标准工作曲线才能求出溶液浓度，比较麻烦。优点是电路简单，成本低，多用于普及型比色计。

另一种放大电路是带对数放大器电路。它通过将光电转换器输出的信号先经阻抗交换并放大后，再送给对数运算放大器电路，经过对数放大器放大后，A 与 T 之间的关系就变成线性关系。对数放大器放大后的信号送给模拟或数字显示器去显示。这样，既可线性显示透射比 T，也可线性显示吸光度 A。因为浓度 C 正比于吸光度 A，所以，只需先用标准浓度的溶液核对一下仪器便可直接读取样品液的浓度（又称为浓度比色计）。此种仪器方便高效，并且具有便于量程转换，便于和外部数据控制器接口，便于自动控制等优点。

（6）显示装置　显示装置是用来显示测量结果。光电比色计常用的显示装置有检流计或磁电式电表和数字面板表。

（四）分光光度计

因为光电比色计主要的工作在可见光波段，只适合在有限的波长下测量，光的纯度和仪器灵敏度都不太高，因此不能满足更高的分析要求。为此，在光电比色计的基础上发展了性能更好的分析仪器——分光光度计。

分光光度计和光电比色计的主要区别是用单色（光）器代替了滤光片，因而可获得连续变化的、光谱范围更窄的单色光，使单色光纯度更高，从而提高了仪器的灵敏度和选择性。另外，分光光度计将所使用的波长范围由可见光扩展到红外和紫外波段，大大扩展了物质的测定范围。

1. 紫外系列分光光度计

(1) UV–240 型自动记录分光光度计　其特点能适应微电子计算机时代多种需要的记录分光光度计。由微机控制的图示打印机进行自动记录。这是采用高性能"闪耀全息照相光栅"制成高水平分光器，并安装有可使用新定量法独特的二波长/三波长运算功能和直线回归校正曲线进行的高准确性浓度运算功能。

指标：

波长范围：190~900nm。

分辨率：优于 0.15nm。

离散光：0.05%以下（在 340nm，UV–39 滤片）。

波长精度：0.3nm，内装自动波长校正装置。

重复扫描：重复时间（0~100 分钟），重复次数（1~10 次）用数字设定。

操作：严格按照本机操作程序与操作要求进行操作。

(2) 其他紫外系列分光光度计　有 790 型紫外近红外分光光度计，740 型数字分光光度计，730 型紫外可见分光光度计，710 型记录分光光度计，700 型紫外扫描检测器，UV–754 型分光光度计，752C 型紫外可见分光光度计，752 型紫外光栅分光光度计，722 型光栅分光光度计，721–100 型分光光度计，721 型分光光度计（电表指针式、数字显示式）。

2. 荧光系列分光光度计

(1) 920 型荧光分光光度计　其特点是采用大孔径凹面光栅单色器结构，装有单色光能量监控系统。灵敏度高，稳定性好。可对试样作定性及定量分析，具有光谱校正、重复扫描、预扫描、积分等多种功能。由微机控制，通过键盘操作，简单方便。光源采用脉冲氙灯，解决了对人体有害的臭氧问题。外观美观，结构单元化设计，便于维修。数字显示荧光读数，试样浓度、波长及带宽等参数，可配接记录仪、打印机等多种终端设备。

指标：

波长范围：Ex：200~750nm，EM：220~800nm。

波长精度：±2nm。

分辨率：2nm。

检测灵敏度：在小的拉曼峰处信噪比 $S/N \geq 80$。

(2) 其他荧光系列分光光度计　有 930 型荧光分光光度计、910 型双光束荧光分光光度计、RF–540 型荧光分光光度计等。

3. 注意事项

(1) 对于单色光器光源电压的选择，如在被测溶液的色度不太强的情况下，尽量采用较低的电压（5.5V）。这样，不但可以减低单色光器部分的温度，而且也可以延长光源灯泡的寿命。

(2) 仪器的连续使用时间不应超过 2 小时，最好间歇半小时后，再继续使用。

(3) 比色皿每次使用完毕后，应用蒸馏水洗净擦干，存放于储藏比色皿的盒子里，擦拭比色皿透光面用的布或纸最好是用细软而易吸水的布或拭镜纸。在日常使用中应注意保护比色皿的透光面，使其不受到损坏或产生斑痕影响透光率。

（4）在安装仪器的四周必须注意干燥，最好在仪器使用完毕后，用塑料套子罩住整个仪器，在套子内应放数袋防潮硅胶。

（5）在日常使用中，应经常注意单色光器上的防潮硅胶是否受潮，如发现硅胶已变红色则应立即取出调换或烘干。

（6）仪器在搬运移动时，应注意小心轻放。

（7）仪器在堆放和运输过程中尤其要注意防潮、防震、防撞击，严防仪器倒置，在包装结构上要特别注意。

三、诊断检查用光学镜

诊断检查用光学镜的主要用途是诊断检查人体组织的病变或深入腔道诊治疾病。其特点是结构精密，性能准确可靠，它是利用一系列光学镜片或光导纤维进行造影成像。

（一）直接检眼镜

用以检查眼底和眼球内病变的最简单和常用的仪器。

1. 结构　主要由镜头（光学部分）及镜筒（电源部分）组成。电池供电，聚光镜和能使光线作90°折射的棱镜使照明光源投入被检眼底。在镜头上有凹透镜和凸透镜各12块。凹透镜用红字表示，符号为（-）；凸透镜用黑字表示，符号为（+）。它们分别装在旋盘的左右两边，用以矫正检查者与被检查者的屈光不正及调节作用，并可约略地测量屈光度数及眼底病变的状态。

2. 检查与维护　直接检眼镜的凹面及凸面镜片应黏固在旋盘上，各透镜应透光清晰无尘，并无脱胶现象，打开开关灯泡应明亮，光源照射在三棱镜折射光呈93°±2°，不得向左右偏向，投出光线焦点要圆正，亮度均匀，光度数的字迹应鲜明清晰，旋盘转动灵活而不滑动。

（二）膀胱镜

膀胱镜是泌尿科最常用的精密诊疗器械。用途是进行泌尿系统多种疾病的检查、治疗以及用作两侧肾盂造影等。膀胱镜种类虽多，但其基本构造均由镜鞘及窥镜两部分组成。此外，尚有电源、电线、橡皮接头等附件，说明如下：

1. 构造原理　最精密和最复杂的部分是窥镜，窥镜分为接物镜、中间镜和接目镜三部分。

（1）接物镜　接物镜是由一个平凸镜及一个三棱镜组成，装在窥镜的尖端。根据不同的需要，接物镜有90°侧视、55°前斜视、115°前视及25°逆视等类型。

（2）中间镜　由多组复杂的透镜组成，主要是为了减少光亮消失，在接目镜之前另装有屋脊棱镜，以矫正像的左右关系。这些透镜棱镜均固定于窥镜镜管内，外面看不到。

（3）接目镜　在窥侧的末端是一个平凸透镜，用以放大在接目镜前所形成的缩小正立像。接目镜外围装有喇叭头，以遮蔽外来光线。

2. **膀胱镜的种类** 膀胱镜的种类较多，按其用途可分为以下几种。

(1) 检查用膀胱镜 由三个主要部分组成：镜管、镜头端及圆盘窥镜。镜管形状如金属导尿管，管头端弯曲处装有小灯泡，灯泡可以取出调换。灯泡节的后端直行部分开有小窗，窗内有小反射镜，反射镜的下部有小沟舌，可以自由伸缩，镜管后端装有接目镜；另外还附有电源开关及电源线。

(2) 洗涤用膀胱镜 与检查用膀胱镜稍有不同。窥镜可由镜管中取出，作洗涤膀胱之用，如窥镜放入管中则可作检查用，故亦称检查洗涤两用膀胱镜。洗涤或注入液体时有一专用套管，此外，并附有橡皮垫电源开关及电源线和备用灯泡。

(3) 两侧导尿用膀胱镜 其组成元件有两侧导尿膀胱镜、洗涤用膀胱镜、窥镜、膀胱丝绢导尿管、橡皮帽、橡皮垫、灯泡、备用灯泡、电源开关及电源线等。此镜与前两者不同之处是在舌的两旁有两沟，使膀胱丝绢导尿管可由两沟伸出作导尿。镜管的后端有两个短的导管插入口，是专为插进膀胱丝绢导尿管而设，两旁各有一圆的调节钮可以调节洗涤膀胱用水的出入。

(4) 手术用膀胱镜 其组成元件有导尿膀胱镜、洗涤用膀胱镜、窥镜、窥镜烧灼头、手术用的手柄、活体组织钳、异物钳、剪子等。这后三种器械皆须装于手柄上，同时把器械的头部从镜管伸入膀胱内进行手术。其他附属零件有：灯泡及备用灯泡、三通导管、橡皮帽、橡皮垫、电源开关及电源线等。

(5) 摄影用膀胱镜 窥镜后端装有照相机，可在窥镜诊断的同时摄影。

(6) 小儿膀胱镜 如上述几种结构一样，唯较细小简单。

3. **几种常用的膀胱镜** 常用的膀胱镜有：布浪-勃格膀胱镜、杨氏膀胱镜、麦卡塞全能膀胱镜、林氏膀胱镜、碎石膀胱镜、切除膀胱镜等。现介绍两种主要的膀胱镜如下：

(1) 布浪-勃格膀胱镜 镜鞘凹型及凸型各一支。尖端弯曲，内装灯泡。在弯曲部的凸侧或凹侧开有窗孔。镜鞘系金属管，长为22~30cm，通常成人所用者直径在 Fr（法制 French 的简写，代表器械横截面周长的毫米数）19~24，国产品有 21Fr 及 24Fr 两种。内装有与周围绝缘的电线一根连于灯泡。镜鞘之后端左右各有一水龙头，用以进出冲洗液。此外，还有电源接合部及固定环。

90°侧视窥镜一支，90°侧视手术窥镜一支，其尖端附有升舌、中有分隔板、后端侧附有控制升舌的螺旋钮，两个导管插入孔及一个器械插孔。

闭口孔用以填平镜鞘尖端的开孔，以防损伤尿道，其他附件有旋转式电接头、橡皮塞、注水接头及备用灯泡等。

(2) 杨氏膀胱镜 镜鞘凹型凸型镜鞘各一，与布浪-勃格者相同，仅后端之水龙头可以转动是其特点。

窥镜：检查窥镜有 90°侧视、115°前斜视及 25°逆视者各一支，逆视者附有灯泡、手术窥镜一支。窥镜与布浪-勃格不同点是多前斜视及逆视窥镜各一支，接目镜处喇叭头前多一环状金属板，操作时用手持此板，不持喇叭头，可避免手的污染。

其他附件同布浪-勃格膀胱镜。

4. 膀胱镜使用及保管注意事项

（1）用前必须检查窥镜是否清晰，各部件有无损坏，并检查电路。调整电流大小使达到适当亮度，然后将窥镜插入鞘内，以手握其尖端，慢慢开大电流，以看清手上纹路为准，记住所开电钮上的度数，以便应用时开到同样亮度。

（2）消毒方法。用10%福尔马林液体浸泡15~30分钟，浓度高则消毒时间可短些，但不宜超过10%，输尿管导管也用此种方法消毒，导管腔也必须注入消毒液，不可用酒精。

（3）用前先用无菌冷水法洗去福尔马林液以免刺激尿道，导管腔亦须冲洗。

（4）布浪-勃格膀胱镜应先装好闭孔塞，涂润滑剂，徐徐轻巧放入膀胱。无闭孔塞的膀胱镜，更应轻巧放入，以免损伤尿道，往往只扶正位置，膀胱镜因本身重量而自行滑入膀胱，绝对避免用力，而后开电钮进行检查。

（5）用完之后先擦去油质，并用清水冲洗再消毒，再冲洗并擦干净，稍涂油质于金属部分，灯泡周围涂蜡——放入匣内。

（6）无论消毒液、冲洗液等，均不能过冷过热，一般以10℃~20℃为宜，以免窥镜内产生水气。

（7）拿放时应轻巧，勿剧烈振动，不可一手拿几件东西。

（8）因系精密用具，价格及修理费用均较昂贵，最好由专人保管，存放于干燥处。

（9）输尿管导管用后必须洗净，并反复冲洗管腔，最后在管腔内注空气将水驱出，插入导管芯，保持平直，装在长玻璃管内保存。

（三）纤维内窥镜

纤维内窥镜是一种可绕性的光学内镜，适用于许多内脏器官的检查诊断，已有取代直接窥镜（不可绕性光学系统）的可能。

1. 纤维内窥镜的特点　纤维内窥镜具有出色的观察功能，活组织检查、狙击机能与插入功能。

（1）纤维内窥镜具有高度的观察力以及高分辨率分辨图像。优良的析像能力与摄影性能，可以详细清晰地观察细微的组织变化，精确地诊断病变状况。

（2）由于纤维内窥镜观察直观，定位准确，操作简单，因此可同时进行息肉切除和弥补，以及进行异物摘除和其他精细的处置。

2. 纤维光学传光原理　纤维光学传光是利用"内全反射"原理进行传光。光学纤维是由极细的透明玻璃丝（直径在几微米至几十微米之间），在每根丝的外表面有一层涂层，使入射光线在涂层上形成全反射。即由玻璃（芯）和玻璃（涂层）组成，使涂层的折射率小于芯料折射率，并且光学纤维芯料与涂层之间有良好的光学接触，形成优良的光学界面，可以使从光学纤维一端入射的光线在内部产生多次全反射后，由另一端射出。

3. 纤维光学的传像过程　纤维光学窥镜是由许多根光学玻璃单纤维组成，它必须具备以下几个条件，方可成为良好的传像光学元件。

（1）在理想情况下，每根光学纤维都有良好的光学绝缘。因此，每根光学纤维都能独立传光、传像，成为一个独立的光学元件系统，而不受周围光学纤维的影响。

（2）在纤维光学元件中的每根光学纤维，其端面都应成为独立的传像或传光单元。因此，入射像或光源，可以看作是许多个单元的组合。这些组合有规律地排列、组成，传入到另一端面。

（3）纤维光学元件两端必须是相应排列，一一对应，以保证每个光学纤维作为一个独立传像或传光单元，其传光传像强度比例下降相同，两端图像的几何位置完全一致。

（4）在理想情况下，光线在光学纤维一端的入射角和另一端的出射角绝对值相等，其符号视光线内全反射次数的奇数而定，奇数为正，偶数为负。

4. 使用保养

（1）在取放内镜时，一手拿住操作部，另一手拿住软性部，而不要拿弯曲部或大角度地弯曲，切忌锐角弯曲，以防纤维光束折断。

（2）使用光源时接上地线。

（3）在内镜上接光源、吸引器、送水槽和照相机之后，先试验弯曲、送气、送水、吸引以及照相机是否正常工作。

（4）用手心轻轻搓摸一下软性部，检查有无凸凹等异常部位。

（5）活检钳子也在应用前检查，如有一方弯曲和卡住等现象不能应用。

（6）经口腔插入者，患者口中要咬上保护圈。

（7）视场中的黑点是纤维光束折断引起，凡新品也有少量黑点（一般出厂合格证明上记载黑点数）。而且黑点不应集中，具有分散性不影响视像。一般使用过的最多达200~250个黑点时还可应用。

（8）长期保管中，应将纤维光束部位伸直架置，并置于无尘干燥和恒温场合。在运输中防止剧烈振动。

第二节　光学仪器保管的要求和方法

医用光学仪器是临床检验以及协助做各类手术等不可缺少的重要手段。为此，仪器的保养与管理非常重要，尤其重要的是光学仪器的保管区别于其他仪器，其特殊点值得注意。

一、医用光学仪器的特点

医用光学仪器如显微镜、检眼镜、裂隙灯及各类内镜（膀胱镜，胃镜，电鼻咽镜，胸、腹腔镜等）与检验照相等仪器多用于检查人体组织病变或深入腔道诊治疾病。其特点是结构精密，性能准确可靠，与其他仪器的主要区别是利用一系列光学镜（物镜、目镜、消色镜、放大镜等）进行造影成像。因此，当光学镜与空气中潮气、二氧化碳长期接触后，腐蚀而产生色彩膜及白色斑点将会影响仪器的光学性能及透光度，不仅影响诊断效果，严重的甚至使仪器报废。为此，光学仪器的防霉则是光学仪器在保管中最重要的环节之一，必须引起足够的重视。

二、损伤的因素

光学仪器损伤的因素是多方面的，概括为以下几个方面：

1. 温度、湿度、阳光、灰尘等自然因素的影响。

2. 酸、碱、碘等有害化学品的侵蚀。

3. 摩擦、碰撞、振动等机械原因。

4. 违反操作规程的使用等因素。

三、预防的方法、措施及注意事项

不同的情况采取不同的方法处理解决。

1. 防止自然因素的影响　光学镜片受潮或污染而生霉的现象非常普遍，因此，湿度大与镜片污染是霉菌生长的重要原因。目前一般采用的措施是控制湿度，尽量使仪器处于干燥状态以控制霉菌的生长。办法是经常加换干燥剂，如硅胶、无水氯化钙等。另外，萘对多种霉菌有抑制能力，并且空间浓度随温度的升高和萘的用量而加大，抑制霉菌时间也延长。因此，将萘和仪器置于密封中也具有防霉效果，需注意的是在使用保管中应保持光学镜片的清洁，勿以手直接接触镜片，以免汗污，仪器应放置于阴凉干燥、无尘和恒温的场合，小部件一般置于干燥器中或加外罩，不宜暴露放置。

2. 防止药品的侵蚀　储放光学仪器的环境不应放置药品，特别是易于挥发性的药品（如酒精、碘片等）和酸碱类（如盐酸、硝酸、醋酸等）对于仪器均有侵蚀作用。酒精可溶解树胶，故不应以酒精擦拭镜片，以免脱胶，可用少量二甲苯擦拭，但对于镀银镜要用无水乙醇擦拭，不用二甲苯，因为苯会侵蚀银镜玻璃，致使镀银面混浊不清，影响观察使用。

3. 防止机械损伤　光学玻璃硬度较小，易受硬物擦伤。因此镜头除尘、去污须用柔软的拭镜纸，软鹿皮、细软丝绒擦拭或用皮老虎、橡皮球吹除以及狼毛笔等工具，禁止用硬性拭料以防擦伤，其包装应用柔软纸妥善包装，搬运时应轻拿轻放，防止倒置、震动、撞击等现象。

4. 严格使用保管，遵守各项规章制度　严格正确地使用保管仪器是保障仪器质量的有力措施，因此应遵守如下要求：①严格执行使用保管制度，定人保管、定人使用、定期检查、定期保养，严格操作规程、严格交接手续。②保管使用人员须了解仪器设备的性能和要求，制订切实可行的保管使用规程、检查保养措施及各类注意事项。③安装仪器必须由专业技术人员进行，启用仪器前应熟悉机器说明书，了解其结构、性能和使用方法，确保仪器使用安全可靠。④建立主要仪器的技术档案，即中英文说明书、图纸等原始资料以及到货发货记录、交接验收记录、维修、保养记录等，以利于仪器的长期使用。

思 考

1. 显微镜的基本构造主要由哪几部分组成？在检验与保管中应注意哪些事项？

2. 光电比色计主要由几部分组成？其工作原理是什么？

3. 纤维内镜的主要特点有哪些？其传像过程必备哪几个基本条件？

4. 光学仪器易损伤的因素主要有哪些？怎样预防？

第十七章 电动、电热器械与管理

第一节 电动器械基本构造与保管

一、电动机

医疗器械中用电动机作动力的器械一般称为电动器械。因此，了解和掌握电动机的基本知识很重要。

（一）分类及用途

电动机的种类较多，主要可分为直流和交流两种。交流电动机又可分为单相和三相电动机两类。单相电动机又可分为：交直流两用电动机（又称串激电机）、分相感应电动机、电容启动感应电动机、推斥式电动机、单相同步电动机。

以上这些电动机一般用于牙科电钻车、离心机、骨科电钻、石膏电锯、电动吸收器、真空泵、电冰箱、牙科空气压缩机，以及 X 线机的床身翻转等医疗器械产品。

（二）构造

电动机的种类较多，但它们的基本结构近似，只是在启动方式上稍有差别。电动机主要有外壳、定子、转子及轴承等四大部分组成。

1. 外壳包括机座、端盖、轴承盖、出线盒及吊环等机件组成。

2. 定子由铁芯及定子绕组组成。铁芯由矽钢片堆叠而成并固定在机座中。铁芯有许多槽，定子绕组用带有绝缘的铜或铝导线绕制而成。对称均匀地嵌在铁芯的线槽内，并适当地连接成绕组。定子是用来产生交变磁场而使转子转动。

3. 转子为电动机的转动部分，并输出转矩以带动其他机械工作。转子按照绕组的不同分为绕线式和鼠笼式两种。由于后者绕线的形状像一个老鼠笼子故名为鼠笼式，因其结构简单、价格低廉、工作可靠、使用方便，因而得到广泛应用。

4. 轴承由内圈、外圈和滚珠等组成。轴承放置于外壳的轴承盖内，并得到固定。其作用是使电机转子在转动过程中减小摩擦。

（三）保管与维护

1. 电动机附近不应有积水或腐蚀性气体等存在，以免浸入机内，附近也不要堆积杂物。

2. 电动机轴承应润滑良好，并定期检查轴承内润滑情况，发现润滑剂不良时应及时更换。

3. 电动机运行时应随时注意工作情况，并按机器说明书或铭牌说明检查，以免因连续使用时间过长，机器温度过高而烧坏。

4. 若发现电机声音或气味不正常时，应立即切断电源进行检修。

二、离心机

离心机在医疗工作中是用来分离血清或沉淀被检物的工具。按其用途可分为：分析用超速离心机（转速 1 000 000r/min）、分离用超速离心机（转速 5000~80 000r/min）、高速冷冻离心机（转速 5000~25 000r/min），台式和小型离心机又称通用实验型离心机或高速离心机（转速 3000~5000r/min）。无论哪种离心机，其基本构造大致一样。

（一）构造

1. 回转台　是固定在电动机的转子上并随之转动，台内装有金属或塑料质的离心套管，外有机盖以防止转动时试管从机内飞出。

2. 底座　内装电动机及转速控制器和开关等。电动机是带动回转台转动，一般转速在 1000~5000r/min，转数控制器各种各样，但用的较多的是一种多抽头的电阻或扼流圈，用以控制离心机的转数。

（二）使用注意事项

1. 离心机要放置平稳，使用前应检查机器用电与电源、电压是否一致。

2. 使用中应保持平衡，防止两侧轻重不等；检品装好后要把回转台盖盖好并旋紧，以防试管飞出。

3. 使用中若要增加转数，应缓慢增加控制开关的挡数，以免因急剧加速而使试管破碎；反之，若要停止也应缓慢停止。

4. 使用中若发现电机冒烟、漏电或声音不正常时，应立即切断电源、停止使用，待查明原因或修复后再用。

5. 保管中注意防潮，以免生霉降低绝缘性能，周围不放置腐蚀性或挥发性物品。

三、牙科综合治疗机

（一）用途
诊断牙病、拔牙、根管治疗、镶嵌金冠金桥或安装假牙、洁齿手术等。

（二）结构
牙科综合治疗机结构复杂，主要部件包括电钻机、脚踏开关、手术灯等（图 17-1）。下面分别作以介绍：

1. 电钻机（亦称电钻车）　是综合治疗机的最主要部件。其运转速度是通过脚踏开关、手开关或控制台旋钮开关来调节，能作快慢不同的正向旋转或反向旋转。转数一般分为四挡，电钻机装有防震设备并附有特制的急刹车装置，转动时应近于无声。电钻机必须装有三节臂、传动车绳、直车头及弯车头（包括车头及夹套）才算完整。

2. 脚踏开关　起控制电钻机运转的作用，有 4 级正、反转车挡及刹车挡。无论在何种运转或转速情况下，只要医生脚尖撤离车挡，都能自动跳回刹车挡，这时电钻机应立即停止转动。

3. 手术灯　诊疗时作照明用，灯罩内有圆形反光内罩，既能集中光线也能扩散手影，并能分散热量，即使在炎热的天气使用，此手术灯也不应有灯光强热的感觉。

4. 口腔照明灯　用于口腔内照明以利于进行手术。

5. 水枪　用金属细管制成，是诊察、治疗牙病的工具，利用自来水作冲洗龋牙窝洞或冲洗口腔内创伤部位用，有冷、热水两种装置。

6. 喷药器　用以把药液以粉状或雾状喷入口腔内以作治疗与消毒之用。

7. 冷热气枪　装于综合治疗机的翻架中部，用空气压缩机输送气源。使用时把气枪取出，以手指掀动枪柄上的放气阀即有冷风从枪头喷出。气枪柄上装有电气加热装置，用电键控制，当冷风通过加热装置后即变成热风。它们能检查牙齿受冷热情况的影响或把口腔内的牙龋孔的水汽吹干，以利于进一步诊断或手术。

8. 翻架部分　是本机械的操纵部分和一些附属器架，包括电钻车调速开关、空气压缩机开关、观片灯开关、加热筒电源开关及电源总开关等。

9. 低电压器械　包括电照明口镜、灼烧头、活性试验头及手柄零件等。按照医治需要可将各部件插入手柄上，由翻架上电位器进行电压大小的调节后使用。

10. 水盂装置　是本机的供水和排水装置，装于机身右侧，包括漱口用水、吸涎装置、痰盂、水枪等部件。机身内装有自动恒温热水器，供应漱口水及水枪需要。

11. 器械盘　用不锈钢制成，作存放器械和药瓶用，由一支臂托着，支臂连接于机座右方，可以任意左右推移以适应治疗需要。

12. 空气压缩机　是一小型封闭空气压缩机，安装在治疗机基座底部，上下用弹簧拉着，以免运转时的震动影响治疗台，是一微型电机与压缩机共同密封于一金属壳体内，机体运转时噪声较小。

下面以上海齿科机械厂生产的 CS101 综合治疗机为例作简要介绍。该机主要由三用枪、高速气涡轮手机、气马达手机、热水器、吸唾器、手术灯、冷光手术灯、观片灯等组

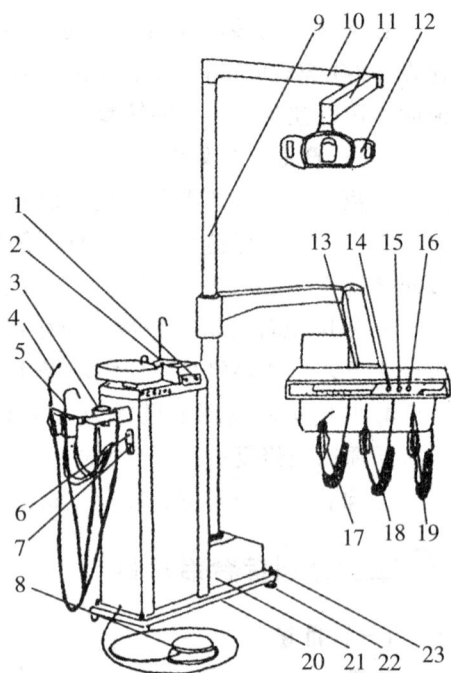

图 17-1　CS101 型牙科综合治疗机

1.漱口水调节阀；2.冲盂水调节阀；3.强力吸器过滤器；4.强力吸引器；5.吸唾器；6.热水器指示灯；7.热水器开关；8.脚控开关；9.手术灯立柱；10.手术灯后臂；11.手术灯前臂；12.冷光手术灯；13.观片灯开关；14 水调节总阀；15.指示灯；16.主开关；17.三用枪；18.标准型高速气涡轮机；19.气马达手机；20.底板；21.电气箱；22.六垫圈（一只）；23.M10 型螺母

成。功能较全，使用也很方便，它是一种比较新的产品。

气水电技术参数：

气源：气压 0.5MPa

水源：自来水压 0.1~0.4MPa

电源：单相 220V 50Hz 5A

（三）检验

1. 牙科综合治疗台里面，装置许多并有不同编号标志的电源线接线端，以及进、出、下水管道等，检验或安装时必须根据使用说明书所给的电路图、水路图装接。

2. 电钻机在空载或负载时能作正转或倒转。运转时应平稳、无撞击声，特别应无周期性的噪声，声响度应不超过 65dB。电钻机的传动装置应与直弯头的额定最高运转速相适应，运转时要平稳，没有杂声或咬死现象。

3. 所有导绳及车头后部转动滑轮的配合部分应准确，使用时无脱绳现象，当弯车头套接于直车头上时，穿插或拔出都应灵活方便，无阻塞现象。

4. 漱口给水装置的恒温性须稳定，供水温度为 40℃±10℃。

5. 自来水压力为 196kPa（2kg/cm²）时，吸涎的真空度应不少于 26.07kPa（200mmHg），抽水速率应不少于 400ml/min，冲洗水盂的水流应达盂底整周，下水道通畅，下水速率应不少于 4L/min。

6. 水枪、喷药器的密封性能应良好。开启时，除喷嘴外，其他部件不得漏水，关闭后应无渗水现象。

7. 整座牙科综合治疗机的对地绝缘电阻性能检验，应按常规要求进行。

第二节　电热器械基本构造与保管

电热器械指以电能转换成热能的医疗器械，如压力蒸汽消毒器、干燥箱、细菌培养箱、婴儿培养箱、电热煮沸消毒器等。其原理是当电流通过电热合金丝后，产生热量而达到升温的目的。目前，有的产品还在电热丝外部设置了产生远红外线的瓷板或涂料，使发出的热量的波长在远红外线段。这样，既能提高热效率又能节约电能。

一、压力蒸汽消毒器

压力蒸汽消毒器是利用加压的饱和蒸汽进行消毒灭菌，可供应医院、科研等单位对医疗器械、敷料、药物、玻璃器皿、瓶装溶液进行消毒灭菌。

（一）结构

该消毒器主要由上盖、消毒桶、锅体三部分组成。上盖装有压力表、安全阀、爆破阀、放气阀等安全设施。电热管装在锅体底部。

（二）主要特点

一是设置了安全阀和低熔点合金熔安全塞，当压力表偶然失灵后仍具有双重保险，使用安全可靠。二是采用了管状电热管直接加热，升温速度快、省电、省时，在停电或无电源的情况下，可以使用其他热源。

（三）注意事项

1. 使用前要认真检查各放气孔是否畅通，压力表、安全阀是否灵敏可靠。

2. 严禁将易燃易爆和具有突然升压性质的物品装入桶内消毒干燥。

3. 安全塞中的低熔点合金易熔片一旦被熔破之后，需重新更换一片，严禁增加或用其他材料代用。

4. 消毒物品在桶内放置时切忌堆压过紧，应留有一定间隙，这样能使蒸汽穿透，以利消毒效果。

5. 当安全阀、放气阀已无蒸汽排出，而压力表指针仍未回复零位时，切勿随意开启上盖，应待一段时间确认冷却后再开启上盖。

（四）维护保养

1. 本产品是采用旋转开合（自封）式，平面密封，因此，要求开口部平面完好无损，首次使用前应对外桶开口部背面涂抹少许润滑油，以利开合。

2. 密封橡胶圈每次使用后应从桶盖中取出并用清水冲洗干净，放置桶盖外。

3. 每次使用后，需将桶内的水全部倒出，再用清水冲洗净，擦干后存放，桶底和电热管的水垢应随时清除。

二、电热恒温干燥箱

干燥箱主要用于各医疗院所、卫生防疫部门、制药、科研单位作为干燥、消毒灭菌、烘烤、化蜡、生物培养及加热之用（图17-2）。

（一）结构

电热恒温干燥箱主要由三部分组成：①箱体：要求内箱与外壳之间用良好的隔热材料填充，保温性能好。门要采用双重门，内门要求透明度好，便于观察。②加热部分。③温度控制部分：近年来出厂的产品基本上都采用电子电路，使温度控制准确可靠。温度显示采用数字显示，观察直观准确。

（二）使用注意事项

1. 首先检查干燥箱各部位有无损坏，并核对外接电源、功率、保护装置是否符合要求，并作良好接地。

2. 第一次使用应打开内、外门，温度在20℃空载加热30分钟去除潮气、油漆味，同时也是对电气部件的试验。

3. 干燥箱不得烘熔挥发性易燃品，以免发生爆炸。箱内放置物品不宜过多，以免使箱内温度不均匀。

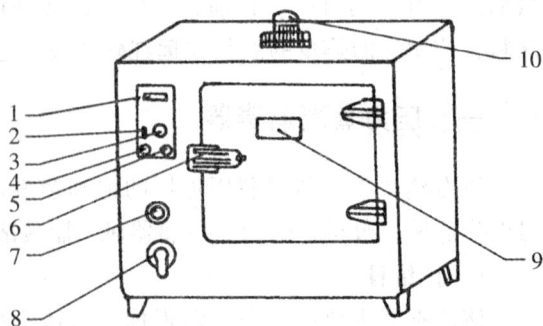

图17-2 电热恒温干燥箱示意图

1.温度显示器；2.转换开关；3.温度预置器；4.加热指示灯；5.恒温指示灯；6.手柄；7.功率旋钮；8.电源开关；9.铭牌；10.风项

4. 干燥箱不宜放置在振动、潮湿、具有腐蚀性气味的场合，不宜在强磁场中使用，以免电器部分失控。

三、早产婴儿培养箱

培养箱是一种由恒温室、箱内温度控制、湿度发生箱、空气循环及过滤装置等部分组成，具有清洁卫生、安全可靠、使用方便的新颖产品，用于早产婴儿或发育不良的新生儿，是产科医院、妇婴保健院等单位必不可少的医疗设备（图 17-3）。

（一）结构

培养箱主要由恒温室、主体和支架三部分组成。

1. 恒温室由有机玻璃透明罩、婴儿床位组成。护理人员通过透明罩能观察婴儿全部动态，在透明罩的正面和左侧设置有操作窗，护理人员可以通过操作窗对婴儿进行护理，正门开启后，可将床盘拉出，便于对婴儿实施急救。

2. 主体内设置有温度控制仪、湿度发生箱、加水杯、空气循环装置、空气过滤装置等。

（二）操作规则

1. 使用培养箱的护理人员必须经过专门培训或在熟悉培养箱功能的医务人员指导下，才能使用培养箱。

2. 做好恒温室内外卫生灭菌工作。

3. 在水杯内加入清洁水至水位线。

4. 培养箱应放置于不迎风、没有阳光直晒和其他热源烘烤的位置（环境温度应在 20℃~30℃）。

5. 做好各项报警试验，只有在各项报警正常的情况下，培养箱方可投入使用。

（三）注意事项及维护保养

1. 使用环境温度不得超差（20℃~30℃）。气体不得带有腐蚀性。

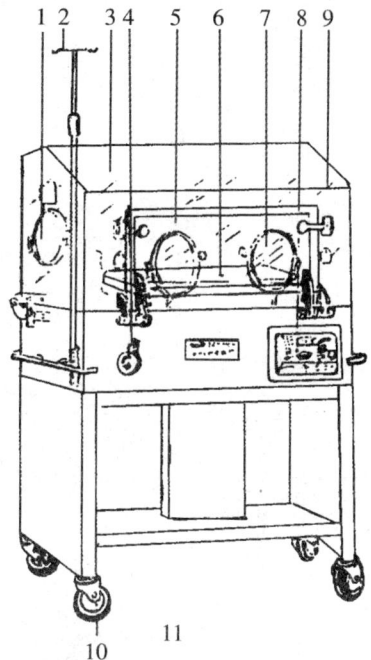

图 17-3　FXK-6G 婴儿培养箱

1.左端操作窗；2.盐水瓶架；3.有机玻璃；4.加水杯；5.正门；6.床盘；7.正面操作窗；8.控温仪；9.正面轧头；10.脚轮；11.支架

2. 不宜在高压、大电流、强磁场条件下使用，以免干扰控温仪及发生触电危险。

3. 培养箱应注意清洁卫生。恒温室的有机玻璃用松软的绒布擦拭，切忌用汽油、松香水、香蕉水等化学溶剂擦拭，以免造成发黄干裂。

4. 主体背面过滤装置中的防尘过滤网，可以重复使用。一般使用 2~3 个月后应更换。换下的过滤网可放在清水中搓洗，搓洗后放在温热的肥皂水中，浸泡少许时间，再取出挤干肥皂水，用清水漂洗后晾干，下次备用。

5. 电镀零件和表面装饰漆，应经常保持整洁。如长期不使用，应在电镀件上涂中性油脂或凡士林，以防腐蚀。恒温室外面套塑料薄膜防尘罩，将培养箱放在干燥室内，以免控温仪受潮损坏。

思 考

1. 电动机在使用过程中应注意哪些事项？

2. 离心机在使用过程中应注意哪些事项？

3. 牙科综合治疗机应检验哪些内容？

4. 简述压力蒸汽消毒器使用注意事项及维护保养？

5. 说明电热恒温干燥箱使用注意事项？

第十八章　常用电子类医疗器械及保管

目前，用于临床的电子仪器种类繁多，而且各种电子设备又有很多不同的型号。为了便于保管，现根据电子医疗器械在临床上的应用分为下列几种予以介绍。

第一节　常用医用电子诊断器械

人体的电生理信息可通过心电、脑电、肌电、眼电、胃电、胎心电、细胞电位等获得，经过检测、放大、读出，根据其波的变化可以用来诊断人体的疾病。

许多常用的传感器、信号数据处理装置和显示器，可以把机体信息变成直观的图像来诊断病情，常见电子诊断设备有以下几种。

一、心电图机

心电图是心脏临床诊断的科学依据，它记录的波形，能够如实地反映被检测者心电活动引起的电压变化情况。心电图机的工作过程，是将连接人体的某一导联所产生的心电电压作为一种信号，通过电极输入到心电放大器，经放大后形成相当强大的输出信号，推动记录器和描笔，使之在记录纸上作直线的来回运动。与此同时，记录纸等速同步沿着和笔端动作相垂直的方向移动，这时，描笔端在纸上画出的图形就是人体的心电图形。描记心电图情况如图 18-1 所示。

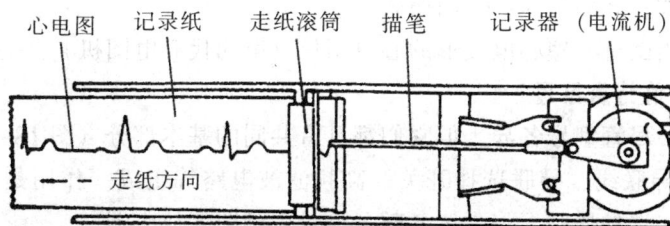

图 18-1　描记心电图示意图

（一）心电图机的分类

国内外生产的心电图机种类很多，为了便于仓库保管，可分以下几类：

1. 按元件分类

（1）晶体管式。

（2）集成电路、晶体管混合式。

2. 按显示、记录方式分类

（1）示波管（显像管）显示式。

（2）光线记录式。

（3）静电显影式。

（4）直接记录式。又可分为3种：①热笔记录式；②墨水笔记录式；③喷水笔记录式。

（5）打印机打印式。

（6）热线阵式。

3. 按结构、功能分类

（1）单道式。

（2）多道式（一般有二道或三道）。

（3）交流电型。

（4）直流电型。

（5）交、直流电两用型。

（6）普通（直接接地）式心电图机。

（7）"浮地"式心电图机。

（8）带微机具有分析心电图功能的心电图机。

（9）遥测心电图机。

（10）胎儿心电图机。

（11）"希氏束"心电图机。

4. 按记录器与其驱动电路连接方法分类

（1）"环路"反馈式（第一代心电图机）。

（2）"束率"反馈式（第二代心电图机）。

（3）"位置"反馈式（第三代心电图机）。其中，按记录器本身结构又可以分成：①动铁式；②动圈式；③外磁式；④内磁式。

（4）可打印并用微机处理心电波形的心电图机（第四代心电图机）。

（二）心电图机的结构原理

各种心电图机，尽管型号各异，但它们都具有共同的基本部分（图18-2）。

1. 由电极板、导联线、导联选择开关、高频滤波电路等组成。作用是减少交流干扰或其他高频干扰，选择导联，将人体各部分信号引到前置放大器。

2. 心电放大电路是心电图机的核心部分，其作用是放大输入电路送来的心电信号，并产生一定大的电流，推动记录器工作。它由前置放大器、电压放大器和功率放大器组成。

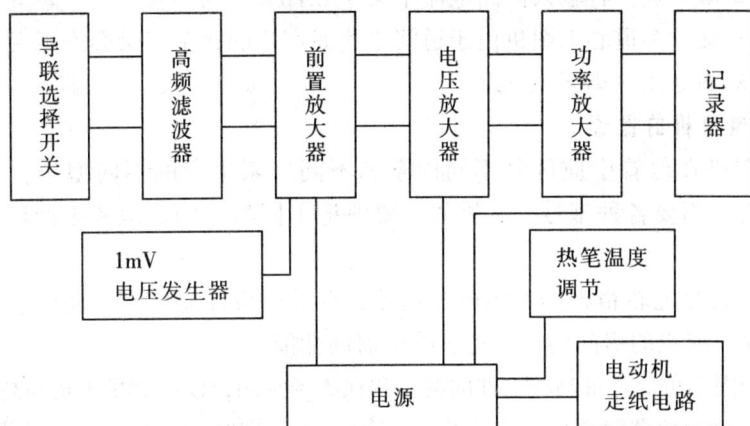

图 18-2　普通式心电图机原理

3. 心电记录器是把心电信号转换成机械运动的装置。它由记录器表头、描笔等组成。心电信号经心电图机导联选择以及心电放大器放大后，驱动记录器上转轴，使之转角随心电信号变化而变化，在转轴上固定一支记录笔，笔也随之偏转，从而在记录纸上描出随时间变化的心电图曲线。

（三）心电图机的性能指标

心电图机的质量好坏，是用技术指标来表示的。根据国家计量局 JJG544-88 "心电图机试行检定规程"规定如下：

1. 外观要求

（1）心电图机应具有保证仪器正常工作的全套附件、制造厂的技术说明书及上一次的检定证书（除首次检定外）。

（2）心电图机不应有影响工作性能的机械损坏，所有旋钮、开关应牢固可靠，定位正确。

（3）凡是用直流电的心电图机，必须有一电压指示器对电压作出指示。

2. 定标电压　直流 1mV，误差不大于±5%。

3. 耐极化电压　加±300mV，极化电压，灵敏度变化不大于±5%。

4. 灵敏度转换　×1/2、2 各档转换误差不大于±5%。

5. 灵敏阈　不大于 20μVp-p（峰-峰值）。

6. 记录速度　5mm/s、50mm/s 各档误差不大于±5%。

7. 滞后　记录系统的滞后不大于 0.5mm。

8. 时间常数　不小于 3.2 秒。

9. 幅频特性　幅度变化在 -3.0~+0.4dB 所对应的频率范围不应小于 1~75Hz。

10. 输入阻抗　不小于 2.5MΩ。

11. 共模抑制比　对 10V 交流干扰的共模抑制比，各导联不小于 89dB。

12. 移位非线性　在 ±20mm 范围内，不大于 ±10%。

13. 基线漂移　不大于 1mm/10s。

14. 输入回路电流　各输入回路电流不大于 0.1μA。

15. 道间干扰　多道心电图机由于道间干扰而产生的描笔记录幅度不大于 0.5mm。

16. 电源泄漏电流　小于 100μA。

（四）心电图机的保管

1. 心电图机在保管中应区分不同国家和不同厂家生产的不同型号，分别填写卡片，分类保管，不要各种型号一起堆放。要熟记不同型号的产地和生产厂家，避免发货出错。

2. 心电图机是比较精密的医用电子仪器，存放时应注意防潮、防尘、防震。使机器存放在干燥、凉爽的房间内，以免影响机器的性能。

3. 仪器周围不可放置带高频电性的物体和强磁场空间，以防磁场干扰和高频干扰。

4. 在通电检验仪器时要注意电源电压范围，达不到时应用稳压电源或调压变压器，使电源电压达到机器的使用要求。

5. 长时间储存时，要注意机内电池的养护，应经常对其进行充放电，防止电池损坏。

二、心电监护仪

心电监护仪，已经发展成具有各种参数（心电、血压、呼吸、体温、心功能等）、各种形式（病房、离院、有线、无线等）、适用于各科（内科、外科、妇产科、儿科、康复科等）、形式种类繁多、用途各异的新型医用电子仪器。

尽管现在的心电监护仪器的形式较多，但是它们最基本的特点是可以连续地、实时地显示、记录被监护患者的各项生理参数，并且能够在患者出现危险征兆时向医生和护理人员发出警报，使他们不失时机地进行抢救。

（一）心电监护仪的基本结构与工作原理

以国产的心电监护仪为例，其结构如图 18-3 所示。

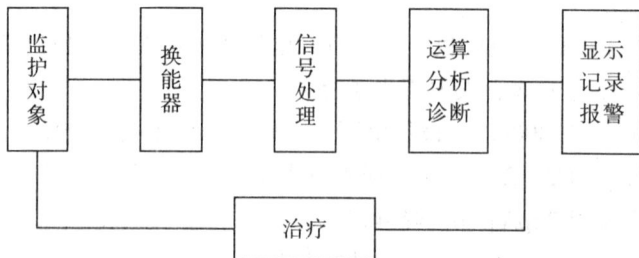

图 18-3　心电监护仪基本结构图

第一部分为换能器。这是整个监护系统的基础，其性能要求比一般医用换能器更高。有关患者状态的所有信息都是通过它取得的。

第二部分为信号处理部分。它是将换能器取得的信号加以放大，除去噪声或干扰，将有用的信号送至放大器，进行放大分析处理，再送到下一级。

第三部分是上级信号运算、分析与诊断装置。这是本监护仪的主要部分，根据监护功能的不同，可以是一般的电子放大器，也可以是包含有整台计算机及输入或输出设备的复杂系统。

第四部分为显示、记录和报警装置。这一部分是监护与人交换信息的部分，最简单的可用数码或表头显示，以指示心率、体温等被监护的数据，或采用屏幕显示，可以表示被监护参数随时间变化的情况。为了把被监护的参数记录下来以供参考，配有记录仪来完成。而当被监护的参数超过限度时，报警装置就会发出报警信息，便于医务人员采取措施。

第五部分为治疗装置。根据自动诊断结果对患者进行施药或物理治疗。

自动监护系统种类很多，故一般都做成可互换的插件式。这样，可以灵活地组成各种各样的监护系统。其次，系统的构成采用积木式以便于组成所需的系统。最后，系统还得有工作的可靠性和安全性。

（二）心电监护仪的基本功能

心电监护仪能够对心脏病病人实时、连续地监视心电波形，并予以显示，在心电、心率出现异常时会自动发出警报，自动记录出报警时的心电波形，这是心电监护仪的最基本的功能。心律失常自动诊断仪是自动判断心律失常的智能化仪器。这种仪器的特点是应用微型电子计算机作数据处理，根据建立起的数理模型作出自动诊断。通常，非智能化的监护仪也能就某些 R 波是否提前，以及 QRS 波群是否变宽做出判断并报警。无论是心率超限，还是期前收缩（早搏），乃至其他某些种类的心律失常报警，在报警之后，都要能指示报警的床位、报警的项目，并且能自动描记一段患者的心电波形。不具备记忆功能的监护仪，只能记录报警时刻以后的心电波形，不能记录报警前某一时刻的心电波形。但是，这种记录在临床上仍不失其价值。

（三）病房心电监护仪的基本种类

1. 床旁监护仪 床旁监护仪是设置在病床边与患者连接起来的对患者的心脏进行监视的一种心电监护仪。它包括心电放大器、示波器、心率显示、报警和记录器等部件。

2. 中央监护系统 中央监护系统集中了若干患者的状态，通过多踪示波器显示，可以根据情况监护 4 个、8 个、12 个、16 个、24 个、32 个，甚至更多的患者，随时了解患者的情况。必要时可作纸带记录或磁带记录，若超过其安全值即自动报警。在中央监护系统中往往设有磁带记录部分，它可同时记录多个生理信号，可持续工作 1 小时，甚至 24 小时。另一种磁带记录器是磁带接成环状，周而复始地循环。不报警时，一面记录一面抹去；报警时，抹迹磁头不起作用，从而可将报警前 20 秒的生理信号记录下来，供诊断研究用。

3. 离院监护仪 离院监护仪一般是患者可以随身携带的小型仪器。例如，微型磁带记录仪，可以进行 24 小时的心电记录；带有微处理机的微型心率失常监护仪等。

三、脑电图机

人们将测脑内生物电现象的装置称为脑电图（简称 EEG）机。它对颅内占位性病变、癫痫和脑部其他疾病的诊断以及神经系统等方面的研究，都有着广泛的用途。

（一）脑电图机的基本结构

脑电图机一般有专用型和万能型脑电图机两种。其基本结构，通常可分为六个部分：输入部分、前置放大部分、调节部分、主放大器、电源部分和记录部分（图18-4）。

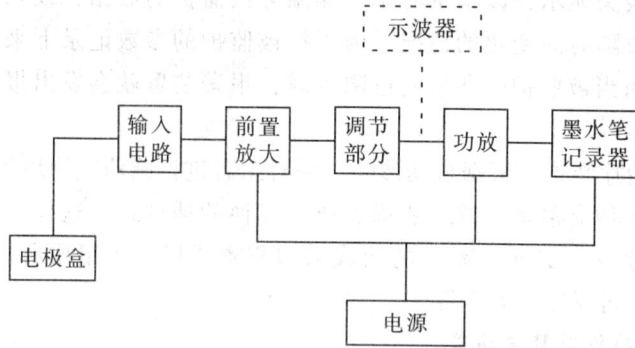

图 18-4　脑电图机基本结构图

脑电图机的导程，一般可分为 2、4、6、8、12、16 等，常用的为 8、12、16 导程。

对脑电图机的要求：输入阻抗要求很高，共模抑制比要高，电压放大倍数上百万倍，而噪声水平和温度漂移要求很小。

（二）国产 ND-161 型十六道脑电图机

ND-161 型脑电图机除了有十六道脑电、一道心电、一道标记外，还有一套闪光刺激装置。另外，该机采用模拟电子控制开关及发光二极管快速检测电极等新技术。ND-161 型机由于道数多、功能强、性能好，因而诊断迅速准确，适合大、中型医院脑电图室及其他临床部门、科研、教学等单位使用。

该机有如下结构特点：

1. 插件式放大器　放大器采用插件式结构，互换性强，便于维修。

2. 发光二极管指示电极电阻　该机可同时对 16 道前级放大器输入端所接的电极与皮肤之间的接触电阻进行快速测量，并由发光二极管立即作出指示。

3. 50Hz 干扰抑制开关　可将干扰衰减到 20dB 以上，而对脑电波形的记录影响甚少。

4. 多种标记共一通道　标记通道可记录的内容有：每秒一次的时标信号、事件标记、闪光刺激同步标记等。

5. 模拟式无触点开关　应用该开关进行总增益控制、电极电阻测量转换等，不仅大大减少仪器面极上的控制件，简化了操作，而且提高了仪器工作的可靠性。

6. 固定导联的改接　仪器出厂时，4 种固定导联已在内部连接，但用户可按需要自行改接，方法极其简单。

7. 自动与手动两种方式的闪光刺激。

8. 外接输入和输出　将脑电信号输出可供它用，或输入其他生理信号描记之，实现一机多用。

9. 走纸速度电气控制　采用双连同步电机，加上正、反转控制而实现四档走纸速度，避免了传统的齿转变速方法的繁琐。

10. 记录器小型化　采用钐镨钴内磁式速率反馈动圈记录器，体积小、重量轻、性能优良。

四、超声波诊断仪

超声波诊断仪也称之为超声成像装置。超声在生物医学中的应用，包括超声诊断、超声治疗和生物组织超声特性研究 3 个方面。其中，超声诊断发展最快，现已有多种超声诊断仪供临床应用。

医学超声诊断成像有多种方法，并发展了相应的成像设备。声波在传播途中，遇到介质不均匀的界面时，发生反射与折射现象。人体组织和脏器具有不同的声速和声阻抗，因而界面会反射声波，称为回波。所谓脉冲回波测距法，是指在声传播介质中发射一个超声脉冲，经目标反射，接收其回波，并检出其中所携带的有关目标的信息，用以确定目标的方位与距离的方法。由于界面两边的声学差异通常不是很大，故大部分超声能量穿过界面继续向前传播，到达第二界面时又产生回波，并仍有大部分超声能量透过该界面继续行进。将每次回波信号接收放大，并在荧光屏上显示，见图 18-5。

根据脉冲发生至回波到达所用的时间 t，可以计算出传播的距离 I 为：

$$I=1/2Ct$$

式中，C 为声波在介质中的传播速度。根据不同回波的返回时间，可以求出不同界面至换能器的距离。将不同的回波信号作光点亮度调制，再配合换能器扫描运动，就可以得到人体组织与脏器的体层影像。

回波信号的显示有以下 3 种形式：

1. A 型显示　为 A 型超声波诊断仪。横轴表示深度，纵轴表示回波强度。A 型也是最基本的显示方法，目前已不采用。

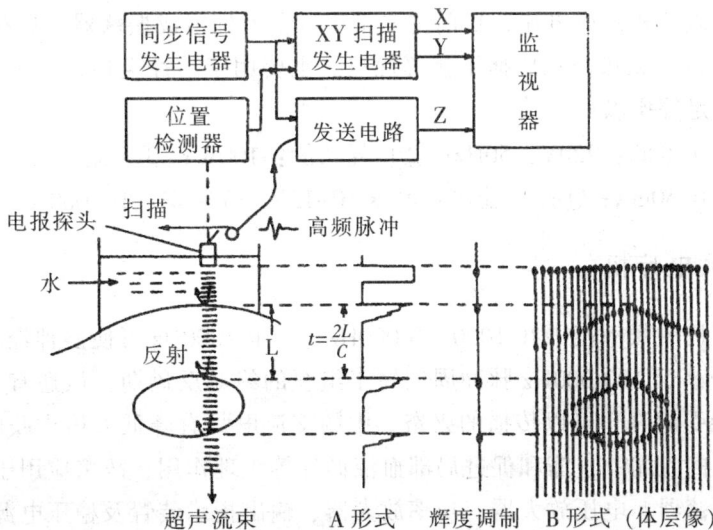

图 18-5　脉冲反射式超声波体层的原理

2. B 型显示　为 B 型超声波诊断仪。将得到的超声回波信号加到监视器的 z 轴上进行辉度调制，再配以声束的扫描，使横轴表示声束扫描方向，纵轴表示深度，从而得到超声体层影像。

3. M 型显示　将回波幅度加到监视器的 Z 轴上作亮度调制，代表深度（时间）的时基线加到垂直偏转板上，在水平偏转板上加一慢变化的时间扫描电压。这样，将深度的时基线以慢速沿 X 方向移动，称为 M 型显示。

第二节　常用电子治疗器械

一、直流、低频电疗机

（一）直流电疗机

用 80V 以下 0~100mA 范围的直流电通过人体，变动电流的大小及输出方式来治疗疾病的机器称为直流电疗机。

1. 结构　由电源、整流及滤波输出三部分组成。其中整流部分采用全波整流，然后以脉动电流形式输出。接触人体的电极采用质地柔软、化学性质稳定及导电性能良好的铅板组成。

2. 性能　①电源：220V，50Hz；②额定输出：电压 0~130V 可调；③电流：0~5mA 与 0~50mA 两档；④感应输出：电压 0~120V 可调；⑤频率：2.5~2000Hz。

（二）低频电疗机

利用频率在 1000Hz 以下的各种脉冲电流来治疗疾病的器械称为低频电疗机。以下介绍感应电疗机。

1. 结构　电疗机感应电流，目前主要采用电子元件组成振荡器，具有频率范围宽、稳定、随时可调，无噪声和广播干扰等优点。主要用于治疗炎症、周围神经损伤后遗症和肌张力不足等疾患。

2. 性能　①电源：220V，50Hz；②损耗功能：100W；③直流输出：电压 10~15V，电流 0~5mA，0~50mA；④感应输出：电压 10~15V；⑤频率：1~2000Hz，共分 11 档。

二、中频电疗机

中频电疗机的频率范围在 1000~10 000Hz。低于 1000Hz 可使髓神经和横纹肌发生周期性兴奋，高于 100 000Hz 脉冲周期短于组织的绝对反拗期，虽还有一定的刺激作用，但已不能引起真正可以传播的兴奋。中频交流电具有降低人体皮肤电阻，容易使组织兴奋，肌肉收缩、止痛和促进局部血液循环等生理作用，故可应用于治疗。特点：主要由音频振荡器、电压放大器、功率放大器、输出指示装置及稳压电源等部分组成，采用晶体管及印刷电路结构，具有体积小、重量轻的特点。另附有双线输出线、保险管、电极片等附件。

三、高频和超高频电疗机

医用电磁波中，其振荡频率在 100kHz 以上者属于高频电流范围。产生高频电流并用来治疗疾病的器械称为高频电疗器械。各种不同频率及波长的高频电疗器械见表 18-1。

表 18-1　常用高频电疗器械的规格

性能	共鸣火花机	中波透热机	短波电疗机	超短波电疗机	微波电疗机
波段	长波	中波	短波	超短波	微波
频率（MHz）	0.03~0.3	0.3~3	3~30	30~300	300~300 000
波长（m）	1000~10 000	100~1000	10~100	1~10	0.001~1
工作频率（MHz）	150	1	27	50	245
输出 8 波长（m）	3200	184	22.124	7.377	0.1225

当高频电流加于人体后，由于每次振荡电流交变时间极短，很难引起离子迁移，而只能在其平衡位置附近震动，而形成摩擦生热。人体只感到热而不感到刺激痛和电击，因此，利用不同形式的电极使高频电流通过人体的治疗部位，引起深部组织的温度上升，促使毛细血管扩张，加强新陈代谢而达到治疗的目的。

（一）中波电疗机

利用中波高频电流产生的电磁场，作用于人体组织产生热而达到治疗疾病的目的。中波电疗机有加速血液循环、刺激内分泌、改善新陈代谢等作用。

1. 规格性能　①电源：220V，50Hz；②输出波形：高频等幅波，波长 184m；③输出频率：1.625MHz；④功率输出：300W 可调；⑤损耗功率：850W；⑥时间控制：0~30 分钟。

2. 结构　由电源电路、振荡电路、输出调谐及输出强度测量电路和时间控制电路、电极、体壳等组成。电源电路由高压变压器、灯丝变压器、整流管及指示灯、开关等组成。振荡电路由振荡管和 L·C 等组成。输出调谐电路中形成直流，中波混合治疗连接电路经输出端对患者进行治疗。

（二）短波电疗机

短波电疗机的波长要比中波短，透热效果比中波深且均匀，在治疗上有其独特作用。它是将输出的高频电流通过螺旋形电缆，使周围产生高频磁场，感应到人体组织中产生涡流效应，使局部发热，全身体温增高，血液循环加快，促进新陈代谢。具有消炎、镇痛、消肿、制痉，改善炎症的浸润及吸收效果。

1. 规格性能　见表 18-2。

2. 结构　采用电子管推挽振荡电路，基本与中波电疗机相同，唯有振荡频率较高，因而对高频绝缘材料要求较高。立式机器底部有脚轮可移动。电极有两种：一为约 3m 长电缆线，治疗时可根据需要借分离器之助任意盘成圆形或长条形等；另一种为圆形电鼓电极。立式配有时间控制器，分"手动"和"自动"。手动时控制器不起控制作用，自动时即可由控时器上预调的时间来控制高压电路。

表 18-2　短波电疗机的规格性能

性能	规格	
	GL-22 型台式	1530 型立式
电源	220V　50Hz	220V　50Hz
输出波长	22m（13.56MHz）	22m（13.56MHz）
输出功率	220W 可调	300W 可调
耗电量	440W	700W
振荡管	FD-11G 型 2 只	FU-5 型 2 只
整流管	866 型 2 只	EG1-0.3/8.5 型 2 只

（三）超短波电疗机

利用波长在 6m、7m 的超高频电流，从两电容电极输出形成高频电磁场，无须接触人体即可使机体中的分子或离子发生剧烈震动，相互摩擦在深部组织中产生均匀的热效应。超短波电疗具有止痛、消炎、解除痉挛、加速血液循环、促进新陈代谢等作用，对急性、亚急性及慢性等炎症均有疗效。

1. 规格性能　见表 18-3。

表 18-3　超短波电疗规格性能

性能	规格			
	五官科电疗机	80 型台式	1550 型立式	CD31 型
电源	220V 50Hz	220V 50Hz	220V 50Hz	220V 50Hz
输出功率	30~40W	250W	400W	>200W
输出波长	6m	7.37m	7.37m	7.37m
输出频率	50MHz	40.68MHz	40.68MHz	40.68MHz
耗电功率	150W	700W	100~1000W	700W
附件				
振荡管	FU-7×2	FU-811×2	FU-811×2	FU-811×2
整流管	2GP26×2	FG0.3/8.5×2	FG0.3/8.5×2	FG0.3/8.5×2
大号橡皮	1 对		320×220	1 对
电极板		1 对		
中号橡皮	1 对	长方形 1 对	270×180	1 对
电极板		1 对		
小号橡皮	1 对	圆形 1 对	120×65	1 对
电极板		1 对		
电极毡垫		2 对	3 对	
输出导线	2 条	4 条	1 米 2 根	
电源电缆	1 副	1 根	2.51 根	三芯 1 根

续　表

性能	规格			
	五官科电疗机	80 型台式	1550 型立式	CD31 型
保险丝	3			
测电氖管	1		1	
备用电子管	FU-811×2			

2. 结构　由电源电路、高频振荡电路、控制及输出电路等四部分组成。根据输出功率不同要求选用不同型号的振荡管和整流管。采用推挽式调屏调栅振荡电路，输给患者的电路采用感应耦合式，调节电容大小可使谐振，使输出最强。振荡器与电源间串入高频扼流圈，以阻止高频通过而影响电源。

四、微波电疗机

在医用电磁波谱中，微波位于超短波与红外线之间；常用频率为 2450MHz，波长为 12.25cm，能在较深层的肌肉内产生均匀的热效应，超短波有在皮下脂肪产生过热的缺点。微波具有消炎、止痛、降低神经肌肉组织的兴奋性、改善局部血液循环、代谢等作用，可用于乳炎、关节炎、肌炎、前列腺炎、胆道炎、支气管炎、盆腔炎、皮炎及冻伤等病症治疗。

微波治疗机主要由磁控管和微波发射系统、电源系统与治疗时间控制系统等部分组成。磁控管是微波电疗机的心脏部分，该管阳极接地，阴极加热发射电子，在两极间加上 600V 以上的电压时，从阳极发射出来的电子，在相互垂直的电场与磁场作用下，产生高频振荡，经耦合环将高频能量通过同轴电缆输送到辐射器，向机体辐射。

第三节　电子医疗器械保管注意事项

电子医疗器械无论是诊断类还是治疗类，都是直接接触人体的设备，所以，在生产与储存管理的环节中，必须严格把关。对保管人员来说，要重视其设备的安全性和有效性，才能使设备在仓库的储存过程中处于良好状态。

1. 严把入库验收关。因为电子医疗器械是精密仪器，所以到货后应按仓库管理的有关规定，及时填写检验申请单，请医疗器械检验所及时通电检验，检验合格才能收货入库。

2. 检验申请书填写项目要清楚。如：设备名称、型号、生产厂家、生产日期和到货时间等。

3. 如有不合格产品，保管员应及时将检验报告送至业务处，由业务处协助解决退货事宜。

4. 收货后，应按型号规格或用途分类码垛保管。

5. 电子类设备的储存环境主要是防潮、防尘、防震，有条件的应在库内安装空调机和除湿机，确保设备放置在干燥、凉爽的库房内。

6. 对已打开包装的设备，要定期通电，保证其性能处于良好状态。

7. 设备周围，不应有强磁和强电磁波，以防精密仪器的数据丢失或出错。

思 考

1. 常用电子医疗器械分几类？

2. 电子医疗器械在保管中应注意哪些问题？

3. 心电图机和监护仪的主要构造是什么？

4. 心电图机的种类和型号分几类？

第十九章　放射设备的构造与保管

第一节　X线机基础知识

一、基本概念

（一）X射线的定义

X射线是一种频率很高，约为 $3.0 \times (10^{16} \sim 10^{21})$ Hz，波长很短，为 $0.001 \sim 1000 \text{Å}$ 的电磁波。它是德国物理学家伦琴于1895年在一次实验中偶然发现的。由于当时伦琴无法解释它的原理及性质，故用"X"表示，这就是X射线的由来。

（二）X射线的特性

1. 能穿透物体　在穿透过程中，部分X射线被吸收。一般是物体的密度越大，厚度越厚，吸收越多，穿透能力越低；X射线波长越短，穿透能力越强。

2. 使荧光物质发光　荧光的强弱与X射线的照射量成正比。

3. 使胶片感光　利用这一性质，可以进行X射线摄影。

4. 使气体电离　电离程度与X射线的强度成正比。

5. 破坏生物细胞　不同的细胞对X射线有不同的敏感度，可利用它来治疗某些肿瘤。另外，X射线也能杀灭人体中的白细胞，故应注意防护。

二、X线机的基本构造

（一）基本线路

X线机有大、中、小型之分，大、中型的线路结构复杂，小型较简单。不论哪种X线机，其线路结构都由低压和高压两部分组成。

现以小型X线机线路为例说明（图19-1）。

1. 低压部分

（1）电源输入线路　电源经开关，自耦变压器再回到电源成一回路。此线路是供电中枢，设有保护装置以备安全。

（2）灯丝初级回路　电源→自耦变压器→毫安调节器→灯丝初级→自耦变压器另

一端电源，成另一回路，此回路供给灯丝初级所需电压，用于加热 X 线管的灯丝而发射电子。毫安调节器的作用是调节电阻大小，改变灯丝的电压和电流，控制灯丝加热温度，从而控制 X 线量的大小。

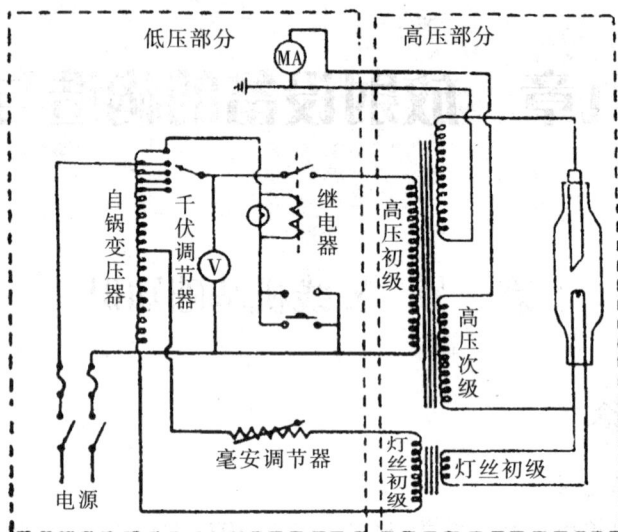

图 19-1　小型 X 线机的基本线路

（3）高压初级回路　电源→自耦变压器→千伏调节器→高压触点→高压初级→自耦变压器的另一端→电源组成回路。此线路中并联一千伏表。此线路是供给高压初级所需电压，使次级产生不同的高压以供给 X 线管两极产生 X 线。

（4）控制回路　电源→自耦变压器→继电器→照相透视。自耦变压器的另一端→电源成一回路。此线路是控制高压初级线路中的电源接通或切断，以控制 X 线的产生或停止，用来透视或摄影。

2. 高压部分　这是指高压变压器的次级线路，而高压初级与灯丝变压器等都在一起，故也为高压范围。高压次级→X 线管→高压次级成一回路。此线路直接供给 X 线管的两极间高压。在高压次级中心串联一毫安表，测量 X 线管通过的电流。由于中心点接地，故毫安表接于低压操纵台上，以便观察 X 线量的多少。

若 X 线管与高压变压器是分别装置（大、中型 X 线机都是这样），则需要用高压电缆将高压输送至 X 线管两极；反之，则不需要用高压电缆。

（二）主要部件构造

1. X 线管　是 X 线机的主要部件之一，它是用来产生 X 线的。要产生 X 线需具备 3 个条件：电子源、高速电子流和使高速电子流突然受阻的靶。X 线管就具备这些条件。它的构造是在一个玻璃管内装有两个电极，即阴极和阳极。阴极用来产生电子，并使之集中发射，阳极用以同高速电子的撞击以发生 X 线，同时作为热的传导体。在两极间加上高压，使电子获得高速。玻璃管壳用以支持两极，并保持一定距离。管内保持高度真空（真空度为 1.33×10^{-4} Pa 以上）以减少电子运动时阻挡。

（1）构造

①阴极：阴极必须具有发射电子和使电子聚焦的作用，为此阴极的灯丝大多采用钨丝制成，并做成圆盘状或螺管形。前者在阳极面上为圆焦点，有些X线管有两个灯丝，称为双焦点X线管，一个为大焦点，另一个为小焦点。大、小焦点灯丝的负荷不同，可按需要交替使用，以提高透视或摄影清晰度。

②阳极：是用铜柱并镶嵌钨块制成，称为钨靶。用于承受高速电子流的撞击，由于钨的熔点高和铜的传热快，故能承受高速电子流撞击时所散发出的巨大热量。阳极面一般都有一定的倾斜度，以减少负荷，承受热量和延长管子的使用寿命。倾斜度为15°~20°。

为了使阳极既能承受较大的能量和得到较小的有效焦点面，因而大中型X线机都采用旋转阳极，致使其承受的能量要比静止的大得多。

（2）分类　通常按用途和冷却方式不同进行分类。

①按用途分，可分为诊断和治疗用两种。

诊断用X线管使用电压为80~100kV，电流为数十至上千毫安，两极间距离较近，有效焦点面较小。

治疗用X线管又分为深部、浅部和接触治疗用3种。

各种治疗用X线管工作电流都较小，一般只在几十毫安之间。电压除接触式外都在100~400kV。X线管较长，两极间距离较大，焦点面也大。

②按冷却方式分，可分为空冷、风冷、水冷和油冷4种。除接触式X线管沿用风冷和水冷式外，大多已被淘汰，而油冷式又分为油浸和油循环式两种。

诊断用X线管多用油浸式冷却，而治疗用X线管多用油循环式冷却。

（3）规格容量　容量又称负荷量，是X线管在安全使用下所负担的最大负荷量。当X线管工作时，在阳极面上会产生极大的热量，使温度升高，当超过一定的限度时就会使阳极熔化，缩短X线管的使用寿命以致使其损坏。故使用时必须严格遵守X线管的容量，一般在容量的80%以内使用。

2. 高压发生器　为了使电子加速，应在X线管两极之间加上一个高电压，通常在几万伏以上。为使电子定向运动，加于X线管两端高压，要有一定极性，即阳极为正，阴极为负。但是由于变压器输出为交流电，它限制了X线的效率，因此，大型X线机的高压发生器中都有一套整流装置，用整流管或金属整流器把交流电变为直流电再供给X线管。高压发生器由高压变压器、X线管灯丝变压器、绝缘油（变压器油）、高压电缆插座等组成。有整流装置的还有高压整流管及其灯丝变压器。高压发生器可分为两种形式：

（1）单独式高压发生器　用在大型X线机中。高压发生器与X线管是分开的，它们之间用两根高压电缆相连而进行工作，这种高压发生器有的没有整流装置，有的装有不同的整流装置。

（2）综合式高压发生器　用在中小型X线机上。一般都将X线管装在高压发生器内，并与灯丝及高压次级直接相连而进行工作，这种高压发生器称为综合式。其特点是构造简单、无整流装置、利用 X 线管自身进行整流。一般整流装置的整流方式有：自整流、半波整流、全波整流及倍压与三相全波整流等数种。

整流装置的主要元件为高压整流管，使用时应特别注意灯丝电压的稳定，过高或过低都易损坏或缩短高压整流管的寿命。

3. 操纵台　用 X 线机进行诊断或治疗时，X 线的量及其穿透能力必须根据需要，能分别自由选择调节，照射时间需要精确控制，这种控制装置称为操纵台，操纵台包括：

（1）保护装置　是保证 X 线机在规定容量下安全使用的保险装置。如超过容量能自动使机器线路切断，保护机器不受损坏。常见的有：保险丝、自动保险装置、过负荷开关等。

（2）限时装置　又称限时器，是控制 X 线照射时间长短的装置。它串接在高压初级线路里，利用限时器的机械或电磁作用来接通或断开线路，从而达到控制 X 线产生的时间。限时器有：机械式限时器、电子限时器、电动式限时器、手闸和脚闸等。

由于机器类型不同，操纵台内组成的元件也各不相同，大型机器的操纵台上还有加热小时计、照相次数计等。旋转阳极管机器还装有不同延时器及阳极旋转启动装置等。

X 线管、高压发生器、操纵台是 X 线机的 3 种主要部件，此外尚有一些辅助设备。

4. 高压电缆　是高压发生器与 X 线管的连接线。用它来输送管电压和灯丝加热电压（低压）。由保护层、金属网层、半导体层、高压绝缘层和总线等五部分组成。

5. 机械部分　X 线机的机械部分除天轨、地轨、立柱、横杆及支持固定装置外，还有诊断床、滤线器（散光栅）视野调节器、遮线筒和治疗筒等。

6. 荧光屏和增感屏　这是 X 线机的重要附件之一。透视时因人体各部分组织对 X 线吸收程度不同，荧光屏上就显示不同的阴影。医生可据此作出判断。

荧光屏是由硫化锌、硫化镉作为荧光物质，硝酸银为激活剂，以硝酸纤维作胶黏剂涂在一张白卡纸上，在涂料与纸之间用碳酸镁作为反光层而构成，应用时装在荧光板内。荧光板由胶木板、荧光层和铅玻璃组成。胶木板主要保护荧光屏，铅玻璃除固定保护荧光屏外，主要用于对观察者的防护。

增感屏是在照相时用来产生荧光而使胶片感光。由钨酸钙等作荧光材料，氯化锑为激活剂，并用醋酸纤维作透明保护膜（其他同荧光屏）而制成。使用时装在 X 线照相胶片暗匣内。其他辅助设备还有胃肠摄影装置、记波、荧光、断层摄影装置、异物定位装置和影像增强器等。

三、X 线机的规格

一台 X 线机的规格大小，通常用 kV 与 mA 来表示。千伏（kV）：是加于 X 线管内两极间的电压。kV 数越高，产生 X 线波长越短，其穿透力越强。毫安（mA）是指通过 X 线管的电流，也称管电流。毫安数越大，X 线量越多。

一台 X 线机的规格是多少千伏、多少毫安，这是指在一定条件下此机能产生的最大输出量，一般只能小于此数值，而决不能超过。例如，KE-200型X线机，其规格为100kV，200mA。但管电流达到200mA时，管电压最高只能用到75kV，反之亦然。在一定的时间范围内这是由X线管的使用功率来决定的。X线机规格除千伏、毫安之外，还要指明采用什么样的整流方式，如自整流、半波整流、全波整流或三相整流等。

四、X线机的维护保养

1. 按说明书要求，合理地进行安装固定后，对下列各电路作正规的检验与调整：电源电阻，毫安、千伏、时间联锁安全装置、摄影千伏的补偿，整流管灯丝电压、空间电荷补偿，限时器照射时间误差，X线毫安输出值及旋转阳极管阳极启动延时等。

2. 在使用中应保持机器的清洁，室内应通风干燥，并定期对机器的机械滑动或滚动部件如滑轮、钢丝绳、轮轴、齿轮等加油润滑；高压电缆的插头和插座间保持密闭；对灯线电压及时检验和调整，以及高压绝缘油及耐压试验与更换等，以保证机器的正常运行。

第二节　放射性同位素诊断和治疗设备

一、放射性同位素诊断仪（同位素扫描机）

放射性同位素扫描仪工作的基本原理是把放射性同位素标记在药物上，引入身体，然后在体外用γ射线进行逐点扫描，探测放射性药物在体内的分布情况。由于各种脏器对药物的选择性吸收，正常组织与病变组织吸收差异等情况，从而根据放射分布图形，诊断某些脏器的占位性病变和一些功能变化。

放射性同位素扫描仪主要用于肝、肾、脑、肺及骨骼、胎盘、甲状腺等器官的功能和占位性病变的诊断。患者体内发出的γ射线，由探测器进行探测，把探测到的γ射线转变为电脉冲信号，经过电路放大和分析器筛选并经过处理，再由终端显示装置用打点或光强方法进行显示，从而诊断患者的病变情况。

放射性同位素扫描仪一般由探测器、高低压稳压电源、线性脉冲放大器、单道脉冲幅度分析器、定标器或计数率记录器和扫描装置等组成。

双探头放射性同位素彩色扫描仪，采用双探头、双彩色打印头、集成化数字电路，能从任意选定的方向进行扫描。仪器配备三套不同的能量、焦距、分辨力和灵敏度的准直器，适应性强，在一般临床扫描中可以同时取到两张相对立位不同的处理方式的彩色扫描图，以增强诊断依据。为了克服仪器因放射性的自然涨落所造成的图像失真，提高扫描结果对放射性真实分布情况的分布能力，仪器配有专用电子计算机，能在数字积分的基础上对探测结果进行九点平滑统计学处理，然后再进行九色显示，图形对比度强，显示出的脏器边缘整齐，层次分明，分辨力提高，从而可以提高诊断率。仪器的主要技术性能见表19-1。

表 19-1 放射性同位素扫描仪的主要技术性能

性能	规格
探测器	碘化钠晶体 100×50mm，4 寸光电倍增管
能量鉴别	25~1000KeV
准直器	89 孔中能高灵敏度，139 孔中能高分辨率
数据处理	归一化，减本低，9、6、3 点平滑、非平滑
储存功能	1024×8
记录信号	A、B、A+B、A-B
高压电源	直流　750~1500V
低压电源	直流、标均电压±20V
供电电源	220V，50Hz
允许波动范围	+10%，−20%
打印头	最高频率响应 60Hz
整机工作温度范围	0℃~40℃

二、^{60}Co 治疗机

放射治疗是利用各种放射线照射肿瘤，使肿瘤细胞的生成受到抑制、损伤，以致退化、萎缩，直至死亡，从而达到治疗目的，但它对机体和正常组织也能造成损伤。^{60}Co 治疗机就是利用放射性同位素所产生的 γ 射线来达到治疗肿瘤的目的。Co 是一种不稳定的放射性同位素，它能产生能量为 0.3MeV、1.17MeV 和 1.33MeV 的三种 γ 射线。衰变结果是产生 ^{60}Co 稳定同位素。由于 ^{60}Co 所产生的 γ 射线能量高、穿透力强，且能把放射源做到产生成万居里（Ci）以上，因此与深度 X 线相比具有以下一些特点：

1. 射线穿透力强、深度剂量高，适应于深部肿瘤的治疗。

2. 射线能量高、皮肤吸收剂量低、反应轻。

3. ^{60}Co γ 射线在骨组织中的吸收量远小于 X 射线，故损伤小，适于骨肿瘤及骨旁病变的治疗。

4. ^{60}Co γ 射线的次级射线角分布主要向前，旁向散射小射野以外的正常组织受照量少，降低了全身积累量，全身反应轻。

^{60}Co 的半衰期较短（5.24 年），需要经常更换放射源，并具有一定的体积，易造成半影的缺点。

^{60}Co 治疗机分固定式与回转式两种。固定式治疗头仅能作垂直上下的移动，而回转式的治疗头则可以做±180°的旋转。但它们的基本结构相似。现将回转式 ^{60}Co 远距离治疗机作一简介。

用途：作远距离（>750mm）照射治疗深部肿瘤用。

结构与性能：整机由主机、治疗机及控制台组成。

主机由放射源头（即钴头）、机架、支臂架、集回器、底座等组成，可作±360°回转，并有固定、摆动、间歇等动作，可按需要选择。

钴头用铸钢制成，内有钨合金和铅构成的防护层，能防止射线外泄，保证人员安全。其结构分为钴源储藏室和放射口两部分。储藏室储存钴头，由气动装置控制钴源的进退，放射口用于治疗。钴头可作±180°回转，回转中心距为750mm，钴源容量为(1.11~1.85)×10^{14}Bq（3000~5000Ci），照射野面积可在（50×50）~（200×200)mm^{2}调节。

控制台由定时器、紧急停止开关、工作按钮开关、钴源储存位置指示灯、进行指示灯及照射位置指示灯等组成，可控制主体钴头、治疗床等做各种动作和控制放射源的进退、照射时间等。计数精度达1秒，长可达1小时。

治疗床可作纵横、上下运动，床面可作360°回转，而床体可作±90°回转。

附有电视监视设备的主机和治疗床旁均设有电视摄影机，能及时地将机器的动作、患者的动作清楚地显示在荧光屏上，医务人员能直接掌握治疗过程中的现场情况，在不受射线影响下操纵机器进行治疗。

三、医用电子加速器

医用电子加速器是利用磁场的交变来加速带电粒子，使之提高粒子的能量，达到治疗疾病的一种装置。加速器的种类较多，利用不同类型的加速器可以得到各种能量的粒子。由于它们定向性好、能量高、穿透性强，并且可以控制，可以用来治疗肿瘤等疾病。现主要就医用电子直线加速器作一简介。

医用电子直线加速器主要由以下几个系统组成。

（一）电子注入系统

包括电子枪、短焦距透镜和对中线圈，使电子枪产生的电子经短焦距透镜汇聚和对中线圈对中后，确保电子以一定的初速和较小的发散角注入加速管中。

（二）微波传输系统

包括磁控管、传输和监测微波的各种波导元件，输入和输出耦合器以及吸收负载等。它的主要作用是建立起加速电子所需要的轴向微波电场。

（三）加速系统

包括加速管和聚焦线圈。电子在加速系统中经聚焦圈聚焦后进行加速，使电子的速度达到接近光速的程度，从而具有较大的能量，这是加速器的关键部分，制造工艺及要求极高。

（四）脉冲调制器

包括软性开关（气闸流管）和脉冲形成网络。它产生具有一定波形和频率的脉冲高压，作为脉冲电源供电子枪和磁控管使用。

（五）引出系统

包括偏转磁铁和照射头。使已被加速的电子，经过90°偏转，正确地穿过引出窗，进入照射头，打到靶上使之产生次级射线进行治疗。

此外，尚有真空系统、恒温冷却系统。各种交直流电源、控制治疗系统、治疗床及监视等设备。现以DZY-10型医用电子直线加速器为例说明如下：

1. 用途 用于浅、中、深部肿瘤的治疗。

2. 主要性能

（1）射线能量　γ射线 6~8MeV、电子束射线 6MeV、8MeV、10MeV。

（2）射线剂量　γ射线（距靶 1 米处）(3.87~5.16)×10^{-2} C·kg^{-1}·min^{-1}（150~200R/min）。

（3）射线漏泄量　<0.1%。

（4）射线焦点直径　0.3~4mm。

（5）照射野大小　（距靶 1 米处）40mm×40mm~180mm×180mm。

（6）照射野不均匀度　<5%。

（7）机架转动角度　±140°。

（8）机头旋转角度　±120°。

（9）治疗床　可以上下、左右、前后移动及中心转动。

四、X 线–CT 简介

X 线–CT 是英文 X-ray-computed tomography 的简称。中文的意思是 X 线计算机断层扫描系统。它的基本原理是 X 线对被检查的人体进行横断面扫描，经过计算机成像，它不但解决了常规 X 线内部组织重叠显示问题，而且能将人体组织对 X 线的吸收系数以相当精确的数字（CT 值）表示出来，因而对软组织中的病变也能作出正确诊断。

（一）X 线–CT 的组成

X 线–CT 主要由扫描机架和探测器、高压系统和 X 线管、磁带机和磁盘机、控制台、数据处理系统及计算机系统等组成，其结构见图 19–2。

1. 扫描机架　扫描机架中的扫描装置包括了 X 线球管、准直器和探测器。它们以一定的方式对人体做扫描运动。不同的扫描方式构成了常说的"代"。

2. 患者定位床　患者定位床是配合 CT 扫描设计的。病床可以升降，床面可以在水平方向移动。

3. 高压发生器　高压发生器提供球管阳极高压（125kV）和球管灯丝电流，并控制球管阳极旋转马达（转动加速、自由运转、制动），高压发生器由微处理器控制工作。

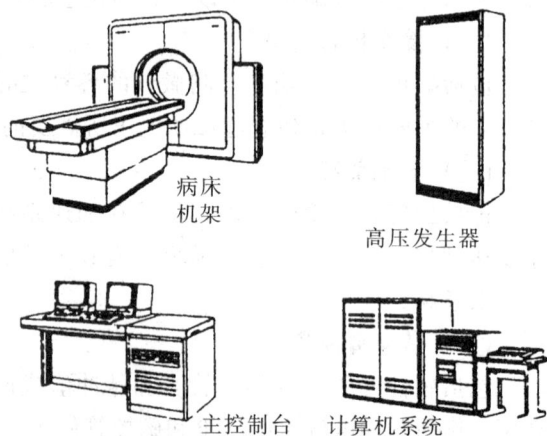

图 19–2　X 线–CT 机结构外形图

4. 控制台和显示器　CT 有两个显示器：一个是文件资料显示器，另一个是图像显示器。文件显示器是在扫描操作和诊断时作人机对话用，指令的输入、输出都显示在屏幕上；图像显示器显示扫描后的实时图像，也可以把存储器中的图像重新显示。

CT 的控制台分为主控台和副控台。主控台进行扫描操作也可以作诊断用，副控台仅给医生作诊断用。

5. 计算机的外围设备　CT 中的计算机通过软件控制和协调各部分的工作，如机架转动、机架倾斜、床运动、准直器开口大小、数据采集、高压发生器的工作等，同时接受各部分的工作状态和信息。

（二）CT 的工作、保管环境

CT 装置是由 X 线扫描机、电子计算机和自动控制装置等设备组成。对电源、温度、湿度、无尘净化等工作环境均有较高的要求。

1. 温度　CT 机通电工作时，需向外散发一定的热量，所以，CT 机需配有空调设备。一般室温在 10℃~25℃为宜。

2. 湿度　工作环境要求干燥，相对湿度保持在 40%~60%为宜。过于干燥会引起某些材料的扭曲、断裂，过于潮湿会导致电气性能变坏，甚至会使精密的机械表面锈蚀，严重时会引起放电等情况。

3. 电源　CT 机不仅要求电源提供足够大容量的功率，而且要求工作频率稳定，有良好的地线。

4. 防尘　防尘是电气设备的共同要求。静电感应可使灰尘附着于器件表面，既影响器件的散热，又影响电气性能。

第三节　放射线机及附属设备的保管

放射机械不管是同位素扫描仪、⁶⁰Co 治疗机还是 X 线机，都属于贵重、精密装备，是我军医务人员平战时救治伤病员的有力武器，同时它们又是专科性的，故要求使用管理人员必须具有一定的专门知识。现将有关管理措施综述如下。

一、放射线机的保管

放射线机在出厂到仓库的运输过程中，大都是拆散分别装箱的，小的只装一箱，大的机器有装十余箱的。因此，如何管好箱件，对哪种规格的机器装几箱、哪几箱是一套等，这些都要做到心中有数。

首先搞清箱子的编号方法，其次注意木箱的构造。箱体应坚固、防潮、防震，对 X 线管和高压整流管等还要采用特殊的包装箱，不仅牢固且内部有支撑。箱外要印有明显的标志和编号。

储存放射机械的环境应干燥、通风、无腐蚀性气体，相对湿度<75%。高压发生器应防止倾倒，以免油类外溢。放射源应按规定保管并加防护。要有专人管理，定期检查。

二、X 线胶片的管理

（一）规格

常用的 X 线胶片分为：130mm×180mm（5 英寸×7 英寸）、155mm×208mm（6 英寸×8 英寸）、208mm×256mm（8 寸×10 英寸）、283mm×358mm（11 英寸×14 英寸）、308mm×

384mm（12英寸×15英寸）、358mm×435mm（14英寸×17英寸）6种。牙科X线胶片为25mm×50mm且仅一面涂有药膜。

（二）保管注意事项

1. 胶片受潮后，药膜会发生变化，弯曲、皱折、水渍、生霉、变质等，轻者感光性减弱变模糊，严重时不能使用。

2. 胶片用醋酸纤维制成，遇高温易使药膜发生粘连。

3. 胶片若长期受压，会使胶片发生粘连或者有效期缩短，故胶片应直立而不要横卧，铁盒包装要优于纸盒。

4. 应避光，胶片两面均涂有感光药膜，所以胶片要绝对禁止见光。领发时应整盒发放，如需拆零应在暗室内进行。同时也应避免射线照射及避免接触有机溶剂。

5. 一般胶片的药膜都有时间性，故胶片都有时限或失效期。因此，胶片保管时应分批存放。领发时应按有效期先后发放。

三、防护设备的保管

长期或大量受X线照射后，对人的皮肤及各种器官有一定的损伤。为防止X线对工作人员的损害，X线机附有各种防护器材，它们大都是铅制品。主要有：铅皮、铅玻璃、铅垂屏、铅手套、铅屏风、铅防护凳、铅护目镜等。这些器材由于铅成分比较多，保管时应防止折叠、碰撞、挤压等。

四、附属设备的保管

X线机的附属设备除照相器材还有橡胶制品、荧光材料、高压发生器及高压电缆等。它们的保管各有要求。

（一）橡胶器材

放射机有许多橡胶制品，如水管、油管、高压电缆、铅围裙、铅手套等，这些制品都应按橡胶制品的要求进行管理。对铅围裙、铅手套等要注意不折叠，以免断裂。

（二）荧光材料

荧光板中的荧光纸、片盒中的增感纸等都属于荧光材料。荧光屏、增感屏等的屏射厚度应均匀一致，屏面光滑整洁，无凸凹、花纹等现象。无肉眼能观察到的阴影、气泡、污渍、灰尘及中间鼓起等现象。荧光材料在保管时应注意：

1. 防潮　材料应储存于通风干燥的环境中，防止吸潮后造成脱落或生霉。

2. 避光防压　由于屏内含有铅、锑等化合物，受阳光曝晒或长期照射后，有结晶析出而变黑，会使屏变质影响荧光的色泽及亮度，为此荧光板不用时须用黑布遮盖。同时要防止重压、折叠及弯曲，储存时应在两屏之间放一光滑薄纸以防粘连。

3. 防有机溶剂　不得与有机溶剂接触，有机溶剂能溶解屏内的有机物质而破损屏的结构。同时，在储存场所也禁止有腐蚀性气体存在。

4. 定期检查　一般每3个月应检查一次，潮湿梅雨季节需经常检查，以确保屏的质量和使用寿命。

如果发现增感屏上有灰尘时，须用驼毛刷轻拭或用脱脂棉沾少许无水酒精轻拭，不可用水、肥皂等擦拭，擦拭后应平放在无灰尘处，待屏面完全干燥后再行闭合储存。

（三）高压发生器的保管

除防止倾倒外，还应注意油箱焊接是否良好，接线板和高压插座应牢固，并不得有漏油现象。变压器油应符合以下要求：相对密度（比重）(20℃时) 0.89，黏度(20℃时) 不大于 4.0（恩格法），发火点不低于 150℃，凝固点不高于-35℃等。耐压要求在室温时 1cm 厚的油层，加压 120kV，15 分钟无跳火、冒烟、击穿或整流管中有荧光现象发生。油质应澄明无杂质，油面离箱 2cm 左右，过低时高压部分因未浸入油内易引起火花，过高则油受热膨胀会溢出油箱。

（四）高压电缆的保管

高压电缆除按照橡胶制品管理外，还应注意缆芯导线不应有断路或短路，包装时应避免过度弯曲，允许弯曲半径不应少于电缆外径的 5 倍。禁止与油类等接触以防止绝缘层的破损。

（五）电子仪器部分的保管

不管是 X 线机还是同位素扫描机、^{60}Co 治疗机都附有电子线路和电子仪器部分，对这部分的保管要求，应根据电疗仪器的要求进行。

五、X 线管的保管

储存 X 线管的环境温度不应低于 5℃，要特别防止温度的剧变，以免金属与玻璃连接处因胀缩不均而造成 X 线管的损坏。从冷处取来的 X 线管不应立即使用，应在室温下放置数十分钟后才能使用。运输时要防止震动，并应装在鸟笼式的木箱内，四周用弹簧固定，阴极向下（手拿时也应阴极向下）并标明不可颠倒等记号。装箱时应用木螺丝旋转，不能用钉。同时还应检查 X 线管的玻璃是否完整无损，管壁应无钨和铜粉等附着现象，阴极靶面无熔化现象，集焦杯及灯丝外接线等应完整无损。

> **思 考**
>
> 1. X 线机主要由哪几部分组成？
> 2. X 线机的维护保养有哪几项？
> 3. CT 的工作、保管环境应注意哪些？
> 4. 放射线机的保管应注意哪些？
> 5. X 线胶片保管应注意哪些？
> 6. 防护设备的保管应分别注意些什么？

第二十章 制冷设备的管理

第一节 各类电冰箱知识

应用"冷"的原理，制成的医疗器械品种很多，如电冰箱、低温冰箱、冷冻切片机、尸体冷冻箱、液氮治疗机等。制冷设备的制冷原理基本一致，但制冷能源各种各样，所以制冷方式也不同，主要有：

1. 吸收式制冷　是利用无泵连续吸收、扩散的作用达到制冷的目的。依靠加热引起制冷剂在管路中的流动来完成热交换和循环。这种制冷系统在工作时无噪声、无震动，结构简单、成本低、热源多种多样，但功率低。

2. 半导体制冷　采用半导体元件制成制冷器。这种装置成本高，容积小，故常配合精密仪器在实验室内应用。

3. 化学制冷　是利用尿素、氯化铵、硝酸钠、硝酸铵等化肥，溶于水中时吸热的原理制成。在室温为 28℃时，可使冰箱内保持-1.5℃~4℃的温度达 24 小时。

4. 压缩式制冷　有启开式和封闭式两种，它们的制冷原理相同。前者因易发生故障，故目前小型冰箱上大多使用封闭式制冷，大型制冷机和冷库大多采用开启式制冷。

一、电冰箱

（一）电冰箱分类

1. 家用电冰箱　家用电冰箱分为家用电冰箱和家用冷冻箱（也称为冰柜）两类。

（1）家用电冰箱　家用电冰箱又可分为 3 种类型。

①单门电冰箱：具有一扇门、一个蒸发器和一个冷冻储藏室。

②双门电冰箱：具有两扇门、一个冷冻室和一个冷藏室，其内各有一个蒸发器。

③多门电冰箱：箱内有多个空间，有一个冷冻室和一个冷藏室，室温各不相同。

（2）家用冷冻箱　供食品冷冻用，能达到-20℃以下的低温。

2. 商用冰箱

（1）冷饮器　分大型：供商店零售冷饮用；小型：供家庭制备冷饮用。

（2）陈列冷冻箱　供商店陈列和挑选冷冻食品用，前面有玻璃门。

（3）冷藏冰箱　柜内分多个空间，容积 1000~4000L 供储存多种药品用。

（4）进人型冰箱　即为小型冷库，可进人，容积在 5000~10 000L。

3. 医用冰箱

（1）一般冷藏冰箱　类似于家用单门或双门电冰箱。

（2）低温冷冻冰箱　专门用于储存冻结细菌、脏器等在 -20℃ 以下。

（3）血库冰箱　用于医院供血的冷藏冰箱。有恒温控制和超温报警等功能。

（二）电冰箱制冷原理

制冷是吸取物体或空间中含有的热量，而使物体或空间的温度降低。电冰箱就是利用某些低沸点的液体在蒸发时吸收周围的热量而降低周围物体或空间的温度。其制冷原理如图 20-1 所示。

制冷过程是在密闭系统中进行的，由压缩机的低端将蒸发器内的气状制冷剂吸入压缩机汽缸中，不断压缩，由高压端进入冷凝器中，冷却并放出热量，成为高压液体，经过滤器、

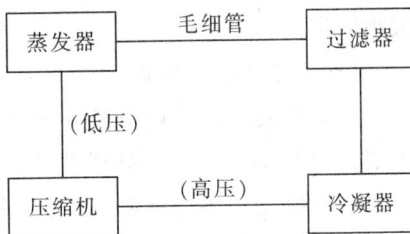

图 20-1　制冷原理图

毛细管进入蒸发器中。当高压液体从狭小的毛细管内突然进入粗大的蒸发管道而造成低压，因压力的骤然降低，液态的制冷剂便迅速沸腾蒸发成为气体，因而吸收大量的热，便达到制冷目的。而蒸发器中的气体制冷剂又被压缩机吸入汽缸中，如此连续工作，形成制冷循环。

（三）结构

主要由箱体、制冷系统、自动控制及附件四大部分组成。

1. 箱体　箱体外壳由薄钢板制成，外喷烘漆，内壳为塑料板模制成型，夹层中注塑聚氨酯泡沫塑料。箱内上部有蒸发器，中部有搁架，下部有漏水孔，门里部有放置架，箱内有照明灯和温度控制器，照明灯的开关装在箱体的下部，门开灯亮，门关灯灭。

2. 制冷系统　制冷系统由封闭式压缩机、冷凝器、过滤器、毛细管和蒸发器等组成。

3. 电路与控制系统　包括电动机、半自动化温度控制器、热保护继电器、启动继电器、照明灯及开关等。

（1）半自动化霜控制器　是控制电冰箱温度的部件，在控制器内灌有氯甲烷，并将感温管引出附在蒸发器上，蒸发器上的温度变化影响感温管中氯甲烷压力产生变化，并通过机械传动装置，驱使温度控制器切断或接通电源，以达到自动停开的目的。

（2）启动与保护元件　两者同组在一胶木盒内。启动器线圈和电机的运行绕阻串联，电机启动时，电流较大，使启动器线圈吸引衔铁，启动器接点闭合，接通电机启动绕阻的电路助动，正常运行后电流减小，启动线圈吸力减弱，衔铁回复原位，断开启动接点，电机进入正常运行。

热保护元件是一种安全装置。当电机遇到启动不正常或运行中超载时，电流增大，保护元件上的电热丝温度升高，使双金属片受热弯曲打开接点而切断电路，电机停止运转。等电热丝自然冷却后，双金属片又回复到原位时，接点重新接上，电路接通电机便恢复运转。

4.附带零件 各种冰箱都附带有放置物品的零件放在冰箱内，如冰盒、接水盘、肉品盒、搁网、玻璃盖板、果菜盒、滴水盘等，可根据说明书清点。

二、低温冰箱

低温冰箱是指箱内温度在-20℃以下，专门用来储存冻结的细菌等的设备，一般单级压缩式低温冰箱的温度为-40℃以上，而-40℃以下的则需采用二级、三级压缩或者二元或三元压缩制冷系统，其规格则是以箱内温度的高低和箱内容积（以升为单位）的大小来定。

（一）单级低温冰箱

单级低温冰箱其箱内最低温度一般不超过-40℃。其制冷系统与压缩式冰箱无多大差别，只是多了一个油分离器和一个专设的过冷却器，以及具有较好的超热特性的感温膨胀控制阀。油分离器的作用是将压缩机在压缩过程中所排出的制冷剂中所带的润滑油分离出来，不使它进入冷凝器随同液体制冷剂再进入蒸发器中。

同时这一类制冷机组的压缩机还须有较大的排气效率，因制冷剂在越低的蒸发压力下它的单位产冷量（即所吸收的蒸发热）就越小。因此，低温冰箱的制冷机组的体积往往大于制冷容器。

这类冰箱尚有一个主要部件超热恒定感温膨胀控制阀。因为必须保持蒸发器内有一个稳定的低蒸发压，且还要有足够的制冷剂，因此，一般冰箱使用的感温膨胀控制阀就不能担此重任，必须选用超热恒定感温膨胀控制阀。

（二）-60℃低温冰箱

目前，国内-60℃低温冰箱有二级压缩和二元压缩系统之分，其制冷原理简述如下：由冷凝器出来的液态制冷剂，经干燥过滤器除水分和污物后分为两股：一股经膨胀阀节流后进入中间冷却器，直接回入高压级压缩机，其目的是冷却另外的制冷剂以提高制冷效率；另一股经预冷后经膨胀阀进入蒸发器，制冷剂由于压力降低，沸点也低，因此能产生更低温度，使箱内温度也随之降低，以达到-60℃低温的目的。

制冷剂吸热以后由液态变成气态，然后被吸入低压级压缩机，经压缩后再进入高压级压缩机，经二次压缩以后排入冷凝器内，制冷剂由于压力增高，凝结点下降，被水冷却后又转变成为液态。同样二级压缩式低温冰箱制冷系统中自动分油器其作用与单级相同，都是用来分离从压缩机中排出来的制冷剂中的润滑油的，以防止它们随制冷剂进入冷凝器或蒸发器中后发生凝结而阻塞管路。

三、血库冰箱

血库冰箱也就是血液冷藏箱，主要是用于供血站、医院血库保存新鲜血液，也可保存药品、疫苗及生物制品。

血库冰箱的特点是箱内温度采用数字显示、明显、直观、控温系统采用电脑控制，可直接打印自动记录箱内温度。还有上、下限温度监控报警。

主要技术参数：

1. 箱温为（5±1）℃。

2. 温度波动值为±1℃。

3. 报警温度上限80℃，下限2℃。

4. 容积有120L、200L、300L、350L、425L、450L等多种规格。

第二节　电冰箱保管注意事项

一、入库收货应注意的问题

（一）首先进行整体结构和外观质量检查

电冰箱外观轮廓要求线条简单清晰，电镀要平滑明亮，无划痕、无斑痕、无脱落；检查箱门平整、开门自如、门封磁条平直、关门后没有缝隙，箱门磁条要求能承受49N（5kg）左右拉力；检查内胆，要求光滑无裂缝；敲击内外壳体，没有"啪啪"的不实声；检查压缩机，确定其生产厂家、型号等。

（二）进行电气检验

打开箱门，将温控器放在OFF点，接通电源，冰箱应该处在停机状态。箱门打开时照明灯应该自动亮，箱内关闭时，应该自动熄灭。用试电笔检查应无漏电现象。顺时针旋动温控器旋钮，压缩机能马上启动，且无漏电现象。细听压缩机，要求没有异常的噪声和振动。再把温控旋钮旋到OFF点，停机3分钟，再顺时针旋转温控器旋钮，启动电冰箱，如此反复连续启动3次，要求运行正常。

二、电冰箱在保管中应注意的问题

1. 储存中应将电冰箱放置在通风良好、防尘、防潮等条件较好的环境储存。注意分清型号和冰箱的类别，分类保存。

2. 在搬运中应注意电冰箱倾斜不得超过45°，严禁倒置。因为压缩机是用3个带弹簧的挂铁板悬挂在壳体上的，过分倾斜或倒置，容易使挂铁板脱钩，造成压缩机故障。另一方面，压缩机内有适量冷冻油，用于机件润滑。一旦箱体翻倒，冷冻油容易流入制冷管道造成油堵。

3. 在保管中注意保护冷凝管道，防止管道受损，造成制冷剂泄漏的故障。

> 思　考
>
> 1. 电冰箱是如何分类的？
> 2. 电冰箱在仓库保管中应注意什么问题？

第二十一章 金属器械、橡胶、塑料、玻璃制品的保管

第一节 金属器械

一、金属材料与腐蚀

凡由金属元素或以金属元素为主而制成，且有金属特征的材料，通称为金属材料。金属材料具有良好的机械工艺和适应某些特殊要求的性能。因此，在医疗卫生设备和各种手术器械中得到广泛应用。为了做好保管工作，必须了解常用金属材料的种类、特性及用途等知识。

（一）金属材料

1. 黑色金属　是指铁或以铁为基础的合金，简言之，就是铁及其合金。黑色金属按含碳量可分为：生铁和钢；按品质可分为：普通钢、优质钢、高级优质钢。

2. 有色金属　铝、铜、铬、镍等及它们的合金为有色金属。简言之，除铁及其合金以外的所有金属及其合金。

在医疗器械中常用的有色金属是铝、铜及其合金等。

3. 金属材料分类表

（1）黑色金属

生铁：炼钢生铁、铸造生铁、合金生铁。

钢：①碳素钢：工业纯铁（碳含量<0.04%）、低碳钢（碳含量<0.25%）、中碳钢（碳含量<0.60%）、高碳钢（碳含量<0.60%~2.0%）。②合金钢：低合金钢（合金元素总含量<5%）或三元合金钢（如锰钢、铬钢等）、中合金钢（合金元素总含量<5%~10%）或四元合金钢（如硅锰钢、铬镍钢等）、高合金钢（合金元素总含量>10%）或多元合金钢（如铬、镍钼钢等）。

（2）有色金属　除铁及其合金以外的所有金属及其合金。

（二）金属腐蚀

是指金属与它周围介质相接触时，发生作用而遭受到破坏的一个过程。金属腐蚀

按作用过程的不同可分两大类：

1. 化学腐蚀　是在干燥的空气中，金属原子同氧气直接发生作用而结合成氧化物。这是一个化学过程，只有在高温下才显得突出。

2. 电化学腐蚀　是金属在电解质的水溶液中发生的腐蚀过程。在金属被破坏的同时发生电子的转移，即有电流从金属的一部分流到金属的另一部分。金属在大气中的生锈就是这种腐蚀过程。因此，常将这种腐蚀称为大气腐蚀或锈蚀。

（三）影响金属腐蚀的因素

影响金属腐蚀的因素是多方面的，在促使金属腐蚀的过程中，氧、水、温度起主要作用，还有 pH 值的高低，以及氯、溴、碘等离子都能影响电化学腐蚀。

二、金属器械的防护与处理

大气中含有水蒸气、氧气、二氧化碳等气体和杂质，这些气体和杂质直接与钢铁接触或在其表面凝结成为电解质的水溶液（电解液），或与氧发生作用，从而引起了金属的腐蚀。要防止金属腐蚀，就必须采取各种途径，进行防护保养。

（一）金属器械的防护

金属器械的损坏，最常见的是由锈蚀引起，所以，金属器械的防护主要是防锈蚀。防护的方法很多，目前较常采用而效果又好的是被覆法。这是将金属制品用适当的物质加以被覆，使金属与周围的介质隔绝。或用化学处理方法使金属表面形成一层致密而稳定的金属氧化物、硫化物、磷酸盐等保护膜。常用的防护方法有以下几种：

1. 可剥性塑料被覆法　可剥性塑料，是一种较新颖的防锈、防霉、防水的包装材料。使用时涂于物品表面，生成一层无色透明的薄膜，不黏手、不发脆、耐磨、耐挤压，还可经受较大的温差（-40℃~+60℃），易启封，剥下后，器械本身仍光洁如初。其中热熔型可剥性塑料被覆层，可反复使用。

2. 气相防锈法　气相防锈是利用某些具有挥发性的固态化合物，共同封闭在被保护金属器械的容器内，在常温下缓慢气化，充满在容器内，并与金属表面作用，生成一层肉眼看不见的保护膜（气相薄层），隔绝外界的影响，以达到延缓金属锈蚀的目的。具有这种防锈效果的化合物，称为气相防锈剂或气相缓蚀剂。气相缓蚀剂产生的气体，可以扩散到器械的不同表面空间，因此对不定形、表面不平、结构复杂的器械，其防锈效果优于其他方法。另外，还具有操作简便、清洁美观、防锈时间长的特点，是目前比较理想的一种防锈方法。常用的气相缓蚀剂有亚硝酸二环己胺（代号为 VPI-260 或 6531）、碳酸环己胺（代号为 CHC 或 6532）等。

3. 油质被覆法　常用的防锈油基质有：汽油、锭子油、变压器油、机油、液体石蜡、凡士林、石蜡及松香等。这些材料来源广，应用范围大，操作简便，比较适用于使用保管器械的单位。

为了提高油质被覆层的防锈效力，可以在以上矿物油中加入油质缓蚀添加剂。常用的有环烷酸锌、石油磺酸钡、硬脂酸铝、羊毛脂、蜂蜡和羊油镁皂等。同时要根据不同地区的环境及气候条件，选择适当的防锈油基质，配制适当黏稠度的防锈油，如对长期封存的金属器械和气温高、湿度大的地区，就应选黏稠度较大的防锈油。以防止流失和脱落。而对经常使用、短期贮存的器械和温度低、气候干燥的地区，可选用较为稀薄的防锈油以便于清除。

现介绍几种防锈油配方，供保管人员在工作中使用（表21-1）。

表21-1 防锈油配方（重量以克计）

原料名称	处方编号					
	1	2	3	4	5	6
环烷酸锌	20	8				
硬脂酸铝					15	
石油磺酸钡		8				
羊油镁皂			4			
松香	5				5	
凡士林	40	76		70		
羊毛脂				5		
蜂蜡						4
石蜡	35	8	66		55	
混合蜡			25			
锭子油			30		30	4
汽油						100

在配制防锈油时，应先将熔点高的熔化后，再加熔点低的，挥发性成分最后加入，并应注意各成分均应混合均匀。

（二）金属器械的防锈处理

对长期存放的金属器械进行防锈处理，是预防锈蚀的重要而又有效的措施，实践中大都采用涂油或气相防锈。但在实际应用中应注意以下几点：

1. **防锈材料的选择** 根据器械的品种、数量、性能、储存环境、气候条件、存放时间、当地防锈材料的供应情况等，选择恰当的防锈剂，以及所需的器具和包装材料。

2. **器械的清洁与除锈** 在防锈处理前，应先对器械进行清洁处理和除去原有锈斑。步骤是首先用中性汽油擦洗两次，除去油污、灰尘等，再用脱脂棉或纱布浸95%的乙醇擦除吸附在器械表面的汗迹等水溶性物质，最后用干燥清洁的脱脂纱布将器械擦干。器械数量大时，可用电热恒温干燥箱（70℃~80℃）进行干燥。若器械有锈斑，可用棉花蘸少许氧化锌粉末擦拭，或用磷酸钙加水成糊状，再加适量氨水，用纱布蘸取擦拭。较严重锈斑可先用汽油或煤油等浸泡一天至数天等锈斑疏松后，再用上法擦拭。

3. **脱水** 采用涂油封存的器械，必须保证器械表面清洁干燥绝无水分，因此，在涂油前应将器械在110℃~120℃的锭子油（或稀薄的机油）中浸洗2分钟，以脱去水分。数量大时，可采用烘箱干燥脱水法。

4. **涂油** 有浸涂、刷涂和喷涂三种。以浸涂为例作以介绍，该法方便、可靠，油层均匀，不易产生气泡，小型较轻的器械可用此法。浸涂的方法一般是将已脱水的器械自然冷却至 60℃~70℃时，浸入 70℃左右已配制好的防锈油中 10~20 秒，缓缓取出。油层厚度约在 0.5mm 较为适宜，过薄易失去严密性，降低防锈期限与效果；过厚又妨碍储存期间对锈蚀情况的检查。

三、金属器械的保管

1. 锐利及精细器材，如耳鼻喉科、眼科等微细器械，应与一般器械分别存放保管，防止碰撞；对刃类器械，保护刃部，防止损伤卷刃、缺刃，最好放置在有隔架的盒内，刀口向上，也可用柔软油纸、蜡纸将刀口妥善包裹，不可集中堆放或与其他器械混放，以免碰撞损坏刀刃；有弹性的器械，注意保护其弹性，不应长时间拉伸、压缩；有启闭性的器械，一般应放在初级合拢状态，如钳类器械有锁止牙，应放在第一牙位置存放；防止器械之间互相撞击或与其他硬物撞击，以免造成机械损伤；银器及镀银器械应与橡胶制品分开保管，以防受影响而变黑。

2. 任何器械不得随便拆装，以免丢失零件，损坏机件。但遇到必须拆卸处理或保存的成套器械，应标记清楚，妥善保管，以防散失。

3. 在保管过程中发现有损坏或性能较差的器械，应及时修复，不得以坏充好或随意乱丢。如有损坏、丢失或缺少，应及时上报查明原因，不得轻率处理。

4. 不应和硝酸、盐酸、漂白粉、氨和碘等能使金属腐蚀的挥发性物质以及橡皮制品存放在一起，以免互相影响。

5. 定期检查。对金属器械应根据防锈措施的优劣，已涂防锈剂的时间，以及环境气候的变化等情况，定期抽查及普查。如发现油层脱落、锈蚀等现象，要及时查明原因加以处理。一般来说，对库存器械的检查每 3 个月一次，在温度高、湿度大或多雨季节，应每月一次。但抽查、普查、更换防锈剂或改进包装时，应选气候干燥晴朗的天气和季节进行。

第二节 橡 胶 制 品

橡胶是一种有机高分子弹性化合物，是经济建设中的重要材料，也是卫生装备的重要材料。如诊断、输血、输液、导尿、洗胃肠用的各种导管、医用围裙、防护服、手术手套，以及有些人造血管、人工脏器等都是橡胶制品。

橡胶制品（实际上是橡皮制品）是由橡胶加入各种配合剂：可塑剂、填充剂、防老化剂、着色剂、硫化剂等经混炼、成型和硫化等工艺而制成。准确地说，橡胶是橡皮制品的主要原料。要做好保管工作首先要了解橡胶。

一、橡胶的分类

橡胶按来源可分为天然橡胶和合成橡胶两大类。

（一）天然橡胶

天然橡胶的原料来源于三叶橡胶树或其他含胶植物中的胶液。

1. 天然橡胶的定义　天然橡胶是由天然胶乳经过提制浓缩而成。它是制造高弹性及薄膜橡皮制品等的原料。为便于储存和运输，将经过提制浓缩的乳胶进行凝固，便可得到各种胶片，这便是一般橡皮制品的原料。

2. 天然橡胶的种类　天然橡胶的种类很多，为了便于提供给工厂使用，大多要经过凝固、压片等工序处理制成各种胶片，其分类如下：

（1）天然橡胶

①烟片：是乳胶经凝固、压片、干燥、熏烟等工艺制成的胶片。

②绉片：白绉片是鲜胶乳经亚硫酸氢钠处理，再凝固、压绉、干燥制成的胶片。褐绉片是将割胶和加工过程中自然凝固的胶块、胶线等收集在一起，经破碎清洗，压绉后制成的胶片。

（2）纯洁烟绉片　是烟片和烟片的碎块，经洗胶机洗净，而后压绉制成的胶片，质量与烟片相当。

（3）其他品种橡胶

①风干胶片：胶乳中加化学防腐剂，用L-酸凝固，用热风干燥或者在胶乳中加化学催干剂，以加速风干，而后补充烘干的胶片。

②胶清橡胶：是由制浓缩胶乳时分离出来的胶清，经凝固制得，含非橡胶成分20%左右。

③特性橡胶：是由不同工艺、流程，配以不同的添加剂而制成的特性各异的胶。特性橡胶品种很多，如易操作橡胶、喷雾法橡胶、颗粒橡胶、充油橡胶、液体橡胶等。

④硬性天然橡胶：由马来树胶、杜仲、卫矛等植物中得来的，橡胶分子结构为反式聚异二戊烯。又叫古塔波橡胶。

（4）天然胶乳　原胶乳、浓缩胶乳、防冻胶乳（加防冻物质的胶乳）。

（二）合成橡胶

合成橡胶是以一定的原料用人工合成的方法制得的高分子弹性材料。生产合成橡胶的原料主要是石油、天然气或煤和石灰石等。先制成各种不饱和烃，再经聚合而成。其化学成分与天然橡胶差别很大，但物理机械性能相似。合成橡胶的种类很多，按它们的主要用途可分为以下两大种：

1. 通用合成橡胶　如丁苯橡胶、顺丁橡胶、乙丙橡胶、异戊橡胶、丁腈橡胶、氯丁橡胶等。它们主要用来制造各种轮胎、工业用品、日常生活及医疗卫生用品。

2. 特种合成橡胶　主要品种有硅橡胶、氟橡胶、聚氨酯橡胶、丙烯酸酯橡胶等。特种合成橡胶专门用来制造具有特殊要求的橡胶制品。如耐高温、耐寒、耐酸碱、耐油、耐臭氧、耐化学腐蚀等特殊要求。

二、橡胶的性质

橡胶是一种有机高分子弹性化合物，无论是天然橡胶还是合成橡胶，它们的物理机械性能相似，可塑性很大，均能随温度和外力的作用而变形。因此，单纯的橡胶是不能直接用来制成各种应用品的。要使橡胶制品满足使用要求，既有固定的形状，又有所需的理化性质，就必须对橡胶经过配料、混炼、压延、硫化等工艺。经过硫化后的橡胶即为我们平时使用的橡皮或称熟胶。这就是橡胶制品为什么就是橡皮制品的道理。但两者的性质是不同的，为此，在了解橡胶性质的同时必须了解橡皮的性质，其两者性质的区别（比较）如下：

（一）橡胶的性质

1. **耐热性**　常温下富有弹性，遇热逐渐软化，50℃时变软发黏，125℃时完全软化为流动体。200℃开始分解，遇冷则变硬发脆。0℃时失去弹性，但能随温度的升高恢复弹性。

2. **可塑性与弹性**　有良好的可塑性，能随机械压力而任意变形。虽利用此性质可使橡胶成形，但受热及机械作用后又易变形，故无实用价值。且弹性较小。

3. **溶解性**　不溶于水、酒精和丙酮，但能溶解于汽油、苯、二硫化碳、三氯甲烷、松节油及煤油等溶剂中（先膨胀后溶解成胶体状溶液）。

4. **耐酸碱性**　对一般化学药品有一定的抵抗能力，但不耐强酸。稀酸对橡胶的作用较小，但长时间接触后亦会使其破坏。耐碱性较强。

5. **耐老化性**　橡胶分子是异戊二烯的聚合物，它带有许多双键，易与氧、硫等元素作用。与硫作用生成硫化橡胶（即橡皮）而增加橡胶的弹性等；与氧结合可使分子断裂失去弹性而老化。

（二）橡皮的性质

1. **耐热性**　随温度变化较迟钝，热不变软、冷不发硬，-35℃~180℃能保持其弹性。但长时间高热会引起脱硫，在100℃左右其物理机械性能变化不大。硬橡皮及特种橡皮的耐热性更高。

2. **可塑性与弹性**　可塑性减小而弹性增大，因而能使橡皮制成固定形状，不易受热和外力作用而变形。

3. **溶解性**　常温下不溶于有机溶剂，但长时间接触后有膨胀现象，加热至140℃~160℃能在很多溶剂中被氧化而溶解。如在苯胺、苯酚、石油醚及矿物油中，膨胀后其物理机械性能发生变化，如变软、弹性降低等。

4. **耐酸碱性**　耐弱酸和弱碱，但弱碱能使制品表面失去光泽。对强酸、强碱，尤其是对碱的抵抗能力较差，因强碱能破坏橡皮中的配合剂（即与配合剂起作用）。因此，橡皮长期与碱接触后亦能被腐蚀及膨胀。

5. **耐老化性**　受空气、光、热等的影响能形成一种不易发现的裂纹，逐渐增大使制品变硬。橡皮的这些自然损坏现象被称为老化。其结果能使制品的拉断力、伸长率、耐磨性等降低，并产生永久变形。

三、橡胶制品及其应用

橡胶制品的种类繁多，一般分为轮胎、胶带、胶管、胶鞋、胶布及胶布制品、工业制品、胶乳制品和黏合剂等。按其材料的性能在医疗卫生应用上可分为五大制品（表21-2）。各制品是根据制品的类型和橡胶的种类，采用不同的方法进行成型的。模压法：制成各种瓶塞、热水袋、橡皮球等；挤压法：制成各种橡皮带、止血带、导管等；浸渍法：制成橡皮手套、指套及某些橡皮管等。

表 21-2　医疗上常用的橡胶制品

种类	应用及品名
纯乳胶制品	医用手套（手术手套）、橡皮指套、输血、输液橡皮管
低硫化制品	腔道导管、消化导管、呼吸道导管及导尿管、橡皮止血带与驱血带
耐热耐寒制品	热水袋、冰袋、冰囊和冰帽等
耐油耐氧制品	各种油剂瓶塞和密封垫圈，瓦楞管、氧气袋与氧气枕等
硬质与半硬质橡皮制品	各种瓶塞、耐压硬质橡皮管及橡皮板等

四、损坏橡胶制品的因素

橡胶制品的损坏与本身的性质和外界因素密切相关。在外界损害的因素中，除机械损伤外，主要是老化。所谓老化是指橡胶制品在氧、光、热的影响下逐渐发生先变硬龟裂，后变软粘连、伸长率增大、弹性减退以至消失的自然损坏现象。破坏橡胶制品的外界因素很多，主要有：

（一）氧

氧是引起老化的主要因素（尤其是臭氧）。橡胶分子结构中有许多双键存在，性质很不稳定，与氧易发生作用而成过氧化物，继而使分子断键，生成醛和酮的化合物，使橡胶解聚、老化。其结果是重量增加、机械强度降低、弹性减退以至于完全失去。

（二）光

光所引起的老化，主要是紫外线作用。紫外线不但能使橡胶分子发生解聚作用，使分子链减少，引起老化，使制品变软发黏，后变硬破裂；而且还能促使空气中的氧变成臭氧，臭氧非常活泼，极易和橡胶分子的双键作用。

（三）温度与湿度

热所引起的老化，不仅加快了橡皮的老化速度（氧化速度），还能使橡皮逐渐转向过硫化，使机械强度降低。同时，热还能使结合硫产生硫化氢放出，而增加橡胶的不饱和性。另外，高热不但能放出氧（吸有氧的配合剂放出氧），甚至还会脱硫。低温时橡胶呈结晶状态而失去弹性，同时游离硫的溶解度降低而造成喷硫。湿度过高，会引起制品的发霉，过低则易使制品上的喷硫吸收橡胶的水分而发脆。

（四）溶剂与重金属

溶剂所产生的影响，主要是氧易在橡胶中扩散的缘故。橡胶制品长期与氧化剂、挥发性有机溶剂及油脂类接触就会膨胀、氧化，最后呈可溶性；有机挥发性物质如樟脑、萘等与橡胶长期接触后也能引起膨胀变软呈可溶性；某些重金属如铜、铁、镍、锰等能使氧的活性增加，促进橡胶的老化，是橡胶老化的促进剂，尤其是在光和热的作用下显得更为突出。橡胶长期与金属接触还会发生粘连。

（五） 机械损害

是指橡胶制品长期弯曲、折叠、延伸、挤压等产生的变形和加速老化。折叠、挤压会产生永久变形，弯曲、延伸会使孔隙增大，氧易扩散，加速老化。

五、橡胶制品的保管

根据橡胶制品的性质、储存环境，采取相应措施减少外界因素对物品的损害是保管员的职责。损害橡胶制品的主要现象是老化，而引起老化的外界因素主要是氧，因此，防氧化是保管中的首要任务。

（一） 防氧化

减少与氧的接触机会，减少空气中氧浓度，或者与氧隔离。具体措施可采用：减少储存空间的空气流通及容积；制品表面撒滑石粉；制品周围放装有碳酸铵的容器，利用其分解出来的氨和二氧化碳占据一定空间，减少空气中的氧浓度。同时，由于氨被橡胶的吸附能力比氧大得多，而与橡胶又几乎不起作用，减少制品与氧的接触，存于较密闭的容具里，采取蜡封或不干胶密封，隔绝氧气。必要时可多种方法并用。

（二） 避光

日光中的紫外线能促进橡胶的老化，故橡胶制品应避免在直射光下存放，门窗最好挂有色窗帘。

（三） 控制温、湿度

温度应控制在5℃~20℃，不使过冷或过热（即不应低于0℃，不高于30℃）。相对湿度控制在70%左右。

（四） 与溶剂和金属隔绝

避免与有机溶剂、油类、酸、碱、氧化剂及金属等存放在一起，也不应放樟脑、萘等杀虫剂。带有金属零件的橡皮制品应将零件卸下分别存放。

（五） 防机械损伤

一般不允许折叠堆放，对空心制品应稍充气防粘连。管类制品应直放或挂置，盘放时应尽可能达到直径最大，同时管两端应用塞子塞住。球类制品不得堆放。

第三节　塑料制品

塑料是以合成树脂为基本成分，加或不加其他添加剂，在一定的温度和压力下，塑制成型并能保持其形状不变的有机高分子材料。塑料由于来源广，易加工，且具有良好的物理、机械性能和化学性能，不仅在日用、化工、电子及国防工业上的应用得到很大发展，还在医疗器材上得到日益广泛的应用。随着我军卫生装备使用塑料器材逐渐增多，研究塑料特性进行合理的使用、维护、保管好塑料制品显得尤为重要。

一、塑料的分类

塑料的分类方法有两类：一类是按塑料的特性和塑料的应用范围进行分类，另一类是按塑料的成型特性和塑料的成型方法及塑料应用范围进行分类。常用的方法是前一类。

（一）按特性分类

1. 热固性塑料 这类塑料的特性是：在一定的温度下，经过一定时间加热或加入硬（固）化剂后，即可硬（固）化成型，且质地坚硬，性能稳定，既不溶于溶剂，也不能用加热的方法使其软化，但温度过高，则分解破坏。常用的有酚醛树脂、脲醛树脂、聚氨酯、环氧树脂、有机硅树脂等。

2. 热塑性塑料 这类塑料的特性是：受热软化或溶化后可塑制成一定形状的制品，冷却后变硬，如再加热又可软化塑制成另一形状的制品，这一过程可反复多次，其基本性能不变。常用的有聚乙烯、聚氯乙烯、聚苯乙烯、ABS（改性聚苯乙烯）、聚丙烯、尼龙、有机玻璃、氯化聚醚等。

（二）按应用范围分类

1. 通用塑料 这类塑料产量大、用途广、价格便宜、通用性强。如聚乙烯、聚氯乙烯、聚苯乙烯、聚丙烯、酚醛树脂和脲醛树脂，占整个塑料产量的75%以上，构成了塑料工业的主体。

2. 工程塑料 是指机械强度好，可以代替金属在工程技术中作结构材料应用的塑料。如聚碳酸酯、尼龙、聚甲醛、ABS、聚氯醚等。

3. 特种塑料 是指耐高温、低温、腐蚀、辐射等特殊性能的塑料。这类塑料由于产量小、价格高，只用于特殊要求的场合。如氟塑料、有机硅树脂、环氧树脂、离子交换树脂等。

二、塑料的一般性质

塑料的性质是由树脂本身决定的，树脂不同，性质也不同。加上不同的添加剂及数量其性质又会各异。综合起来塑料有以下共性：

（一）物理机械性

1. 质量轻、比重小 塑料的相对密度一般在0.9~2.2。只有钢铁的1/8~1/4，铅的1/2左右。泡沫塑料的密度最小，为0.02~0.20g/cm^3。

2. 机械性能 塑料具有一定的机械强度和硬度，耐磨、耐压、耐冲击。有的塑料在耐磨性上甚至胜过金属。此外，塑料还有很好的吸震和消声作用。

3. 韧性和弹性 有的塑料具有很好的韧性和弹性。有的非常柔软，类似皮革或橡胶。

（二）电绝缘性

各种塑料的电绝缘性能都很好。可与陶瓷、橡胶等绝缘材料相媲美。加入绝缘性能高的填料，则更能增加其绝缘性能。

（三）化学稳定性

一般塑料对酸、碱、盐等化学药品均有较好的抗腐蚀能力。尤其是聚四氟乙烯，除与融溶的碱金属能起作用外，差不多所有的化学药品都不能腐蚀它。然而大多数塑料对硫酸、硝酸及强氧化剂等的抗腐蚀能力较差。另外，各种塑料抗溶剂的选择性较大。

（四）耐老化性

由于受到阳光、空气中的氧、湿气、臭氧及工业腐蚀气体等的作用，各种性能会逐渐变化，称为塑料的老化现象。其外观表现为：光泽消失、颜色变化、表面龟裂，出现斑点、气泡、发黏、变硬、分层、长霉等。老化对物理机械性能、电绝缘性能等都会发生不同的变化。

（五）耐温性

塑料的耐温性不高是其最大的缺点。大多数只能在 100℃ 以下使用，200℃ 以上可使用的只占少数几种。耐温性能最好的聚四氟乙烯也只能在 250℃ 的范围内使用。另外，塑料的导热性差，其导热系数一般只有 $0.02\sim0.9kcal/(cm\cdot h\cdot℃)$。故对要求散热的制品是个缺点。但对要求散热慢需保温的器材却是个优点。尤其是泡沫塑料，其热传导系数只有零点零几，是一种理想的保温材料。再者，塑料的热膨胀系数较大，一般要比金属大 3~10 倍。因此，塑料制品易受热而变形。有的塑料，特别是薄膜制品，在低温时易变硬发脆，甚至引起裂纹。

（六）易加工成型

所有的塑料成型加工都非常容易，方法比较简单，而且形式多种多样。

三、塑料在医药领域的应用

随着科学技术的不断发展，高分子材料在医药卫生部门中的应用越来越广泛。如聚酯纤维制成人工血管，硅橡胶制成人工心脏瓣膜，有机玻璃制成头骨或股关节，医疗用具如注射器、输液袋、换药碗等则用得更多。但必须从其性质、经济等方面进行综合分析和比较，使所选择的材料不但具备必要的机械、电气和热性能，而且还应具有在设计、成型工艺、材料来源以及价格，特别是医药应用价值等方面的优势。用在医药方面的高分子材料与一般高分子材料不同，它除了高分子材料所具有的一般特性外，还必须满足以下条件：

1. 化学稳定性优良，在化学上是不活泼的，与血液和体液接触不会发生化学变化。

2. 不破坏邻近组织，对周围组织不会引起炎症和异物反应。

3. 无臭、无味、无毒性、不致癌。

4. 不引起变态反应或干扰机体的免疫机制。

5. 长期埋植在体内（即使是作为内脏的一部分），也不会丧失抗拉强度和弹性等物理机械性能，且不引起凝血和溶血现象。

6. 能进行必要的消毒而不变性。

7. 加工成型容易。

四、损害塑料制品的因素

影响的因素主要由树脂本身的性质来决定，塑料不但品种多，而且性质也各有差别，因此，影响塑料制品的因素同样是多方面的。值得注意的是，每种塑料的机械性能不尽相同，差异很大。这就要求我们作全面的综合考虑，一般说来有以下几个因素：

（一）温度

如前所述，塑料最大的缺点是耐温性不高。塑料的耐热性是指抗变形的最高温度，在这个温度下，它的物理机械性能不致有实质上的变动。但如果在外力作用下，制品易受热变形。塑料的耐寒性是指在一定的低温时尚能保持某些物理性能而不破裂，温度再低时即达到脆化温度而能自行裂开。软质及薄膜制品在零度以下时会变硬发脆。

（二）腐蚀

各种塑料都有自己的化学稳定性。除聚四氟乙烯（在王水等强氧化剂中煮沸也不会发生变化）外，各种塑料对酸、碱、溶剂及化学药品都有选择性，即使有的塑料有较好的抗蚀能力，也是相对的，长期接触后总有一些膨胀或强度降低及变色等。

（三）机械损伤

每一种塑料的机械性能总是不全面的，只具有某几项性能，如有的怕磨；有的脆性较大，不耐撞击；有的柔软怕刺；有的韧性及抗弯强度较差，易受牵拉弯曲而破损；有的受机械作用而变形。

（四）老化

在耐老化性里已讲过，塑料由于受到光、热和空气中的氧（尤其是臭氧）等影响，加上外界机械作用而逐渐老化，即各种性能逐渐变坏，直到不能使用。塑料老化时在化学结构上的变化是个复杂的过程，一般是分子断键和交联引起分子量变化，其现象是变色、变硬、理化性质降低等。光（光谱中的紫外线）和热促使老化，主要是使分子解聚断链。遇氧老化，开始是生成过氧化基，进一步反应生成氢化过氧化基，最后分解成烷氧基等，所以开始是氧化，接着便断链。

五、塑料制品的保管

塑料制品的保管，不但要根据塑料的特性及损害制品的因素，采取相应的措施，而且还要根据制品不同的形状采用不同的方法。合格的保管员，一般应注意以下几个方面：

（一）防热

塑料储存的环境温度不宜过高，一般不应超过30℃，所有制品均不得用直火加热。

（二）防冻

不能因塑料有一定的耐寒性而在低温下保存，保管温度不应低于零度，以保持其应有的机械性能。

（三）防腐蚀

保管时一般都不应与酸、碱及有机溶剂等存放在一起。使用时应首先考虑浓硫酸、浓硝酸及矿物油脂类、酮类等溶剂对塑料的腐蚀能力，然后再按塑料的抗蚀能力进行选用。消毒时应根据塑料性质不同，选择化学药品或其他如气体等消毒方法。

（四）防机械损伤

保管时要防止磨损、刺破、折叠、挤压、堆放等机械损伤和变形；根据不同形状，综合考虑。

（五）防老化

应避光，更不要在直射光下曝晒；同时要防止氧化剂等侵蚀。

（六）防潮

人造蛋白质塑料极易受潮发霉或腐烂，要注意防潮。

第四节 玻璃制品

玻璃是熔融、冷却、固化的非结晶（在特定条件下也可能成为晶态）无机物。简言之，玻璃是一种硅酸盐的混合物，是玻璃制品的材料。能够用多种加工方法制成各种形状和大小的制品，通过调整化学组成改变其性质，以适应不同的使用要求。特别是玻璃原料来源丰富，价格低廉，因此应用极广。

一、玻璃的成分

玻璃是一种具有无规则结构的酸性氧化物和碱性氧化物的高黏度复杂固体物质。其中除一般的氧化物，如二氧化硅（SiO_2）、氧化钙（CaO）、氧化钠（Na_2O）及氧化钾（K_2O）外，还常含有三氧化二硼（B_2O_3）、三氧化二铝（Al_2O_3）、氧化锌（ZnO）、氧化钡（BaO）、氧化铅（PbO）等氧化物。但 SiO_2 为主要成分，含量一般在 50%~80%。由于 SiO_2 的熔点很高（1710℃），所以，在玻璃中引入 B_2O_3、K_2O 和 Na_2O 等成分，可降低它的熔化温度。但 K_2O 和 Na_2O 的含量过高将会增加玻璃的热膨胀系数，并影响它的化学稳定性，加入适量的 Al_2O_3，问题将迎刃而解。玻璃中所含有的各种成分对玻璃性能的影响。

二、玻璃的性质

玻璃制品的保管与性质有关，而性能又与其组成有关，不同成分的玻璃其性能差别很大。要做好保管工作，掌握玻璃的性质显得尤为重要。

（一）物理机械性能

1. 硬度　一般来讲玻璃硬度较高，硬度取决于它的成分。玻璃的硬度值在 4~8（金刚石的硬度为 10），其中以石英玻璃含有三氧化二硼（10%~12%）的硼硅酸盐玻璃硬度最大；含碱金属氧化物较多的玻璃硬度较小，铅玻璃硬度最小。

2. 脆性玻璃性脆　耐冲击力较差、易碎。玻璃没有屈服延伸阶段，负荷超过极限强度立即破裂。石英玻璃脆性很大，含硼和铅的玻璃脆性较小，抗冲击力较大。

3. **抗张和抗压强度** 是指玻璃抗张力和压力的程度。它决定制品的机械强度。玻璃的抗压强度比抗张强度大 15 倍，玻璃的抗张强度只有 392~1076kPa（4~12kg/mm²），因此易受张力作用而破损。同时抗张强度的大小，还影响着玻璃耐急冷急热的性能。

（二）热学性能

1. **热稳定性** 玻璃经受温度急变而不破裂的性能称为热稳定性。玻璃的热稳定性较差，易受温度的急变而破裂。淬火玻璃（又称安全玻璃）可经受温度突变的范围为 250℃~320℃，一般玻璃耐急冷急热的温度为 120℃~320℃。

2. **热膨胀系数** 是衡量热稳定性的重要指标，热膨胀系数越小，热稳定性越高。热膨胀系数与成分有关，可在很大范围内变化，其数值在 $(0\sim1.00)\times10^{-7}$ ℃。

3. **热后效应** 玻璃受热膨胀后，冷却到原来的温度时，不能恢复到原来容积的现象称为热后效应。这一现象对精密量器、温度计等起着不良的影响。

（三）化学稳定性

玻璃抵抗水、酸、碱、盐以及各种气体和化学试剂等的侵蚀作用的能力称为玻璃的化学稳定性。

1. 水能缓慢地腐蚀玻璃，这种现象称为水解。其过程比较复杂，腐蚀较重时，玻璃表面会出现粗糙、发毛等现象。

2. 玻璃对酸的抗蚀能力较强，一般的酸对玻璃几乎不起作用，只能通过水的作用侵蚀玻璃。但氢氟酸能溶解玻璃，工业上常用来刻制玻璃容器的刻度。

3. 碱对玻璃作用比酸强。侵蚀的程度与侵蚀的时间成直线关系。长期接触会逐渐被腐蚀。温度越高腐蚀越严重。

4. 大气亦能腐蚀玻璃。实际上是空气中的水分、二氧化碳、二氧化硫等的作用，这种现象称为"风化"。使玻璃表面出现白色薄膜与斑点、发毛，甚至黏合在一起，透光性降低，甚至丧失。

（四）电学性能

在常温下，一般玻璃是电绝缘材料，但随着温度的上升，其导电性迅速提高，尤其是在软化温度以上，导电率飞跃剧增，到达熔融状态，变为良导体。

（五）光学性能

光学性能是指玻璃的折射、反射、透光等性能。玻璃可以通过调整成分、着色、光照、热处理、光化学反应以及涂膜等物理和化学方法，使之具有一定的光学常数、光谱特性、吸收或透过某一特定光等一系列重要的光学性能。

三、常用仪器玻璃

玻璃的品种很多，在军队卫生装备方面应用的多为仪器玻璃，一般可分为软质玻璃（钙钠玻璃）、耐热的硬质玻璃（硼硅酸盐玻璃）及耐高温的石英玻璃三大类。对仪器而言，软质玻璃主要用于刻度量器方面，如量筒、量杯、量瓶、吸管和滴定管等；耐热的硬质玻璃则用于烧杯、烧瓶及结构复杂的玻璃仪器等；而石英玻璃只是在工作温度超过 500℃以上时才考虑使用。常用的吹制玻璃材料如下：

（一）GG-17 玻璃

是一种高硼硅酸盐玻璃，具有优良的物理化学性能，膨胀系数低，是制造耐热仪器、结构复杂仪器、化工设备的理想材料。

（二）九五玻璃

是一种低碱高硼硅玻璃。不含钙、镁、锌和铅等元素，具有优良的热稳定性和机械性能。常用以制造加热器皿和技术要求较高的仪器及真空仪器等，它属于最好的仪器玻璃之一。

（三）八一注射器玻璃

是制造注射器用的一种硼硅中性玻璃，具有良好的化学稳定性，主要用于制造注射器和安瓿。

（四）五号量器玻璃

是一种钙钠无硼玻璃，具有良好的化学稳定性，其耐碱性能优于其他玻璃，是制造玻璃量器的良好材料。

（五）高铝玻璃

由于含铝的成分较高而得名。含铝高达 20%，它的应变温度在 625℃以上，应用于制造测量高温温度计等测试仪器。

（六）安瓿玻璃

安瓿玻璃分两级：甲级称中性安瓿玻璃，用于装 pH 9.5 以下的注射液。乙级亦称耐碱安瓿玻璃，用于装 pH 9.5 以上的注射液。由于注射液种类多，要求玻璃有较高的化学稳定性和热稳定性与一定的机械强度，且不允许含有 PbO、As_2O_3、Sb_2O_3 等有害物质，易在火焰上熔封而不破裂。

（七）石英玻璃

是由各种纯净天然石英经高温熔炼而成的透明玻璃。具有相当高的光学均匀性和透明性。热膨胀系数小，为普通玻璃的 1/20。有极高的热稳定性，800℃~1000℃，温度急变不破裂。有优良的光学性能，对波长在 200~4700nm 的光波具有高度的透过性。因此，可用来制造高压水银灯、紫外线灯管、光学镜、高温温度计及特殊化工设备和实验室仪器等。

四、玻璃制品的常见缺陷

玻璃制品的缺陷直接影响其性能。因此，为了确保制品的安全使用，除要考虑理化性质外，还应注意其外观缺陷。如烧器类底部有一砂粒，由于膨胀系数的不同，加热时就很容易破裂。凡能影响玻璃制品均匀性的气体、固体等杂质，均属玻璃缺陷。常见的有以下几种：

（一）气泡及线道

气泡是由玻璃在熔制过程中未除去的气体或带入的空气残留体内而形成。线道是由有些气泡在成型时向不同方向伸展而成。它们的存在降低了制品的机械强度和热稳定性。玻璃制品完全没有气泡也有困难，允许有一些微小的气泡存在。但对烧器类要求较高，有严格的标准。

（二）结石（砂粒）

是玻璃中夹杂的不透明固体物。它是由配料不当、熔化不完全、条件不完善落入其他碎粒等因素而造成。大大降低了制品的机械强度和热稳定性，是玻璃最危险的缺陷。因此，制品中通常不允许结石存在。

（三）结节和条纹

是玻璃中夹杂的玻璃态透明物。它的产生是由于结石在高温停留一段时间后呈熔解状态，但与玻璃体的化学组成不同，便形成结节。制品成型时有些结节被拉长成细线即为条纹。它们都将影响制品的性能，只对耐热和透光性能要求不高的制品可允许其存在。对烧器类底部则不许结节存在。其他部位应符合标准。

（四）应力

是一种隐匿的缺陷，肉眼看不到，通过特殊的仪器才能观察到。玻璃中存在应力的来源很多，有温度差产生的热应力；组成不一产生的结构应力；外力的作用产生的机械应力。不管何种应力，都降低制品的机械强度。当应力超过玻璃本身机械强度时，就会导致破裂。所以，制品要避免应力的产生，尤其是结石、结节、条纹等缺陷。

五、玻璃制品的保管

保管玻璃制品，应根据玻璃的基本性能和主要缺陷及制品的形状等加以全面考虑。如物理机械性能、热稳定性和化学稳定性以及机械应力等。

（一）减少张力

制品的机械强度由抗张力和压力决定。玻璃抗压力大，抗张力小。因此，对片状、棒状、管状、瓶类及杯类等玻璃制品，均应直立放置，以减少因受张力作用而导致的破损。

（二）防潮湿

尤其是光学玻璃制品，受潮产生的霉点严重影响其光学性能和透光度。防潮湿是由玻璃的化学稳定性决定的。因此，在仓库堆放时，垛下垫以枕木，以防潮湿和生霉。

（三）防撞击

玻璃脆性大，易受撞击而破裂。因此，每件制品均应分别用软纸包好，装箱应用软性垫料塞紧，以免相互碰撞。同时应做到轻拿轻放，避免挤压等机械应力。

（四）防擦伤

具塞制品在干燥或不清洁的情况下，严禁旋动活塞，以防划伤或损坏磨砂的密合性。再者，光学玻璃制品的硬度较小，易受硬物擦伤，应用柔软纸包装。

（五）配套保管

对具塞磨砂制品的包装不仅应先在磨砂面之间垫一纸片，以免尘土、污物及受潮后粘连在一起，而且还应将活塞以适当方法固定，以防遗失或不配套，造成整套仪器不能使用。因此，对成套的仪器，如各种测定仪器等，应单独存放，如数件在一起时，应固定好其附件，以免互不配套而影响使用。

第五节　医用气压设备

医用气压设备及量器，是军队卫生装备的重要组成部分，为医疗单位所必备，并在急救、治疗、消毒、化验和体格检查等多方面发挥作用。

一、常用气压设备

气压设备是指以气体压力的作用和原理制成的设备。用于医疗方面的设备，主要包括压力器械、真空泵与吸引器、蒸馏水器、供氧设备等。

（一）血压计

血压计是通过加压气囊间接地测量心脏的收缩压和舒张压（又称高压与低压）的压力器械，常用（传统）血压计分为台式（水银柱式）和表式两种。如今的电子式血压计，分为直接测量和间接测量两种，以发光数码管直接显示血压值。

台式血压计结构主要分三部分：测压部分、气压加压部分和计壳部分。表式与台式比较：除测压计和包装容器不同外，其他结构完全相同。电子血压计是通过传感和放大器，在显示器上由数字直接显示血压值。

临床上一般采用间接法。表式血压计具有体积小、重量轻、使用携带方便等特点，深受部队和农村的欢迎。

目前，血压计已从医院诊断设备走向家庭、个人，尤以电子血压仪备受青睐。无须听诊器，无须专业人员，任何人按照使用说明均可操作，数字显示精确、清晰、直观，体积小巧。品种有腕式一体、分体，臂式半自动、全自动等。

（二）喷雾器

将药液或药粉以喷雾（粉）状进行喷射的器械。从作用上分为喷雾器和喷粉器，从动力上分为手动与机动。

1. 气压式压缩喷雾器　在一耐压容器中注入一定量的药液，经打气加压后，药液在气压的作用下，经橡胶输送管至喷枪的喷头喷出。每打气加压一次，可连续喷雾一段时间。

2. 液压喷雾器（背负式喷雾器）　用手动液压泵以柱塞作往复运动，吸入和排出药液，使药液直接具备一定压力经喷头呈雾状喷射。因此，储液筒不要求耐压，靠不断地压动液压泵实现连续喷射。

3. 其他喷雾器　有手摇喷粉器、背负机动式喷雾器和移动式机动喷雾器等多种。

（三）真空泵与吸引器

真空泵与吸引器为医疗、救治及制剂等常用的真空设备。按压强高低可划分为：粗真空、低真空、中真空、高真空和超高真空。

1. 油封式真空泵有很多类型　在医疗工作中主要采用油封式真空泵。油封式真空泵是泵缸和偏心转子等零件全部浸入真空泵油箱中，用油润滑密封机件。有定片式油封真空泵、旋片式油封真空泵、滑阀式油封真空泵 3 种类型。

2. 吸引器　有脚踏（或手动）吸引器、电动吸引器和气动吸引器之分。脚踏吸引器的结构由吸引泵、吸引瓶、真空表、脚踏板、橡胶管及底座等部件组成。电动吸引器的种类及型号很多，但其组成基本相同，一般都由机座、电动机、气泵、安全阀、真空表、脚开关、吸引瓶、胶管等部件组成。

（四）蒸馏水器

有煤蒸馏水器、电热蒸馏水器和蒸汽蒸馏水器。煤、电热蒸馏水器除加热部分不同外，其他基本相同。

结构主要由三部分组成：蒸发锅、冷凝器及加热部分（炉膛或电热装置）。蒸汽蒸馏水器的热源是由外接蒸汽供给的。因此，必须与蒸汽锅炉配套使用。再者，除工作后补充水由锅炉蒸汽水供给，是二次蒸馏水，除水质好外，其他部分原理基本上与前两种蒸馏水器相同。

（五）供氧设备

氧是人生命中不可缺少的物质之一。对缺氧的危重伤病员做到及时给氧是十分必要的。有的器械还利用供氧的同时，借助其具有一定的压力作为动力源。

主要有氧气瓶、氧气吸入器、供氧器、简易呼吸器等。氧气瓶大多是高压瓶（工作压力为 14.7MPa），也有特殊使用的轻型氧气瓶（工作压力为 3.9~5.8MPa），瓶颈端有容积及技术标记。氧气吸入器是将氧气瓶中的压缩氧气经减压和控制流量以后，供给需输氧的伤病员使用。供氧器是一种手提式供氧装置，与前者相比，其用途相同，只是结构稍简单，没有流量表，适用于野外条件下的紧急供氧。简易呼吸器是用在没有氧气时的急救器械，以此代替氧气吸入和人工呼吸器，结构简单较为实用。

二、气压设备的保管

设备的保管应从其规格、性能、用途及附件材料等多方面进行整体的综合考虑，以保证性能为前提，尤其是气压设备，更应注意因保管不当给日后的使用带来不安全和事故的隐患。如爆炸或消毒不严等事故。

（一）熟悉注意事项，采取相应措施

仔细阅读产品说明书的注意事项，不仅做到心中有数，而且应有相应的措施。

（二）根据维护保养，使用不同方法

按产品维护保养要求，针对不同设备、不同材料及附件，使用不同的方法和不同的条件进行保管、保养。

（三）掌握各部性能，加强重点防护

尤其是对影响安全、危害极大的部件，要重点防护，确保性能完好。

（四）做好附件清点，防止部分老化

这类设备附件多而杂，必须做好清点；还有的如橡胶、塑料、皮革附件等，不但要清点，还要防老化。

（五）确保外观无损，防止搬运磕碰

检查外观及各零件有否缺损，如压力表指针是否在零位、安全阀有无缺损等。

第六节　医用量器

一、常用医用量器

医用量器是用于称量药物的剂量，检测标本、样品的数值以及测量人体的身长、体重、表面积、容积等的工具。例如天平、分析天平、体重计、身长体重计、婴儿台秤、肺活量计等。

（一）天平

是医学计量的基本工具之一。准确的计量，对于临床化验和实验室分析都十分重要。

1. 药物天平　常见为架盘天平，系由 5 个刀子，中间为支承刀子，两端为承重刀和另两个作为联结用的刀子及等臂横梁和标盘等所组成。横梁是天平的主要部分，由横梁、刀子、刀承等组成。天平不平衡的主要原因产生于横梁。灵敏度不高的主要原因是刀子和刀承的磨损或锈蚀。

2. 扭力天平　是一种采用钢带的扭曲力来平衡物体的天平。好处在于不会产生前述天平的刀口磨损现象。缺点是砝码与物品要放置在两盘的中间，偏置易产生误差。天平的零点变动而引起示值变动，是其最大的缺点。

3. 分析天平　分析天平是定量分析中进行称量的重要仪器，其感量为百万分之一克至万分之一克，是一种高精度衡器。一般都由天平梁、天平柱、天平箱（罩）、砝码等四部分构成。为满足使用要求，采用机械加码、光学读数装置和微分标。

（二）体检器械

这里简单介绍体重计和肺活量计（折合式）。体重计有体重身长计，分弹簧式、重锤式、电脑式；立式体重计，人体秤、婴儿台秤。肺活量计由外壳、橡皮囊、塑料嘴、刻度尺及指针组成。通过向嘴吹气使气囊膨胀，以指针所示刻度表示肺活量数。

二、医用量器的保管

由于衡量器具的精密性和测量数据要求的准确性，决定了在保管中必须使衡量器具的准确性、敏感性（灵敏度）和不变性保持其固有性能。

（一）防震

保管中应放入原包装，并对相应部位施以软衬垫和固定，做到防震。

（二）防蚀

不应和酸、碱等腐蚀性药物存放一起，以免影响灵敏度。

（三）防污

砝码尤其是小片砝码应用镊子夹取，防止污染，影响准确性。

（四）防潮

光学部件及砝码注意防潮，勿使沾有汗渍、油脂，以免生霉及受损失准。

（五）防晒

避免日光直接照射，以免一方受热或受冷，尽可能恒温存放，保持其固有性能。

思　考

1. 什么是金属材料？什么是金属腐蚀？
2. 什么是金属防护的被覆法？常用的有哪几种？
3. 损伤橡胶制品的因素有哪些？
4. 用在医药方面的高分子材料必须满足什么条件？
5. 损伤塑料制品的因素有哪些？
6. 玻璃的物理机械性能主要是指哪几个方面？
7. 气压设备的定义是什么？
8. 医用量器的作用是什么？

第二十二章 医疗箱和卫生技术车辆的保管

第一节 医疗箱的优点及适用性

医疗箱是根据卫勤编组或某种功能所需药材（包括器械、敷料、药品），综合装配在专门设计的包装箱内，使之适合在野战条件下完成各种规定的卫勤任务，这种按救治功能组装成套的药材包装箱，叫做医疗箱。

一、医疗箱的主要优点

装备统一的医疗箱是全军的制式装备。用医疗箱形式装备的各级救治机构，具有统一的救治功能，便于完成规定的分级救治任务，也有利于卫勤领导机关的指挥。

（一）供应及时

医疗箱是根据师、团、营、连的药材用量而预先备好的药材箱，所以，不管是对新成立的各级医疗救治机构，还是现有的医疗机构，只要急需就可根据各单位的编制、任务、工作量，给予配备相应的成套医疗箱，不必编造繁琐的装备预算。当某个救治机构的卫生装备全部或部分损失时，只要报告哪些医疗箱损失就可立即得到补充。减少供应层次，简化各种手续，缩短供应时间。

（二）使用便利

医疗箱是按医疗救治机构的基本工作部门（如手术组、化验组、药房等功能单位）的实际需要制作的，不仅内装的药品、器械、敷料等配套适合该组（室）救治伤员的基本需要，而且箱形结构完全按该组药材的性能、形状、规格设计，展开后暴露充分，取用方便。

（三）展撤迅速

医疗箱是按照野战要求的条件设计的，每个箱子运行时是包装箱，展开后又可组成工作台（如调剂台）、柜架与野战医疗家具。箱形结构尽可能做到一物多用，如器械箱，既是包装箱，又是煮沸消毒器（内有消毒装置），箱盖可当器械盘，展开撤收迅速方便，能做到一声令下立即行动。

二、医疗箱的适用性

医疗箱虽有许多优点，但根据医疗箱的性能与特点，它的适用范围也还有一定的局限性。主要适用于：

1. 战时　医疗箱内的品种、规格是按野战条件下，卫勤任务分组和军事医学要求（设计）选定的，它不适于平时诊断治疗的需要。包装箱的箱形结构也是专门制作的，适合野战，且费用较高。同时，药材综合组装后增加了管理的复杂性。因此，医疗箱不宜用作平时药材供应。

2. 各级战伤救治机构　战时也不是所有的卫勤部（分）队都要使用医疗箱，它主要适用于以下两种情况：一种是经常要随部队行动的野战医院以及师、团、营各级卫生机构。另一种是要有许多同类性质的卫勤单位，它们的编制和任务相同；反之，不经常移动的后方医疗机构，或少数专门性质的卫生单位，就不宜采用医疗箱。

3. 装备性制式（标准化）药材　不是所有药材供应都使用医疗箱，主要用于装备性的制式药材。因制式药材是各级医疗救治机构的基本药材装备，全军可以统一，而地区性、季节性和战伤救治所特殊要求的标准外药材，全军不可能统一，因此，标准外药材不宜采用医疗箱。

第二节　医疗箱分类、形式与编号

一、分类

医疗箱一般分装备性与补给性两类：

（一）装备性医疗箱

装备性医疗箱是部队和野战医疗机构的制式装备。箱内的医疗器械平战结合使用，药品、敷料平时作为战备储备不得动用。战时耗损后可单箱补充或成套配发。装备性医疗箱根据其编制方法的不同，又可分为功能性医疗箱和建制性医疗箱两种。

（二）补给性医疗箱

补给性医疗箱指把战救药材综合装配在一个或数个包装箱内，这种消耗性配套药材也叫做补给箱或供应箱。我军战备补给箱通常是用"基数"为标准计算的。如100名伤员处理一次或一日需要量所需的战救药材作为一个基数，战时常备药材是以连、营、团、师不同伤员数以一个月用量为一个"月量"。

二、形式

（一）背负式（携行式）

背负式医疗箱即轻便医疗箱，它结构简单，重量轻，携带方便，主要是箱囊结合，以囊为主，包括卫生包、敷料、急救箱、急救盒等。机动性强，在运输工具受阻的情况下，人背马驮伴随部队完成卫勤保障任务。

（二）组装式（运行式）

为野战医疗机构及师以下部队各级卫生单位的主要制式装备。箱内所装的药材，以战为主，平战结合，既有足量的战伤救治药材，又有展开门诊医疗预防所必需的药材，在野战条件下能保证完成规定的各项卫勤任务。

（三）集装箱式（车箱结合式）

把汽车拖车的车厢设计成运行时的大包装箱，展开时是手术、医护、检验、药房等工作室，可以在车上工作，也可吊离汽车在地面展开，几套集装箱展开时可以组成机动救护所或野战医院，此种类型的医疗箱，在发达国家的军队中已有装备，我军逐步装备部队。

三、编号标记

医疗箱编号采用汉语拼音字母和阿拉伯数字相结合的方法。

（一）汉语拼音字母标记

X——携行（背负）医疗箱。

Y——运行（组装）医疗箱。

Z——战救药材。

C——战时常备药材。

S——师医院。

L——旅医院或卫生队。

T——团卫生队。

Y——营卫生所。

（二）阿拉伯数字编号标记

XS——1–03 表示携行医疗箱师医院一所三号箱。

YS——1–03 表示运行医疗箱师医院一所三号箱。

ZS——4–03 表示战救药材师医院补给箱，一个基数四箱中的三号箱。

第三节　医疗箱设计要求

医疗箱是野战医疗机构的制式装备，所以在设计上有其特殊要求。

1. 坚固轻便，箱内容积大　医疗箱材料应选用质轻、耐磨、坚硬、强度高、防护性能好的材料制作。根据实际需要可选用木板、薄钢板、铝合金板、塑料板、玻璃钢、纤维板等，并采用包边、包角等措施以增加强度。箱内设置以能装最多药材且适当为最优设计，尽量增大箱内容积。

2. 结构严密，防雨防潮　结合部应加密封垫，箱外应用油漆或塑料板胶合，以增加防腐蚀性能。特种用途的防冻、防热、防震等三防用的医疗箱应专门研制。

3. 结构合理、一物多用 应该是专用通用结合，使其能一物多用，既是包装箱，展开时又能当工作台、柜、架以及盘等多种用途。根据需要采用多种结构，简单合理，便于展开工作，减少程序。

4. 内架牢固、展开充分 箱内的物品既要固定，又要暴露充分。对某些专用功能等，根据使用的要求，内部应设计格架、托盘、抽屉、固定架等，以利内容物固定，便于展开，运行时能防震，不易破损，便于使用。

5. 材料易得、加工简单 既要考虑其性能的适用性，又要注意经济性，总的造价应该低廉，同时所选材料应易于加工，尤其是战时补给箱、通用箱应能就地取材。

第四节 医疗箱的装配与保管

一、装配

医疗箱的装配是药材仓库的重要任务。大量装配应建立装配线，采用流水作业，以提高装配的效率和质量。少量的装配一般分散在医院和部队基层单位的库房进行。

（一）装配的依据

1. 根据医疗救治机构卫勤任务的需要装配 医疗箱的装配必须根据各级医疗救治机构的编制或卫勤任务和救治的范围进行。例如，营卫生所、团卫生队、师救护所、军医院等各级救治机构因卫勤任务不同，拟装配的医疗箱，其药材的品种和数量均不同。

2. 根据医疗救治机构的工作量和卫勤参数装配 医疗箱装配应根据卫生减员分析伤势、伤部，伤员昼夜通过量、留治量，以及手术率、输液率、绷带交换率、抗感染率等各种卫勤参数和医疗机构的战术位置和运输能力等。

3. 根据战时药材装备供应标准装配 它包括战救药材、战时常备药材、基本医疗装备三部分。根据卫勤任务、各级救治机构的需要，结合医疗箱的箱型结构，将上述三部分药材有计划地装配在各种不同的医疗箱内。

4. 根据各种医疗箱的药品器材品量表装配 药材仓库装配医疗箱时依据品量表的标准装配。遇到特殊情况可根据上级业务部门的指示作适当的调整。

（二）装配的方法

1. 分组法 基层医疗单位装配医疗箱都由各医疗救治组根据药材供应标准，医疗箱品名、量、表以及各组的具体情况自行组装。例如，手术组、检验组、药房组等。

2. 流水线法 药材仓库装配医疗箱都需要建立装配线，采用流水作业的批量装配。流水线法必须要求每种医疗箱有一定的批量才利于采用。例如，战救药材补给箱一次装配量一般有几千箱。如果量少，不宜采用流水线法。

二、保管

医疗箱装配后在和平时期需要长期储存，给保管工作增加许多难度。所以，在药材库一般不大量储备，主要储备装配医疗箱所必需的各种药品、器械和敷料。

（一）保管的复杂性

医疗箱的药品、器材、卫生材料是依据卫勤任务综合配套组装的，不同理化性质及不同保管要求的药品、器材储存在同一个箱内。药品、敷料要求干燥的环境，而某些器材则要求一定的湿度。有的药品要求冷藏保管，而有的药品冬天必须在保温库内储存；危险品必须在危险库内单独保管。这些不同保管要求的药材，存放在同一个箱内，造成了保管工作的复杂性，增加了保管的难度。

（二）保管的要求

医疗箱整体储存和箱内物品不同保管要求的矛盾，造成药材在保管中要求达到数量准确与质量优良双重目标的困难。因此，保管人员必须采用适当的技术措施，克服困难，圆满完成保管任务。

1. 综合装箱的医疗箱物品，尽量按器械、药品、材料等不同性质分别包装，分隔存放，创造箱内局部小气候以适应不同保管要求，确保药材有效。

2. 效期药品要勤检查，按有效期规定储存期限，有计划地轮换更新。箱内效期药品可采取图表显示，计算机报警，定期和不定期检查措施，及时发现即将到期药品，防止损失。

3. 少量特殊管理的药品可暂放在麻醉药品柜内，按特殊药品管理办法保管。例如，卫生包内的杜冷丁等麻醉药品可在卫生包发放前再放入，在装配时暂留空位。

4. 危险品通常暂放在危险品库单独保管，如乙醚、乙醇等药用危险品一般在发放时临时装入或单包装下发。

5. 需冷藏或保温的药品一般装配在冷藏或保温箱内，平时整箱储存在冷藏库和保温库内，战时需要发放时再启动保温箱或冷藏箱。

三、箱内药材的轮换更新

医疗箱内储存的药材，由于储存时间相对过久，有的会过期失效，有的会变质，有的会老化，不能保证医疗箱内药材的原有功能，轮换更新是保证医疗箱内药材质量的重要途径。轮换更新的原则是：①效期药品必须建立效期登记，在失效期前6个月更新完毕；②易变质失效的药材按其性质适时轮换；③一般药材根据出厂批号及质量情况，力争在两年内轮换更新一次；④轮换更新时要尽量做到同品种、同规格，如药品规格不同时，必须折算。

第五节　卫生技术车辆的保管

卫生技术车辆是将某些医疗专用设备安装在专门设计的汽车上。行动方便，应急性能强，展开后即可在车厢内工作。如手术汽车、检验汽车、X线汽车等。卫生技术车辆的装备增加了卫勤部队的机动性，增强携带现代化的医疗器材的能力，因而大大改善了野战条件下医疗救护的条件。但也增加了装备补给、维修的难度。

一、卫生技术车辆的要求

1. 使用国产通用底盘，要有足够越野性能、结构坚固、活动半径大、车速应与一般军车相一致。

2. 根据专科工作要求，科学合理地设计车辆内部布局，其结构应紧凑、简单、方便、合理，并有良好的照明、通风、保暖设备。

3. 装备的医疗器械、药品、材料既要满足救治伤病员的需要，又要采用先进的、现代化装备，达到轻便、简化、适合野战条件下使用。

4. 展收迅速，工作环境好。

二、车内布局与主要设备（以手术车为例）

车内分为驾驶室、手术室、洗手消毒室三部分，展开工作时，车右侧挂附加帐篷，作为手术准备间。

（一）驾驶室

设配电箱、灭火机、暖风机控制板、空调器等。

（二）手术室

配有万能手术床、无影手术灯、多功能麻醉机、呼吸机，各种手术器械、药品、器械柜等。

（三）消毒室

配有洗手装置、冷热水箱、水泵、消毒柜（器）、氧气瓶等。

三、卫生车辆的保管

卫生车辆是综合性、专业性很强的技术车辆，采用的原材料和零部件各异，其保管条件也不一样。所以，要有适宜的保管环境，经常保养对卫生车辆的质量、使用年限都具有重要的意义。

1. 车辆收展与各种设备必须严格按使用说明书进行。冬季车辆不用时，其水箱与车上用水设备必须排尽余水。

2. 经常检查配备的设备是否有生锈、生霉、老化的现象，所有的固定螺丝必须及时拧紧，该通电的应通电试验。

3. 注意防火，特别是易燃品，应存放在保险箱内，专人保管。

4. 定期发动车辆，保持运转正常。

5. 随车带的成套工具，应保持齐全，